全民科学素质行动
计划纲要书系

社区科普书系

人生必须知道的健康知识

科普系列丛书

儿 科

小儿常见疾病知多少

XIAOER CHANGJIANJIBING ZHIDUOSHAO

总 主 编　郑静晨

本册主编　马伏英

U0342300

中国科学技术出版社

·北 京·

图书在版编目（CIP）数据

儿科：小儿常见疾病知多少 / 马伏英主编. — 北京：中国科学技术出版社，2012.8

（人生必须知道的健康知识科普系列丛书/郑静晨总主编）

ISBN 978-7-5046-6165-4

I.①儿… II.①马… III.①小儿疾病－防治 IV.①R72

中国版本图书馆CIP数据核字（2012）第170886号

策划编辑	徐扬科
责任编辑	符晓静
责任校对	韩 玲
责任印制	李春利
封面设计	北京揽胜视觉
版式设计	北京揽胜视觉

出　　版	中国科学技术出版社
发　　行	科学普及出版社发行部
地　　址	北京市海淀区中关村南大街16号
邮　　编	100081
发行电话	010－62173865
传　　真	010－62179148
投稿电话	010－62176522
网　　址	http://cspbooks.com.cn

开　　本	720mm×1000mm　1/16
字　　数	300千字
印　　张	22
印　　数	1－10000册
版　　次	2012年8月第1版
印　　次	2012年8月第1次印刷
印　　刷	北京旺都印务有限公司

书　　号	ISBN 978-7-5046-6165-4 / R · 1609
定　　价	55.00元

（凡购买本社图书，如有缺页、倒页、脱页者，本社发行部负责调换）

编委会

《儿科》编委会

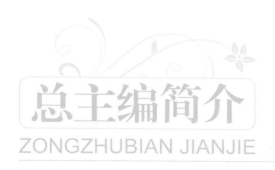

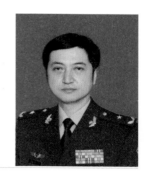

总主编简介
ZONGZHUBIAN JIANJIE

郑静晨，中国工程院院士、国务院应急管理专家组专家、中国国际救援队副总队长兼首席医疗官、中国武警总部后勤部副部长兼武警总医院院长，中国武警总医院现代化医院管理研究所所长。现兼任中国医学救援协会常务副会长、中国医院协会副会长、中国灾害防御协会救援医学会副会长、中华医学会科学普及分会主任委员、中国医院协会医院医疗保险专业委员会主任委员、中国急救复苏与灾害医学杂志常务副主编等，先后被授予"中国优秀医院院长"、"中国最具领导力院长"和"杰出救援医学专家"荣誉称号，2006年被国务院、中央军委授予一等功。

"谦谦为人，温润如玉；激情似火，和善如风"和敬业攀登、意志如钢是郑静晨院士的一贯品格。在他带领的团队中，秉承了"特别能吃苦、特别能学习、特别能合作、特别能战斗、特别能攻关、特别能奉献"的六种精神，瞄准新问题、开展新思维、形成新思路、实现新突破、攻克前进道路上的一个又一个堡垒，先后在现代化医院管理、灾害救援医学、军队卫勤保障、医学科学普及、社会公益救助等领域做出了可喜成就。

在现代化医院管理方面，凭借创新思维实施了"做大做强、以优带强"与"整体推进、重点突破"的学科发展战略，秉承"不图顶尖人才归己有，但揽一流专家为我用"的广义人才观，造就了武警总医院在较短时间内形成肝移植外科、眼眶肿瘤、神经外科、骨科等一批知名学科，推动医疗技术发展的局面。凭借更新理念，实施"感动服务"、"极致化服务"和"快捷服务补救"的新举措，通过开展"说好接诊一句话, 温暖病人一颗心" 和"学习白求恩, 争当合格医务人员"等培训, 让职业化、标准化、礼仪化走进医院、走进病区, 深化了卫生部提出的开展"三好一满意"活动的实践。凭借"他山之石可以攻玉"的思路, 在全军医院较先推行了"标杆管理"、"精细化管理"、"落地绩效管理"、"质量内涵式管理"、"临床路径管理"和"研究型医院管理"等, 有力地促进了医院的可持续发展。

在灾害救援医学领域, 以重大灾害医学救援需求为牵引, 主持建立了灾害救援医学这门新的学科, 并引入系统优化理论, 提出了"三位一体"救治体系及制定预案、人员配备、随行装备、技能培训等标准化方案, 成为组建国家和省(市)救援体系的指导性文件。2001年参与组建了第一支中国国际救援队, 并带领团队先后十余次参加国内外重大灾害医疗救援, 圆满完成了任务, 为祖国争得了荣誉, 先后多次受到党和国家领导人的接见。

在推广医学科普上, 着眼于让医学走进公众, 提高公众的科学素养, 帮助公众用科学的态度看待医学、理解医学、支持医学, 有效贯通医患之间的隔阂。提出了作为一名专家、医生和医务工作者, 要承担医学知识传播链中"第一发球员"的神圣职责, 促使医、患"握手", 让医患关系走向和谐的明天。科普是一项重要的社会公益事业, 受益者是全体公民和整个国家。面对科普队伍严重老龄化, 科普创作观念陈旧, 运行机制急功近利等现象, 身为中华医学会科学普及分会主任委员, 他首次提出了"公众健康学"、"公众疾病学"和"公众急救学"等概念, 并吸纳新鲜血液, 培养年轻科普专家, 广泛开展学术活动, 利用电视和报纸两大载体, 加强对灾害救援、现场急救、科技推广、营养指导、健康咨询等进行科普宣传, 极大地提高了我国公众的医学科学素养。

在社会公益救助方面, 积极响应党中央、国务院、中央军委的号召, 发扬人民军队的优良传统, 为解决群众"看病难、看病贵"及构建和谐社会, 自2005年武警总医院与中国红十字会在国内率先开展了"扶贫救心"活动, 先后救助贫困家庭心脏病患儿两千余人。武警总医院由此获得了"中国十大公益之星"殊荣, 郑静晨院士获得全国医学人文管理奖。2001年, 武警总医院与中华慈善总会联手启动了"为了我们的孩子——救治千名少数民族贫困家庭先心病患儿"行动，先后赴新疆、西藏少数民族地区开展先心病儿童筛查，将有手术适应证的患儿转运北京治疗，以实际行动践行了党的惠民政策，密切了民族感情，受到中央多家主流媒体的跟踪报道。

"书山有路勤为径，学海无涯苦作舟。"郑静晨院士勤奋好学、刻苦钻研，不仅在事业上取得了辉煌成就，在理论研究、学术科研领域也成绩斐然。先后主编《灾害救援医学》《现代化医院管理》《内科循证诊治学》等大型专著5部，发表学术论文近百篇，先后以第一完成人获得国家和省部级科研成果二等奖以上奖7项，其中《重大自然灾害医疗救援体系的创建及关键技术、装备研发与应用》获得国家科技进步二等奖，《国际灾害医学救援系列研究》获得华夏高科技产业创新一等奖，《国内国外重大灾害事件中的卫勤保障研究》获得武警部队科技进步一等奖等。目前，还承担着多项国家、全军和武警科研课题，其中"各种自然灾害条件下医疗救援队的人员、装备标准化研究"为国务院指令性课题。

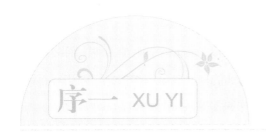

序一 XU YI

　　健康是人类的基本需要，人人都希望身心健康。世界卫生组织公布的数据表明，人的健康和寿命状况40%取决于客观环境因素，60%取决于人体自身因素。长期以来，人们把有无疾病作为健康的标准。这个单一的健康观念仅关注疾病的治疗，而忽视了疾病的预防，是一种片面的健康观。

　　在我国，人口老龄化及较低的健康素养教育水平，构成了居民疾病转型的内在因素，慢性非传染性疾病已经成为危害人民健康的主要公共卫生问题，其发病率一直呈现明显上升趋势。据统计，在我国每年约1000万例各种因素导致的死亡中，以心血管疾病、糖尿病、慢性阻塞性肺病和癌症为主的慢性病所占比例已超过80%，已成为中国民众健康的"头号杀手"。慢性病不仅严重影响社会劳动力的发展，而且已经成为导致"看病贵"、"看病难"的主要原因，由慢性病引起的经济负担对我国社会经济的和谐发展形成越来越沉重的压力，考验着我国的医疗卫生体制改革。

　　从某种层面理解，作为一门生命科学，医学是一门让人遗憾的学科，大多数疾病按现有的医学水平是无法治愈的。作为医生该如何减少这样的困境和尴尬？怎样才能让广大普通老百姓摆脱疾病、阻断或延缓亚健康而真正享受健康的生活？众所周知，国家的繁荣昌盛，离不开高素质的国民，离不开科学精神的浸染；同样，医学科学的进步和疾病预防意识的提升，需要从提高民众的医学科普素质入手。当前，我国民众疾病预防意识平均高度在世界同等国家范围内处于一个较低水平，据卫生部2010年调查结果显示，我国居民健康素养水平仅为6.48%，其中居民慢性病预防素养最低，在20个集团国中排名居后。因此，我们作为卫生管理者、医务工作者，应该努力提高广大民众的医学科学素养，让老百姓懂得疾病的规律，熟悉自我管理疾病的知识，掌握改变生活方式的技巧，促进和提高自我管理疾病的能力，逐步增强疾病预防的意识，这或许是解决我国医疗卫生体系现在所面临困境的一种很好的方式。中华医学会科学普及分会主任委员郑静晨院士领衔主编的《人生必须知道的健康知识科普系列丛书》，正是本着这样的原则，集诸多临床专家之经验，耗时数载，几易其稿，最终编写而成的。

这套医学科普图书具有可读性、趣味性和实用性，有其鲜明的特点：一是文字通俗易懂、言简意赅，采取图文并茂、有问有答的形式，避免了生涩的专业术语和难解的"医言医语"；二是科学分类、脉络清晰，归纳了专家经验集锦、锦囊妙计和肺腑之言，回答了医学"是什么？""为什么？""干什么？"等问题；三是采取便于读者查阅的方式，使其能够及时学习和了解有关医学基本知识，做到开卷有益。

我相信，在不远的将来，随着社会经济的进步，全国人民将逐步达到一个"人人掌握医学科普知识，人人享受健康生活"的幸福的新阶段！

中央保健委员会副主任
卫　生　部　副　部　长　　　　黄洁夫
中　国　医　院　协　会　会　长

二〇一二年七月十六日

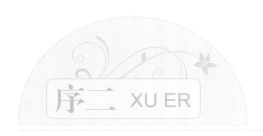

科普——点燃社会文明的火种

科学，是人类文明的助推器；科学家，是科学传播链中的"第一发球员"。在当今社会的各个领域内，有无数位卓越科学家和科普工作者，以他们的辛勤劳动和聪明智慧，点燃了社会文明的火种，有力地促进了社会的发展。在这里，就有一位奉献于医学科普事业的"第一发球员"——中华医学会科学普及分会主任委员郑静晨院士。

2002年6月29日，《中华人民共和国科学技术普及法》正式颁布，明确了科普立法的宗旨、内容、方针、原则和性质，这是我国科普工作的一个重要里程碑，标志着科普工作进入了一个新阶段。2006年2月6日，国务院印发了《全民科学素质行动计划纲要（2006—2010—2020年）》（以下简称《科学素质纲要》）。6年来，《科学素质纲要》领导小组各成员单位、各级政府始终坚持以科学发展观为统领，主动把科普工作纳入全民科学素质工作框架之内，大联合、大协作，认真谋划、积极推进，全民科学素质建设取得了扎扎实实的成效。尽管如此，我国公民科学素质总体水平仍然较低。2011年，中国科协公布的第八次中国公民科学素养调查结果显示，我国具备基本科学素养的公民比例为3.27%，相当于日本、加拿大和欧盟等主要发达国家和地区在20世纪80年代末、90年代初的水平。国家的繁荣昌盛，离不开高素质的国民，离不开科学精神的浸染。所以，科普从来不是纯粹的科学问题，而是事关社会发展的全局性问题。

英国一项研究称，世界都在进入"快生活"，全球城市人走路速度比10年前平均加快了10%，而其中位居前列的几个国家都是发展迅速的亚洲国家。半个多世纪以前，世界对中国人的定义还是"漠视时间的民族"。而如今，在外国媒体眼中，"中国人现在成了世界上最急躁、最没有耐性的地球人"。

人的生命只有一次，健康的生命离不开科学健康意识的支撑。在西方发达国家，每年做一次体检的人达到了80％，而在我国，即使是在大城市，这一比例也只有30％～50％。我国著名的心血管专家洪昭光教授曾指出：目前的医生可分为三种。一种是就病论病，见病开药，头痛医头，脚痛医脚，只治病，不治人。第二种医生不但治病，而且治人，在诊病时，能关注患者心理问题，分析病因，解释病情，同时控制有关危险因素，使病情全面好转，减少复发。第三种医生不但治病和治人，而且能通过健康教育使人群健康水平提高，使健康人不变成亚健康人，亚健康人不变成病人，早期病人不变成晚期病人，使整个人群发病率、死亡率下降。

由郑静晨院士担任总主编的《人生必须知道的健康知识科普系列丛书》的正式出版，必将为医学科普园里增添一朵灿然盛开的夏荷，用芬芳的笑靥化解人间的疾苦折磨，用亭亭的气质点缀人们美好生活。但愿你、我、他一道了解医学科普现状，走近科普人群，展望科普未来，共同锻造我们的医药卫生科技"软实力"。

是为序。

中国科协书记处书记
中国科技馆馆长　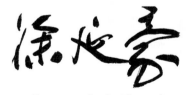

二〇一二年七月二十一日

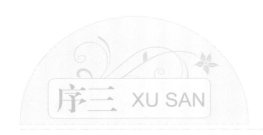

序三 XU SAN

　　"普及健康教育，实施国民健康行动计划"。这是国家"十二五规划纲要"中对加强公共卫生服务体系建设提出的具体要求，深刻揭示了开展健康教育，普及健康知识，提高全民健康水平的极端重要性，是建设有中国特色社会主义伟大事业的目标之一，是改善民生、全面构建和谐社会的重要条件和保障，也是广大医务工作者的职责所系、使命所在。

　　人生历程，生死轮回，在飞逝而过的时光岁月里，在玄妙繁杂的尘世中，面对七情六欲、功名利禄、得失祸福以及贫富贵贱，如何安度人生，怎样滋养健康并获得长寿？是人类一直都在苦苦追问和探寻的命题。为了解开这一旷世命题，千百年来，无数名医大师乃至奇人异士都对健康作了仁者见仁、智者见智的注解。

　　为此，我们有必要先弄明白什么是健康？其实，在《辞海》、《简明大不列颠百科全书》以及《世界卫生组织宪章》等词典文献中，对"健康"一词都作过明确的解释和定义，在这里没有必要再赘述。而就中文语义而言，"健康"原本是一个合成的双音节词，这两个字有不同的起源，含义也有较大的差别。具体地讲，"健"主要指形体健硕、强壮，因此，有健身强体的日常用语。《易经》中"天行健，君子以自强不息"说的就是这个意思；而"康"主要指心态坦荡、宁静，像大地一样宽厚、安稳，因此，有康宁、康泰、安康的惯常说法。孔圣人所讲的"仁者寿、寿者康"阐述的就是这个道理。据此，我的理解是"健"与"康"体现了中国文化的二元共契与两极互动，活脱就像一幅阴阳互补、和谐自洽的太极图：健是张扬，是亢奋，是阳刚威猛，强调有为进取；康是温宁，是收敛，是从容绵柔，强调无为而治。正如《黄帝内经》的《灵枢·本神》篇里所讲的："智者之养生也，必顺四时而适寒暑，和喜怒而安居处，节阴阳而调刚柔，如是，则避邪不至，长生久视"那样，才能使自己始终处于一个刚柔相济、阴阳互补的平衡状态，从而达到养生、健康、长寿的目的。而至于那种认为"不得病就意味着健康"的认识，是很不全面的。因为事实上，人生在世，吃五谷杂粮，没有不得病的。即使没有明显的疾病，每个人对健康与否的感觉也具有很大的主观性和差异性。换句话说，觉得身体健康，不等于身体没病。《健康手册》的作者约翰·特拉维斯就曾经说过："健康的人并不必须是强壮的、勇敢的、成功的、年轻的，甚至也不是不得病的。"所以，我认为，健康是相对的、动态的，是身体、心灵与精神健全的完美嫁接和综合体现，是生命存在的最佳状态。

如果说长寿是人们对于明天的希冀，那么健康就是人们今天需要把握的精彩。从古到今，人们打破了时间和疆界的藩篱，前赴后继，孜孜以求，在奔向健康的路上，王侯将相与布衣白丁，医生、护士与患者无不如此。从"万寿无疆"到"永远健康"，这里除了承载着一般人最原始最质朴的祈求和祝愿外，也包含了广大民众对养生长寿之道的渴求。特别是随着社会的进步、经济的发展、人们生活水平和文明程度的提高，健康已成为当下大家最为关注的热点、难点和焦点问题，一场全民健康热、养生热迅速掀起。许多人想方设法寻访和学习养生之道，有的甚至道听途说，误入歧途。对此，我认为当务之急就是要帮助大家确立科学全面的养生观。其实，古代学者早就提出了"养生贵在养性，而养性贵在养德"的理论。孔子在《中庸》中提出"修生以道，修道以仁"，"大德必得其寿"，讲的就是有高尚道德修养的人，才能获得高寿。而唐代著名禅师石头希迁（又被称为"石头和尚"）无际大师，91岁时无疾而终。他曾为世人开列的"十味养生奇方"中的精要就在于养德。他称养德"不劳主顾，不费药金，不劳煎煮"，却可祛病健身，延年益寿。德高者对人、对事胸襟开阔，无私坦荡，光明磊落，故而无忧无愁，无患无求。身心处于淡泊宁静的良好状态之中，必然有利于健康长寿。而现代医学也认为，积德行善，乐于助人的人，有益于提高自身免疫力和心理调节力，有利于祛病健身。由此，一个人要想达到健康长寿的目的，必须进行科学全面的养生保健，并且要清醒地认识到：道德和涵养是养生保健的根本，良好的精神状态是养生保健的关键，思想观念对养生保健起主导作用，科学的饮食及节欲是养生保健的保证，正确的运动锻炼是养生保健的源泉。

"上工不治已病治未病"，意思是说最好的医生应该预防疾病的发生，做到防患于未然。这是《黄帝内经》中最先提出来的防病养生之说，是迄今为止我国医疗卫生界所遵守的"预防为主"战略的最早雏形。其中也包含了宣传推广医学科普知识，倡导科学养生这一中国传统健康文化的核心理念。然而，实事求是地讲，近些年来，在"全民养生"的大潮中，相对滞后的医学科普宣传，却没能很好地满足这一需求。以至于出现了一个世人见怪不怪的现象：内行不说，外行乱说；不学医的人写医，不懂医的人论医。一方面，老百姓十分渴望了解医学防病、养生保健知识；另一方面，擅长讲医学常识、愿意写科普文章的专家又太少。加之，中国传统医学又一直信奉"大医隐于民，良药藏于乡"的陈规，坚守"好酒不怕巷子深"的陋识，由此，就为那些所谓的"神医大师"们粉墨登场提供了舞台和机会。可以这么说，凡是"神医大师"蜂拥而起、兴风作浪的时候，一定是医疗资源分配不均、医学知识普及不够、医疗专家作为不多的时候。从2000年到2010年，尽管"邪门歪道"层出不穷，但他们骗人的手法却如出一辙：出书立传、上节目开讲坛、乃至卖假药卖伪劣保健品，并冠以"国家领导人保健医生"、"中医世家"、"中医教授"等虚构的身份、虚构的学历掩人耳目，自欺欺人。这些乱象的出现，我认为，既有医疗体制上的多种原因，也有传统文化上的深刻根源，既是国人健康素养缺失的表现，更是广大医务工作者没有主动作为的失职。因此，我愿与同行们在痛定思痛之后，勇敢地站出来，承担起维护医学健康的社会责任。

无论是治病还是养生，最怕的是走弯路、走错路，要知道，无知比疾病本身更可怕。世界卫生组织前总干事中岛宏博士就曾指出："许多人不是死于疾病，而是死于无知。"综观当今医学健康的图书市场，养生保健类书籍持续热销，甚至脱销。据统计，在2009年畅销书的排行榜上，前20名中一半以上与养生保健有关。到目前为止，全国已有400多家出版社出版了健康类图书达数千种之多。而这其中，良莠不齐，鱼目混珠。鉴于此，出于医务工作者的良知和责任，我们以寝食难安的心情、扬清激浊的勇气和正本清源的担当，审慎地邀请了既有丰富临床经验又热衷于科普写作的医疗专家和学者，共同编写了这套实用科普书籍，跳出许多同类书籍中重知识宣导、轻智慧启迪，重学术堆砌、轻常识普及，重谈医论病、轻思想烛照的束缚，从有助于人们建立健康、疾病、医学、生命认识的大视野、大关怀、大彻悟的目的出发，以常见病、多发病、意外伤害、诊疗手段、医学趣谈等角度入手，系统地介绍了一系列丰富而权威的知病治病、自救互救、保健养生、康复理疗的知识和方法，力求使广大读者一看就懂、一学就会，从而相信医学，共享健康。

最后，我想坦诚地说，单有健康的知识，并不能确保你一生的健康。你的健康说到底，还是应该由自己负责，没有任何人能替代。你获得的知识、学到的技巧、养成的习惯、作出的选择以及日复一日习以为常的生活方式，都会影响并塑造你的健康和未来。因此，我们必须从现在开始，并持之以恒地付诸实践、付诸行动。

以上就是我们编写此书的初衷和目的。但愿能帮助大家过上一种健康、幸福、和谐、美满的生活，使我们的生命更长久！

中 国 工 程 院 院 士
中华医学会科普分会主任委员
中国武警总部后勤部副部长
武 警 总 医 院 院 长

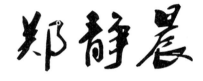

二〇一二年七月于北京

随着科学技术的发展及人民生活水平的提高，人们对健康的要求及医学知识的渴望也在不断提高。目前，我国独生子女比较多，大多数年轻的家长没有带过孩子，而父辈们以往的带孩子的经验已不适应现在的要求。年轻的爸爸妈妈在孩子生病后焦急万分，不知所措，有的甚至影响自己的生活和工作，所以了解儿童常见病的发生、发展、治疗及预防，提高自身对医学知识的认知能力非常重要。

这本儿科医学科普书的作者，是多位从事儿科临床一线工作、具有多年丰富诊疗经验的医生历时近两年的时间编写的。在多年的临床工作中，他们理解患儿家长在孩子生病时那种恨不得自己替孩子生病的焦虑心情，深知此时的家长最需要了解哪些东西。本书通俗易懂，用问答、图片等形式对儿科常见病、多发病进行了简单的叙述，可以帮助家长解决燃眉之急，也有助于家长详细地了解患儿得病后该如何处理？对疾病做到有的放矢。

这本儿科书主要包括以下内容：小儿发热与神经系统常见疾病、小儿呼吸系统疾病、小儿腹泻与腹痛、小儿皮疹、小儿心肌炎等，就儿童常见病的发病、诊断、治疗、预防等方面进行了阐述，并对这些疾病的诊疗进展做了简要叙述，希望对患儿家长了解儿科常见病起到一定的帮助和指导作用。

我们真诚地与您共勉：孩子是祖国的未来，是每个家庭的心肝宝贝，照顾好他们，让他们快乐、健康的成长，是你我共同的责任和心愿。真诚祝愿您的孩子茁壮成长，相信总有一天他们会长成参天大树。

由于篇幅有限，本书只撰写了临床上的小儿常见病问题，如果读者希望了解本书之外的内容，请拨打武警总医院儿科咨询热线：（010）57976674，孩子健康是我们共同的心愿。

马伏英

二〇一二年六月

C 目 录
ONTENTS

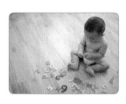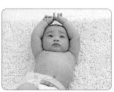

小儿发热与神经系统常见疾病

小儿呼吸系统疾病

儿童腹泻与腹痛

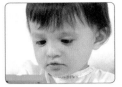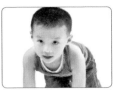

小儿皮疹

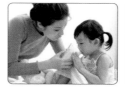
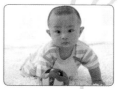

小儿心肌炎

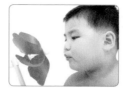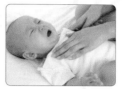

XIAOER FARE YU
SHENJING XITONG
CHANGJIAN JIBING

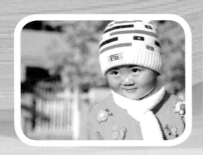
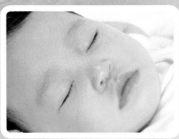
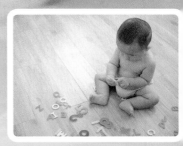

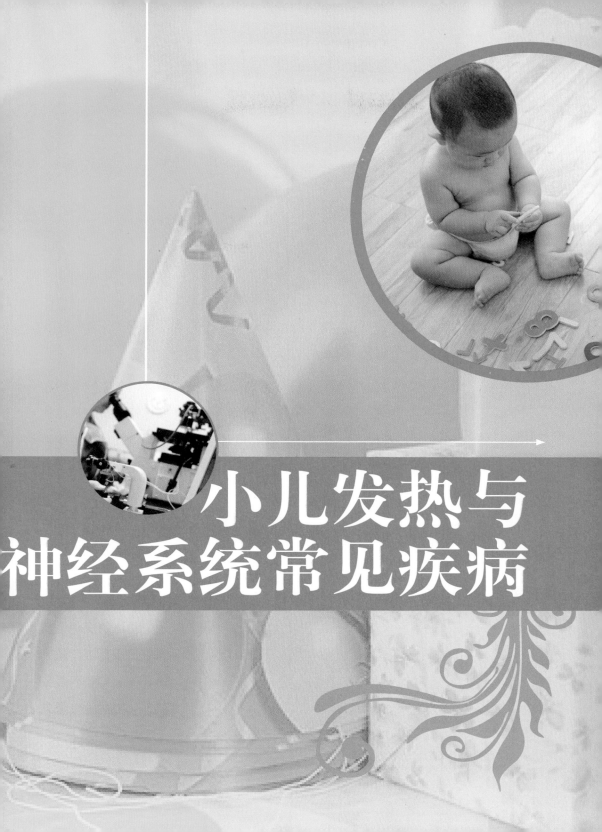

小儿发热与
神经系统常见疾病

小儿发热及神经系统常见病的基础知识

发热是怎么回事

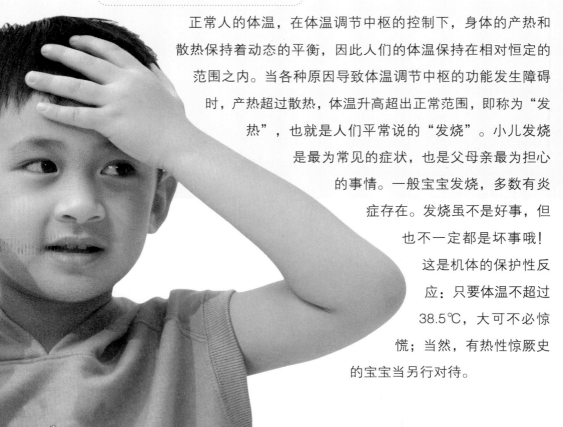

正常人的体温，在体温调节中枢的控制下，身体的产热和散热保持着动态的平衡，因此人们的体温保持在相对恒定的范围之内。当各种原因导致体温调节中枢的功能发生障碍时，产热超过散热，体温升高超出正常范围，即称为"发热"，也就是人们平常说的"发烧"。小儿发烧是最为常见的症状，也是父母亲最为担心的事情。一般宝宝发烧，多数有炎症存在。发烧虽不是好事，但也不一定都是坏事哦！

这是机体的保护性反应：只要体温不超过38.5℃，大可不必惊慌；当然，有热性惊厥史的宝宝当另行对待。

为什么会发烧

　　每个人的下丘脑中均有一个体温调节中枢，通俗来说它就是一个人体温度的控制点，或称其为体温调定点。这个体温调定点跟冰箱的温控器一样，比如设定在 4 度，如果高于 4 度就启动制冷让温度降下来，如果等于或低于 4 度就停止制冷。感染或患有某种疾病后，就会引起了体温调节中枢的改变，使设定的温度点上调，产热多，散热少，从而引起体温上升。

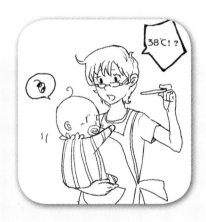

小儿发热是怎样划分的

　　一般按腋表测得的体温为标准分为：低热、中等度发热、高热及超高热。<38℃为低热；38~39℃为中等度发热；39~41℃为高热；>41℃为超高热。

怎样正确测量小儿体温

　　正确的体温测量方法是小儿处于安静状态，擦干体汗后测量。应避免剧烈活动、刚吃饱饭或刚喝完热水、冰水后测量。不正确的测体温方法直接影响测量结果和医生诊断。另外，测体温的时间和条件不同，所得体温的数值可能不同。如腋表、口表和肛表所测的数值依次相差约 0.5 ℃，即腋表最低，肛表最高；但若固定腋表、口表和肛表的试表时间（分别为 5 分钟、3 分钟、2 分钟），则三种试表方法所测得的数值相近。

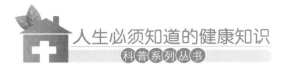
小儿发热常见的原因有哪些

其实，发热只是一个症状，有很多种疾病都可以引起发热。从原因上讲，常见的可以分为感染性发热和非感染性发热。大多数小儿发热都是由感染引起的，像病毒、细菌、支原体、衣原体等病原微生物及寄生虫的感染，导致相关毒素及炎性因子的释放而引起发热。非感染性发热常见的有内分泌及代谢异常，如高代谢状态、自身免疫性疾病、体温调节中枢异常、皮肤汗腺分泌异常以及一些环境因素变化（如高温）而引起的发烧。有的孩子一到夏秋就有低热，秋后即恢复正常，这是环境温度高、体温调节中枢发育不完善的结果。随着年龄的增长会逐渐正常的。

如何及早发现宝宝的异常表现

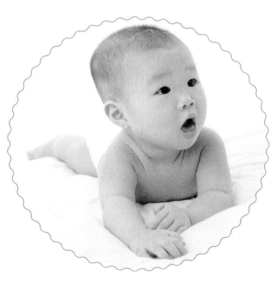

面对还不懂得表达身体不舒服的宝宝，初为人父母的家长在发现宝宝的异常表现时常不知所措。新手爸妈除了通过体温测量，了解宝宝是否生病，还可以观察小宝贝的表情、活动力及身上是否有其他病症来判断。在就医前，先掌握孩子的病情起始及发展经过，能辅助医师正确判断病情。

1. 表情与病容父母可从宝宝脸上的表情变化，判断是否身体不适。当宝宝脸上喜悦、好奇、贪玩的表情减少，取而代之的是小脸泛红、痛苦、易激惹或无精打采，就要想到"孩子可能生病了。"

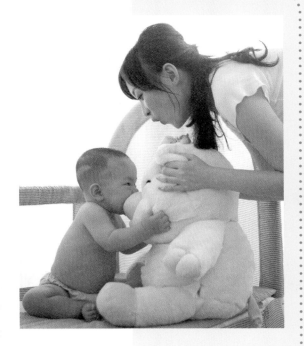

2. 活动力

若宝宝出现玩耍量递减、专注力不足、活动力降低、食欲不振等现象，整体精力表现明显不如以往；或对所处环境出现不耐烦、不感兴趣，或嗜睡等症状时，父母应关注宝宝的体温等变化，正确判断导致孩子活动力不佳的原因。

3. 身体病症

若孩子在发烧的同时合并出现如流鼻涕、咳嗽、腹泻、呕吐等症状，可能和感冒或肠胃炎有关；而妈妈若注意到孩子尿布有不正常的尿臊味，或是尿液颜色异常，应观察宝宝的体温，可能与泌尿道感染有关；如宝宝频繁地抠挖耳朵或揪耳朵，同时伴有发热，应警惕中耳炎。另外，父母还可观察宝宝的皮肤是否有皮疹出现，或是颈部淋巴结是否有肿大等。若发烧合并上述症状，父母须视症状严重程度，适时就医。

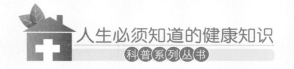
你知道小儿正常体温是多少吗

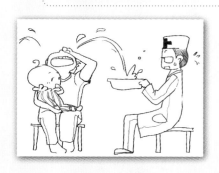

王女士今日愁眉不展，原因是他家宝宝的体温极不稳定，波动在 36.2～37.2℃之间。她想知道小儿体温多少是正常？正常孩子腋下体温一般为 36～37℃，春秋冬三季平均值为上午 36.6℃，下午 36.7℃， 夏季为上午 36.9～37℃，下午 37.5℃。所以王女士不必着急，宝宝的体温是在正常范围波动。正常情况下，人体的体温都存在着明显昼夜波动的规律，加之新生儿体温调节中枢发育不够完善，体温很容易随环境温度的变化而波动。

适度发热可以使免疫系统功能增强的说法对吗

家长千万不要认为偶尔轻微发烧能把孩子烧坏、烧傻。适度发热可以激活免疫系统功能。也就是说，对防御功能来说，发热是好事。当然，如果发高烧时不能及时退热，导致高热惊厥或其他的疾病，有可能会损伤孩子大脑细胞。所以，当孩子发热时，最好将体温控制在38.5℃以下，这样会比较安全。孩子生病、发烧，不必大惊小怪。刚出生的婴儿，机体的免疫系统还没被激活，仅有的那点免疫力

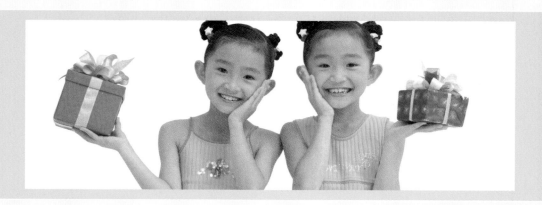

是通过胎盘从妈妈体内过继来的，随着接触的病菌的增加及有意义的预防接种，才使宝宝逐渐有了足够的免疫力。

宝宝发烧，何时测体温最好

正常小孩即使在安静状态下，体温也只是保持相对恒定。以口腔所测的温度为例，绝大多数人的体温在 36.5 ～ 37.5℃之间波动。虽然人的体温呈明显的昼夜

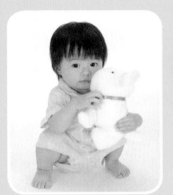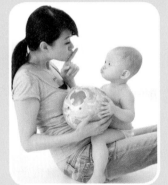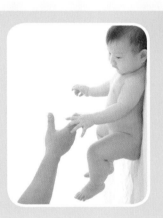

波动规律，但每天体温的差别一般不超过 1℃ 。由于小孩新陈代谢旺盛，一天之中变化很大，因此独特的生理性体温波动常表现为清晨较低，白天略微上升，晚上比较高的特点。测量体温的最好时机是在每天早晨起床前和晚上睡觉前。若要长期观察体温则需固定在每天的同一时间，如晨起前或晚睡前。在喝开水、进食后半小时之内，以及剧烈运动后不要量体温，因为这时候的体温肯定要偏高。

能够影响体温变化的因素有哪些

很多因素可以引起体温的波动，如：喂奶、饭后、运动、哭闹、衣被过厚、

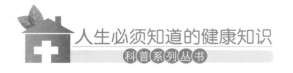

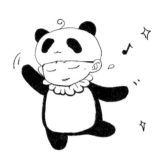

室温过高等均可使小儿体温暂时性的升高达37.5℃左右，甚至偶尔达38.0℃，尤其是新生儿和婴儿更易受以上条件影响。相反，若婴幼儿处于饥饿、热量供给不足、尤其体弱患儿处于少动状态或保暖条件不佳，则体温可降为35℃以下，临床上称为体温过低或体温不升。

如何鉴别生理性睡眠肌阵挛和病理性惊厥

生理性睡眠肌阵挛在正常人群中普遍存在，见于睡眠初期及快动眼睡眠期，表现为面肌及手指或脚趾肌肉的瞬间短阵的收缩，也可于浅睡期突然出现全身或一侧肢体的粗大肌阵挛性抽动，仅1～2下，主要累及下肢，如同落空感，无意识障碍、口吐白沫、大小便失禁等，常引起觉醒反应。脑电图（EEG）正常，或仅出现阵发性高波幅慢波，但无棘、尖波。

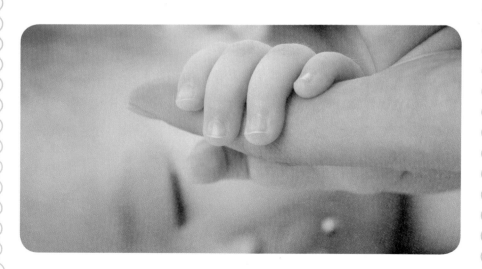

揭开发热和小儿神经系统常见病的层层面纱

长期发热多见于哪些疾病

发热持续超过两周者称为长期发热。长期发热病因复杂，诊断有一定困难，但是如果仔细地询问病史、了解发热的伴随症状和体征，则有助于了解器质性病变的部位和性质，并有助于鉴别发热的原因。①长期发热伴畏寒、寒战，多为细菌感染。可见于亚急性细菌性心内膜炎，并常有皮肤和球结膜出血点、贫血及器质性心脏病。疟疾的发热也常伴寒战。②长期发热伴咳嗽、气急、出现发绀，常提示呼吸系统疾病。③长期发热伴尿频、尿急、尿痛，提示泌尿系统慢性感染。④长期发热伴多汗，多见于风湿热；热退后大汗淋漓见于疟疾；盗

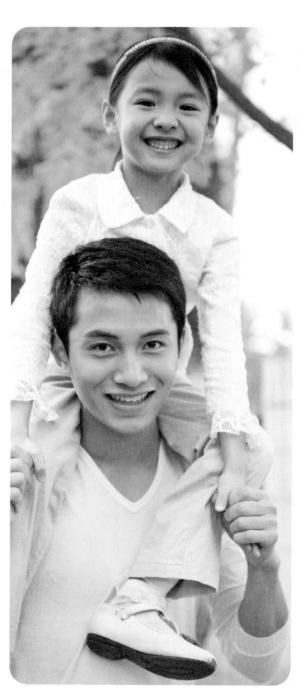

汗常见于结核病；发热伴少汗或无汗，见于暑热症。⑤长期发热伴头痛呕吐，甚至惊厥、昏迷，提示中枢神经系统感染，也可见于颅内出血及脑瘤。⑥长期发热伴淋巴结肿大，如为局部淋巴结肿痛，提示局部炎症；全身性淋巴结肿大可见于传染性单核细胞增多症、白血病、系统性红斑狼疮、恶性淋巴瘤等。⑦长期发热伴肝脾肿大，以肝大为主者见于病毒性肝炎、肝脓肿、钩端螺旋体病、血吸虫病；以脾大为主者，见于慢性白血病、溶血性贫血、恶性淋巴瘤、恶性组织细胞病、黑热病等。肝脾呈轻至中度肿大者，见于伤寒、败血症、粟粒性肺结核、疟疾、布氏杆菌病等。⑧长期发热伴多系统损害，应考虑结缔组织病，如系统性红斑狼疮、结节性多动脉炎等。⑨长期发热伴皮疹、出血性皮疹，见于败血症、白血病、组织细胞增生症。若皮疹呈环形红斑并伴关节痛，考虑为风湿热或类风湿病。

宝宝长牙会发烧吗

有些宝宝出牙时会出现低热、暂时性流涎、哭闹、咬人、咬东西、吃手指、口水多、睡眠质量不好、夜间睡眠易醒、轻微腹泻等症状。宝宝长牙发烧多是由于牙齿需要顶破牙龈造成的，宝宝的牙龈有轻微的红肿。这时候，需要注意宝宝的饮食卫生，不要让他啃咬不干净的东西，以免发生感染。如果长牙时低烧，妈妈可不必过于担心，要多喝些白开水保证宝宝的口腔洁净，同时可以缓解流口水过多及发烧造成的水分流失。如果是高烧就应及时去医院请医生检查，看看是否有并发症，如口腔发炎、扁桃体炎、腮腺炎的出现。饮食上不要吃过硬的食物，辅食可以添加为半固体状或固体状，也可以给宝宝用些磨牙胶、磨牙棒及吃些磨牙饼干，来缓解宝宝长牙时的坏情绪。还可以把手洗干净，用手指按摩宝宝的牙床，来缓解疼痛，宝宝会乐此不疲的。宝宝出齐 20 颗乳牙，大约需要一年半到两年的时间。

宝宝发热如何查找病因

1. 感染性发热

有流涕、鼻塞、咽痛、咳痰时要考虑急性呼吸道感染（ARI，包括感冒、支气管炎、肺炎）及扁桃体炎等。上呼吸道感染多由病毒引起，病程 3～7 天，不必用抗生素；有食欲不振、恶心、呕吐、腹痛、腹泻要考虑胃肠炎、阑尾炎、肝炎、胆囊炎、胰腺炎等；有持续发热 1 周以上要考虑伤寒、其他沙门氏菌感染、败血症、变应性亚败血症等；常见传染病还有麻疹、水痘、幼儿急疹、风疹、手足口病、腮腺炎、百日咳、痢疾、乙型脑炎等，脊髓灰质炎已少见；尿频、尿急、尿痛要考虑尿路感染；夏天要注意疖、痈、肛旁脓肿；吃过生虾、蟹要考虑肺吸虫；近年结核病呈上升趋势，包括儿童原发性肺结核、粟粒性

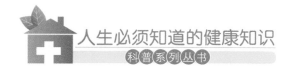

肺结核、肠结核等；在心前区听到心脏杂音的可能是感染性心内膜炎；家里有宠物的要想到弓形虫感染、猫抓病；口服激素或免疫抑制剂、接受器官移植等容易有病毒、真菌、原虫感染；在疾病流行区，有疟疾、急性血吸虫感染、流行性出血热等。

2. 肿瘤性发热

注意小儿淋巴瘤、白血病、恶性组织细胞病等。当肿瘤细胞坏死、浸润或释放出肿瘤坏死因子 (TNF) 作用机体都可以引起发热。淋巴瘤病人除发热外还有淋巴结肿大，肝脾肿大。30％白血病病人最初发病时以发热就诊。

3. 免疫、结缔组织疾病

主要有类风湿关节炎、风湿热等。

4. 药物热

长期用抗生素等均可以引起发热。停药后体温一般在 2 天内恢复正常。

5. 吸收热

手术、烧伤、出血和外伤后短期内的发热是由于无菌坏死物质作用于机体引起发热，而不是由于感染。

6. 物理性发热

例如暑热症等其他物理性发热疾病从略。

此外，先天性疾病如先天性汗腺缺乏或发育不良也可因散热障碍引起发热。

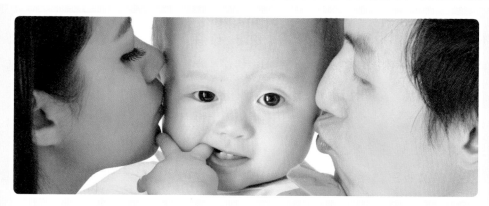

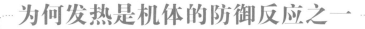

为何发热是机体的防御反应之一

　　发热是机体的适应性反应，是机体抗感染的机制之一。许多低等动物，受感染时也会发热，而发热可提高其存活率，若给以退热剂则其存活率下降。许多研究显示，发热时机体各种特异和非特异的免疫成分都增强。如中性粒细胞在趋化因子的作用下向炎症部位的迁移增加，中性粒细胞产生大量细胞因子，如白介素和干扰素的生成增加，使其抗病毒及抗肿瘤活性增加。某些微生物在发热时繁殖速度也受到抑制，无论试验和临床都证明适度发热有利于病情恢复。发热时身体的不适更多是由于炎症时产生的炎性介质造成的。退热主要是改善患儿的身体舒适度。世界卫生组织（WHO）建议一般情况下，肛温超过39℃适用于退热治疗，容易发热惊厥的小儿应该适当放宽，并在发热上升阶段适当使用镇静剂。

如何观察孩子的病情变化

　　体温最好每4小时测一次；高烧的每1～2小时测一次；用了退热药后过40分钟测体温，以观察药效。观察精神状态、面色、呼吸、是否有皮疹。如果孩子腹泻，可留大便标本做化验；如果出现大汗淋漓、面色苍白、软弱无力等虚脱现象，应及时喂糖水，并与医生联系。如果孩子心情烦躁，可通过讲故事等方式转移他的注意力。尽量不要让孩子在发烧期间玩耍，以减少体能消耗。

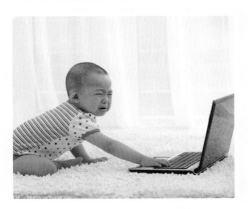
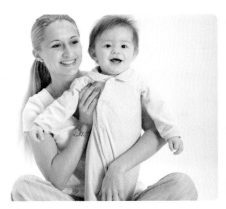

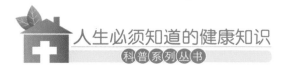
张女士的宝宝是发烧了吗

一天下午，张女士匆匆忙忙来到急诊科，带着哭腔说：大夫，孩子突然发高烧了！大夫测体温为 37.2℃，并没有发高烧啊！原来孩子刚吃完奶，加之哭闹及天气炎热引起宝宝体温升高。若有短暂的体温波动，但全身状况良好，又没有其他异常表现，家长就不应认为孩子在发烧。也就是说，不能只根据体温作为确定异常的指标。遇到这些情况时，家长可继续观察孩子体温的变化，一般不需任何处理。

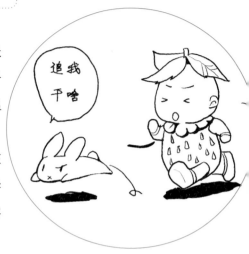

发热对孩子的影响

实际上发烧并不都是坏事，发烧对孩子也是"有功"的。发烧表明机体的免疫机制好，是人体重要的自我保护手段之一。多数发烧是感染性疾病引起的，体温较高时，病原微生物容易死亡；发热时体内代谢加速，血液循环加快，有利于病原毒素排出；发烧还可以刺激免疫系统，有助于吞噬细胞对病原体的清除作用。适当的发烧有利于增强宝宝的抗病能力。

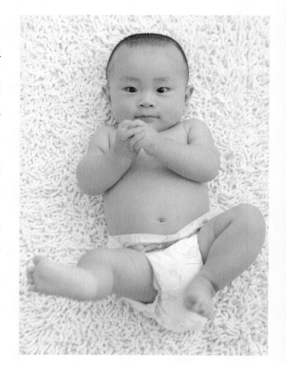

体温越高病情越严重吗

　　发烧的高低与病情的轻重有一定的关系，但也不尽然。一个体温只有 38.5℃的孩子无精打采，可能比体温高达 40℃还在活蹦乱跳的孩子病得更厉害。病情的轻重，主要应看孩子的精神状态，而不能仅仅看体温的高低。婴儿因为免疫系统不健全，不能充分发挥功能，往往在病得很重时可能不发烧。

宝宝发烧会烧坏脑子吗

　　人体大脑细胞的主要成分是蛋白质，通常要在 42℃以上才会逐渐被破坏，而一般疾病引起的发烧很少会超过此温度，所以 40℃以下的发烧，并不会对脑神经组织造成直接伤害，因此不用担心发烧使"脑筋变坏，智力变差"。只有小儿患了脑炎、脑膜炎等疾病伴有发热时，脑实质本身受到病毒或毒素破坏，才会损伤到脑细胞。另外，部分孩子发热时会出现高热惊厥，如果没有及时处理而出现频繁的惊厥或惊厥持续时间过长，可能对大脑有影响。

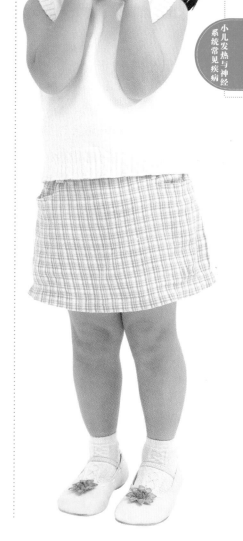

小儿发热与神经系统常见疾病

何谓"包裹综合征"

李女士抱着刚出生5天的宝宝来到医院儿科求医，因为刚刚她正准备打开宝宝的包被给宝宝喂奶时，发现宝宝身体滚烫，一测体温39℃，就赶紧把宝宝抱到医院。医生仔细检查宝宝的身体后，发现除了皮肤温度高外，没其他异常。这是因为李女士生怕宝宝冻着给宝宝盖了好几层棉被，引起体温升高造成"包裹综合征"。打开包裹，给宝宝进食少许糖盐水后，宝宝体温会逐渐降至正常。

何谓"脱水热"

人工喂养宝宝时牛奶过稠，而水分总量较少，可致高蛋白脱水热；有时母乳不足，水入量又过少也可见脱水热。脱水热时体温甚至可高达39~40℃，但作此诊断时应仔细排除感染性疾病。

何谓良性家族性新生儿惊厥

良性家族性新生儿惊厥在出生后2~4天出现惊厥发作，故称为"第三天惊

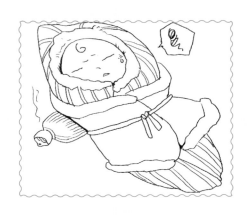

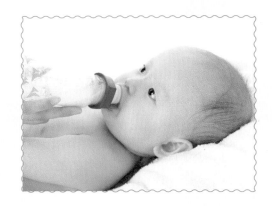

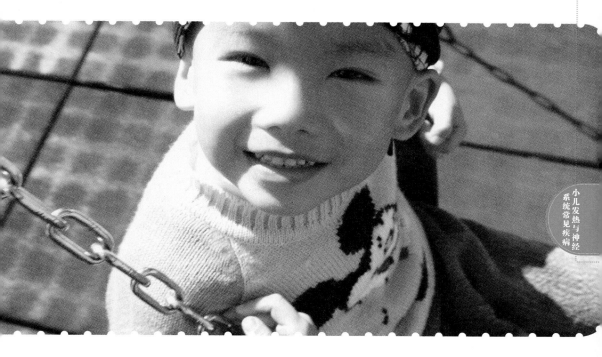

厥"，发作形式多样，多为阵挛发作，也可有呼吸暂停发作。发作短，持续 1~3 分钟。脑电图在发作间期正常，发作时广泛低电压，继以慢波、棘波或爆发抑制。惊厥于数周或数月后停止，但约 11% 以后发生癫痫（婴儿期、儿童期或成年）。智力和运动发育多为正常。

良性家族性新生儿惊厥与良性新生儿惊厥有什么区别

　　良性家族性新生儿惊厥与良性新生儿惊厥的区别在于：①良性家族性新生儿惊厥起病于出生后 2~4 天；良性新生儿惊厥起病于出生后第 4~5 天（又名"第五日惊厥"）。②良性家族性新生儿惊厥是显性遗传病，例如有一家相继 5 代相传；良性新生儿惊厥为散发，只有 0~2% 为家族性，不是遗传病。③良性家族性新生

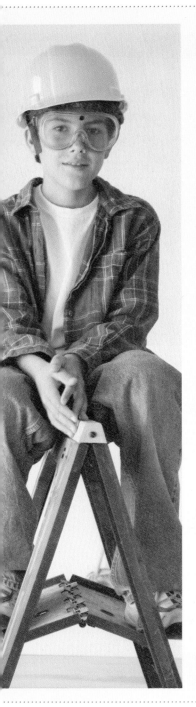

儿惊厥的惊厥发作持续数周、数月停止；良性新生儿惊厥的惊厥较早消失。④良性家族性新生儿惊厥约 11% 以后发生癫痫，良性新生儿惊厥只有 0.5% 以后发生癫痫。

小儿热性惊厥是癫痫吗

国际抗癫痫联盟（1989）的癫痫和癫痫综合征分类法将热性惊厥列为"特殊癫痫综合征"的"情景相关发作"一项。热性惊厥是常染色体显性遗传，伴有年龄依赖性的高度外显率，与其他型癫痫之间有密切关系。

正常小儿运动发育的特点有哪些

正常小儿 3 个月时能抬头；4~5 个月时能主动伸手触物，两手能在胸前相握，安静时能在眼前玩弄双手；6~7 个月时会独自坐在较硬的床面不跌倒，8~10 个月时会爬，爬时双上肢或下肢交替向移动；1 岁时能独自站立；1~1.5 岁时能行走。脑瘫小儿在上述年龄阶段一般都不能达到正常小儿水平。正常 3 个月小儿仰卧位时常有踢腿、蹬踏样动作，而且为交替的蹬踢。脑瘫小儿踢蹬动作明显减少，而且很少出现交替动作，正常 4~5 个月的小儿上肢活动很灵活，脑瘫小儿上肢活动也减少。正常小儿在 1 岁以内尚未形成右利或左利，而痉挛型脑瘫偏瘫型则表现为经常只利用一只手持物或触物，另一侧手的活动减少，而且手常呈握拳状。

小儿肌张力的检查方法有哪些

可握住小儿前臂摇晃手，根据手的活动范围了解上肢肌张力。也可握住小腿摇摆其足，根据足活动的范围判断下肢肌张力。张力低时，摇晃手足时手足甩动的范围大；张力高时，活动范围小。还可根据关节活动范围大小来判断，被动运动关节若活动范围大，说明肌张力低，关节活动范围小，活动受限说明肌张力高。了解上肢肩关节活动范围可检查"围巾征"，观察肘关节与躯干正中线的关系，了解下肢肌张力可检查外展角、腘窝角、足跟触耳试验及足背屈角。检查肌张力时还可以通过"牵拉试验"来了解。此项检查容易掌握：握住小儿双手，将其从仰卧位拉成坐位，观察头后垂的情况可了解颈背部肌肉张力。肌张力的发育过程表现为新生儿时期屈肌张力增高，随着月龄增长肌张力逐渐减低转为正常。所以，一些不太严重的痉挛性脑瘫，在 6 个月以内肌张力增高并不明显，有时造成诊断困难。但一些严重的痉挛型脑瘫患儿仍可在 6 个月以内表现出肌张力增高。

针对病症　正确施治

孩子什么样的发烧不必去医院

每个孩子的正常体温存在个体差异，特别是新生儿和婴幼儿，极易受到环境因素的影响。因此，我们需要对孩子的正常体温有一个了解。一般正常小儿的体温为 36 ～ 37.5℃，超过 37.5℃就是发热。37.5 ～ 38℃为低热，38 ～ 39℃为中等热，39℃以上为高热。

低热和中等热的孩子通常可以在家护理，但即便是低热，时间超过 3 天，也要及时去医院。如果是高热，则要立即去看医生，经过诊断后才可回家护理。

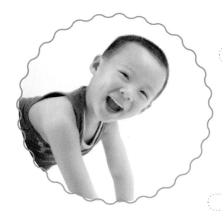

如何给孩子降温

除了服用退烧药外，利用物理法给孩子降温也很常用。如：冷湿敷法、温水擦浴法、酒精擦浴法都可以试试。

如何做冷湿敷法降温

将小毛巾折叠数层，放在冷水或冰水中浸湿，稍拧干，敷额头。最好两条毛巾交替使用，每隔 3 ～ 5 分钟换一次，连续敷 15 ～ 20 分钟。还可同时在腋下、颈部、大腿根部用，效果更好。但若孩子出现寒战、皮肤发花则应停止。

如何做温水擦浴法降温

将毛巾在略高于体温的温水中浸湿，为孩子擦拭全身皮肤，使血管扩张、血流量增加以散热。擦拭一遍后，可待皮肤水分蒸发后再擦第二遍，直至体温明显下降。

如何做酒精擦浴法降温

酒精易于挥发，能较快带走皮肤上的热量，达到降温目的。擦浴前，可先冷敷额部，既可协助降温，又可防止擦浴时由于体表血管收缩，血液集中到头部引起充血。用纱布或手绢浸蘸酒精，擦颈部两侧至手臂，再从两侧腋下至手心，接着自颈部向下擦背部。然后擦下肢，从髋部经腿外侧擦至足背，从大腿根内侧擦至足心，从大腿后侧经膝窝擦至足跟。上下肢及背部各擦 3~5 分钟。腋下、肘部、腹股沟部及膝后等大血管处，可重点擦浴，以提高散热效果。前胸、腹部、后颈部等部位对冷刺激敏感，不宜擦拭。

服用退热药时应注意什么

首先，如果孩子发热超过 40℃，感到明显不舒服，或是有发热惊厥史，应当及时用退热药。

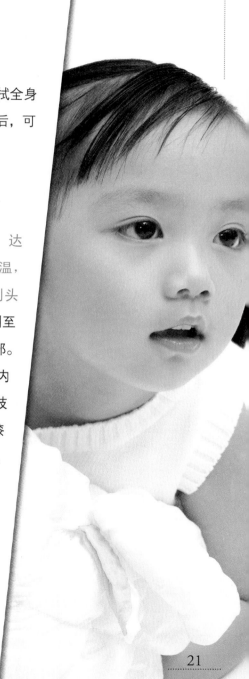

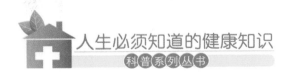
其次，不满 3 个月的婴儿和体质差的婴幼儿应慎用，以防大量出汗后引起虚脱。再次，应当由医生根据孩子的年龄、体重决定每次的用药量。用药间隔一般不少于 4 小时。最后，服药后多给孩子喝水，以便出汗，将热量散发出去，否则不能充分发挥退热药的作用。

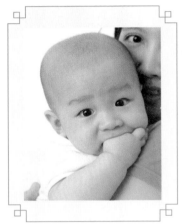

如何维持合适的室内温度

孩子所在的居室要保证清洁、安静，温度在 18～20℃。一定要注意每天至少通风一次。不能因为怕孩子受风，而将门窗紧闭，因为让新鲜的空气进入室内，可以降低病菌在空气中的浓度。在通风过程中，应避免让风直接吹孩子。尽量减少亲友探视，防止交叉感染，同时也有利于孩子休息。

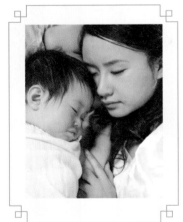

发热时穿衣盖被应注意什么

发热的患儿穿衣不宜过厚，被子也不要盖得过厚，特别是婴幼儿不能裹得太紧，否则会影响散热，体温难以降下来。高热的孩子在退热过程中会大量出汗，此时要用热毛巾擦去胸、背、腋下、面部的汗，并及时更换内衣。

发热时饮食有何讲究

孩子发热时营养物质和水分消耗增多，但因为其消化功能也有所减退，应当适当减少饮食，吃些有营养易消化的流食或半流食，如牛奶、豆浆、米糊、面条汤、馄饨、鸡蛋等。尽量多给孩子喂水，如糖水、果汁、白开水或清凉饮料等。多喝水不但有利于降温，也有利于细菌毒素的排泄。此外，高热时口腔中的细菌容易繁殖，要注意口腔卫生。可于饭前用温水漱口，饭后用盐水漱口或刷牙。

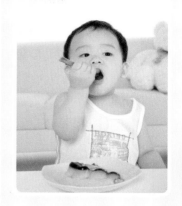

小儿发热时为何不能吃冷饮

夏季小儿发热，体温增高，常有口渴喜冷饮的特点，特别是喜欢吃冰淇淋、雪糕、棒冰、冰冻汽水等。但是，食用这类冷饮后发烧孩子的胃会急速紧缩，容易使小儿食欲不振，消化不良，不吃主食，导致营养不良。所以，冷饮是不能在发烧时给孩子吃的。适当给孩子喝些绿豆汤、稀饭等易消化食物，积极治疗，及时给孩子退烧，严重时应赶紧送往医院治疗，以防脑炎的发生。

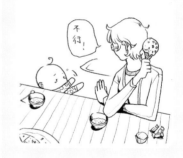

小儿发热时为何要进食清淡饮食

小儿发热后消化液分泌减少，消化功能不良，宜食清淡易消化的食物，忌食油腻食物，如油炸糕、炸猪排、油煎馒头、奶油蛋糕、肥腻的猪肉、羊肉、带油的鸡汤、鸭汤及用油煎油炸的各类食物。在炒蔬菜时也不宜放油太多。油腻食物妨碍小儿的消化，常可引起食欲减退、腹泻等消化道症状。

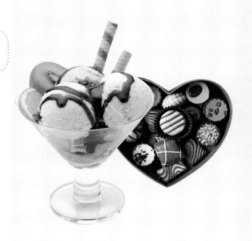

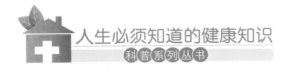
小儿发热为何要少食甜腻食物

过甜食物不仅会引起胃肠湿热而影响食欲，而且还会引起腹胀导致消化不良，疾病不易痊愈。这类食物包括各种甜饮料、冰淇淋、果汁、水果罐头、蜂蜜、水果糖、巧克力等。另外，在喝牛奶时应尽量少放糖，以免引起腹胀，影响消化。

夏季发热小儿忌吃什么食物

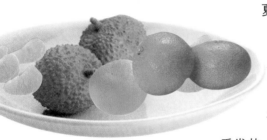

夏季发热多为阴虚之体，一方面忌食升阳助火之品，食物宜选择性味甘寒之物；另一方面忌食猪头肉、公鸡、鲤鱼、狗肉、羊肉、龙眼、荔枝、栗子、橘子等，因为这类食物性热，食用以后可加重发热。

小儿发热饮食上需注意什么

小儿发热在饮食上要注意以下几点。

（1）补充水分：发热引起身体大量出汗，勤喂温水进行补充很有必要。半岁以内的婴儿，继续采用母乳喂养。既能保证营养需求，又可补充水分丢失。人工喂养，可喂稀释全脂奶，即2份奶粉加1份水（2:1），以补充水分，有利于消化吸收。幼儿发热以流食为主，如奶类、藕粉等，适当饮白开水，也可喝些绿豆汤、西瓜汁以助降温，同时利尿抗病。饮水量以保持口唇滋润为佳，不必过多。

（2）饮食清淡：当孩子体温下降，食欲好转时，可喂半流质，如肉末粥、面条、稀饭、蛋花粥。饮食宜以清淡、易消化为原则，油、盐宜少，少量多餐，切忌吃辛辣和刺激食品。

（3）服糖、盐水：幼儿发热伴腹泻，可多次服用糖盐水，市面有售口服补液盐。症状较重者，暂禁食，同时输液以补充水分和调节电解质。腹泻、呕吐缓解后可进流质食物，如米汤、过滤菜汁、藕粉等，但应禁食牛奶和豆浆，以防过度产气引起腹胀。

小儿发热是非常常见的症状，在家如何处理

一般情况下，体温达到 38.5℃以上即应该用退烧药。对于 6 个月以下的宝宝，通常采用物理降温的方法，例如温水拭浴、贴退热贴、洗热水澡等。但是如果以前有过高热惊厥的孩子，再次发烧，应该积极退热，可以在医生指导下在体温 38℃或以下就服用退热药，以求尽快降温以免再次发生高热惊厥。

小儿发热的常见药物处理方法

使用退热药，同时还应使用治疗疾病的药物，连续用 3 天仍不退热，应看医生。常用药有：扑热息痛、小儿退热栓、百服宁、泰诺、泰诺林、小儿退热口服液、柴胡饮等。

应用退热药应注意什么

退热药，顾名思义，发热才需服用。小儿汗腺不发达，不易"发汗"，切莫给小儿多穿多盖"捂汗"。这样不但不能降温，反而使小儿体温骤升，甚至造成高热惊厥。服用退热药间隔时间一般为 4~6 小时。当体温降至正常或较前下降后，也应 4 小时后测量体温，以便及时发现小儿发热，不要等到小儿再次出现

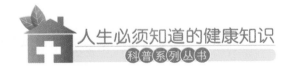
高热时才服用退热药，以免出现高热惊厥。服用退热药时，药物剂量可灵活掌握：中度发热按说明书推荐剂量；高热或超高热时，可适当增加剂量；中度以下发热可减少剂量。小儿发热一定要多饮水，稍增加食盐摄入量。饮料不能代替白水。

小儿发热及退热有什么特点

　　小儿发热时体温上升速度较成人快，峰值也较成人高，而且对发热也很敏感，容易在发热上升阶段诱发惊厥（热性惊厥有遗传倾向）。对于有热性惊厥遗传病史及家族史的患儿可提早使用退热药，如新型非甾体抗炎药布洛芬（美林、托恩、恬倩、芬必得）或萘普生等；慎用阿司匹林、吲哚美辛（消炎痛）、保泰松等；避免滥用皮质激素。激素可抑制机体的免疫反应，而使病程拖长。

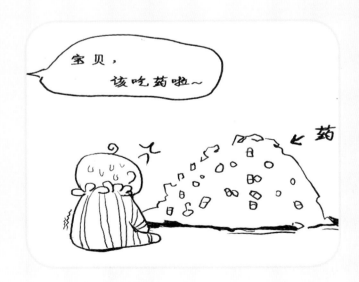

如何预防孩子发热

　　新生儿出生后 4 个月内很少生病，这是因为新生儿通过胎盘从母亲体内获得的免疫球蛋白足以抵抗普通的外来感染。4 个月后，随着来自母体的免疫球蛋白的减少，而自体的免疫系统功能还未发育完善，此时宝宝容易被外来微生物侵袭而感染发热。此外，这个年龄段的宝宝也陆续开始接种疫苗，也容易引起短暂的发热。这个年龄也正是添加辅食、食物品种较复杂的时期，也易因消化不良、积食而引起发热。预防宝宝发热应从御寒及合理饮食着手，避免过分捂着，也不能无节制地晾着，或忽冷忽热，忽饥忽饱。

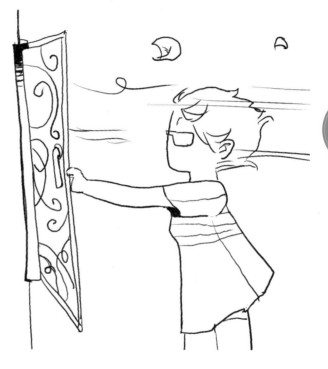

（本章撰稿　王晓东）

小儿发热与神经系统常见疾病

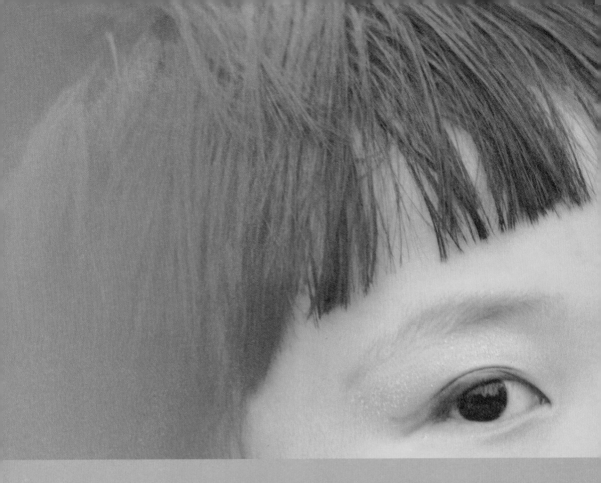

XIAOER HUXI XITONG JIBING

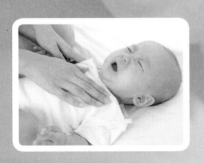
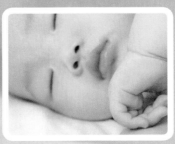
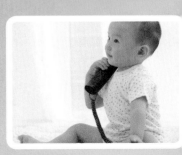

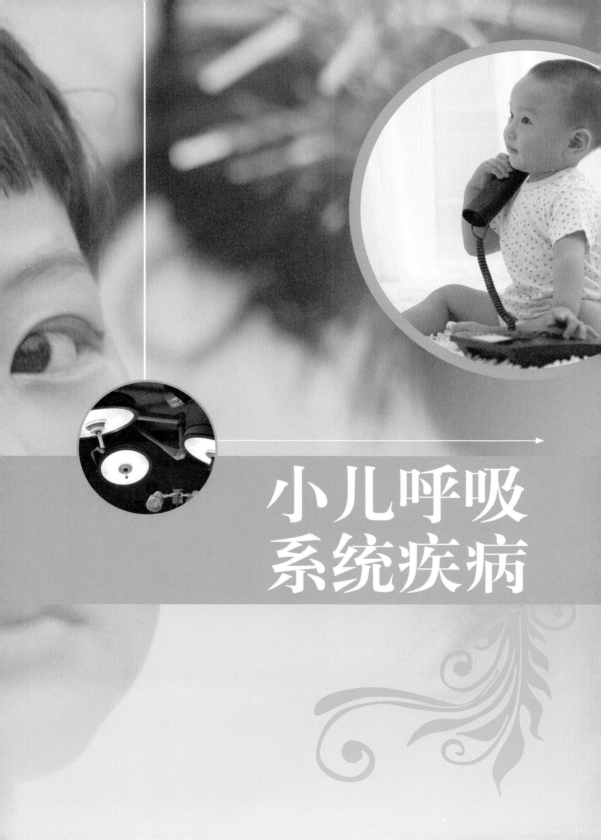

小儿呼吸系统疾病

呼吸道感染的基础知识

呼吸道包括哪些器官

呼吸系统主要由呼吸道和肺组成。呼吸道是气体进出的通道，包括鼻、咽、喉、气管和支气管。肺包括肺泡和各级支气管。

呼吸道从鼻开始，以喉头环状软骨为界，分为上呼吸道和下呼吸道。上呼吸道由鼻、咽和喉组成。下呼吸道包括气管、支气管、细支气管、肺泡等。

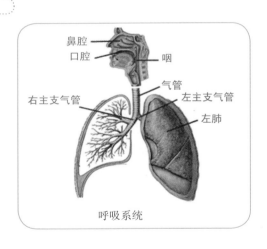

呼吸系统

为什么上呼吸道感染后会出现耳朵疼

我们知道，上呼吸道由鼻、咽和喉组成。鼻由外鼻、鼻腔和鼻旁窦三部分组成。鼻腔是呼吸道的门户，我们通过鼻腔才能将新鲜空气吸入呼吸道内。

咽是呼吸道和消化道的共同通道。咽上通鼻腔，下通喉部。在喉咽部后方还有一个开口通向食管；在口咽部的上方还有一个叫咽鼓管的重要开口直通中耳。故呼吸道感染时极易累及中耳，而患急性中耳炎。

喉是发声器官，声音的产生是声带振动的结果。声带很薄，并由更薄的韧带和肌束外包一层黏膜组成。声带左右各一，中间有一个很小、形如裂隙的通道，称之为声门，是整个呼吸道中最狭窄的部分。

小花不小心吸入一粒黄豆，导致了右肺肺炎，这是为什么呢

下呼吸道包括气管、支气管、细支气管、肺泡等。

气管是一条直的管道，主要功能是让气体进入肺泡。气管到达下部的时候，就分为左右总（主）支气管。总支气管比气管细，并且在分叉处和气管有一个夹角。通常情况下，左总支气管略呈水平向外，右总支气管略呈垂直向下。总支气管再向下，分成叶支气管并经过几级分支，最后到达肺脏。因右主支气管较左主支气管陡直，且右主支气管较左主支气管粗，因此吸入的异物易坠入右主支气管，吸入性病变也以右侧为多，尤以右肺下叶为多。

肺脏位于胸腔内，左右各一，由各级支气管和肺泡组成。它的主

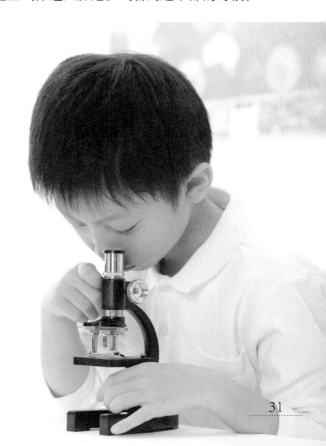

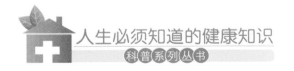
要功能是将新鲜空气与肺泡毛细血管携带的废旧气体进行交换，使氧气进入体内，将二氧化碳排出体外。

为何感冒时小儿鼻塞较成人重

鼻由外鼻、鼻腔、副鼻窦组成。

鼻腔是呼吸道的起始部分。中央的鼻中隔将其分为左右两部分，向后通向鼻咽部。每侧的鼻腔包括鼻前庭和鼻腔本部两部分。鼻前庭为鼻腔前部被皮肤覆盖的部分。鼻腔本部又叫固有鼻腔，由于它的前下方有丰富的动脉血管丛，因此是儿童鼻出血的好发部位。鼻腔的外壁有上、中、下鼻甲和上、中、下鼻道。下鼻甲的后端距咽鼓管口较近。小儿在患上呼吸道感染时，由于小儿的下鼻甲比成人大，因此鼻塞症状相对较重，而且容易造成咽鼓管通气和引流障碍。一般情况下，下鼻道是各鼻道中最宽的一个，是呼吸道的主要通道。但在新生儿时，下鼻道一直抵达鼻腔底部，所以中鼻道为其主要通道。

为何急性喉炎时易造成喉头梗阻而窒息

咽是一个肌性管道，上宽下窄，形状像一个漏斗。咽前连鼻腔、口腔，后连喉部，是消化和呼吸的要道。咽的下部连接食管的部分是咽部最窄的地方。咽分为三部分，即鼻咽、口咽和喉咽。

喉居于颈部的前中央，在舌骨的后面，上通喉咽，下连气管，以软骨为支架，内部衬以黏膜，依靠喉部的肌肉进行活动。

喉软骨借助关节、韧带构成了喉的支架。小儿的喉腔呈漏斗形。喉腔的内部分为声门上区、声门区和声门下区三个部分。小儿的声门面积小，所以容易发生喉梗阻。小儿的声门下区是呼吸道最狭窄的区域。幼儿期此处的组织结构比较疏松，因此小儿患急性喉炎时很容易发生水肿而引起喉阻塞、窒息。

您了解呼吸道的守护者扁桃体吗

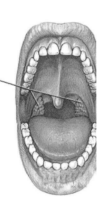

发炎的扁桃体

人的咽部有丰富的淋巴组织，聚集成团就称为扁桃体。其中，最大的一对叫腭扁桃体，也就是人们平时说的扁桃体。腭扁桃体位于咽侧壁的扁桃体窝中，左右各一。扁桃体窝由前面的腭舌弓，后面的腭咽弓及外侧的咽上收缩肌构成。扁桃体的表面覆有黏膜。此黏膜与腭舌弓、腭咽弓的黏膜相连续。扁桃体的表面有 6 ～ 20 个扁桃体小窝的开口，小窝的大小、深浅不同，可呈分支状。上中 1/3 交界处

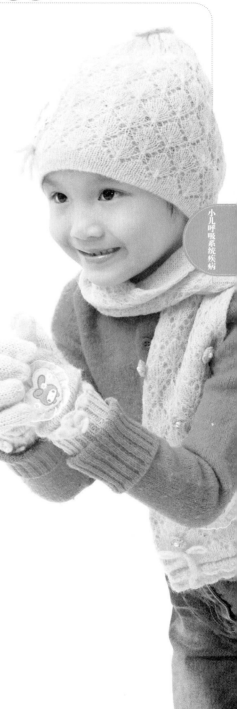

小儿呼吸系统疾病

有一大而深的空隙，称扁桃体上隐窝，此窝有时可深入到扁桃体的被膜处。扁桃体小窝内常有食物沉渣和感染物质存在，挤压时若见感染物质流出，此为扁桃体手术的适应证之一。

有先天性或遗传性扁桃体肥大之说吗

扁桃体在生后6个月内生长加速，扁桃体增大，凸出于咽腔内。在这个生长旺盛期过后，增大的速度逐渐减慢，直到2岁时腭扁桃体又增大，但不一定有感染存在，可能由于小儿对细菌产生的免疫反应，是一种生理性增大。到4～7岁时，由于环境改变，伴随着上呼吸道感染，发生扁桃体的第二次生理性增大。如果以后没有感染，扁桃体可能逐渐缩小，但是也有一些孩子到青春期时扁桃体仍然保持原状不见缩小，或仍然经常感染。

我们的痰和鼻涕是怎么排出来的

呼吸道表面的黏液由杯状细胞和黏液腺分泌。呼吸道黏膜有纤毛柱状细胞，纤毛柱状细胞的纤毛能做钟摆样运动，能将顶部凝胶层连同黏着的异物向喉部方向推送。但鼻部的纤毛运动方向却是向下方的喉部运送，这种无论鼻黏液或支气管黏液运送的方向与人的体位无关，最后黏液汇集于咽部，通过咳嗽反射咳出或咽入胃内。

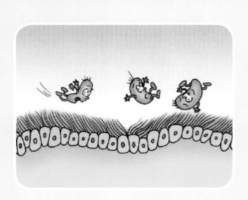

呼吸道纤毛系统

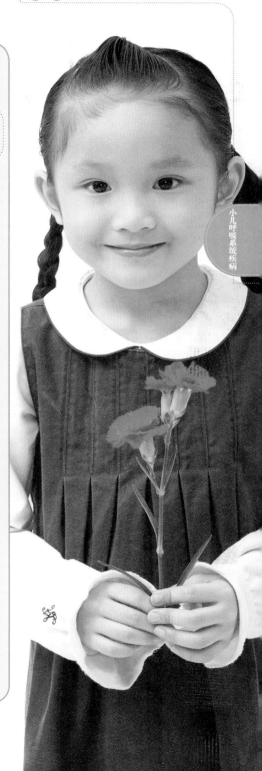

呼吸道纤毛运转系统的作用是什么

呼吸道的黏液纤毛的转运系统是呼吸道自身防御清洁体系的重要组成部分，具有十分重要的作用。吸入气中夹带的尘埃、异物、病菌的大部分被黏液所粘着，最后被清除掉。如果去除黏液层，纤毛运动会立即停止，黏膜太干或黏液量过多，也会影响有效的纤毛运动。

何谓咳嗽

咳嗽其实不是病，是人体的一种有用的反射。当人体的呼吸道受到外界的各种刺激，如致病微生物、分泌物、冷空气、烟雾等，神经末梢就立即给大脑里的延髓咳嗽中枢发出信号。于是，大脑下达指令：赶紧咳嗽，把"入侵者"赶出去！于是，咳嗽就出现了。所以说，咳嗽是一种有益的动作。作为家长，心里一定要有这个概念，当家长内心不紧张的时候，孩子就会自如地度过"咳嗽"期。

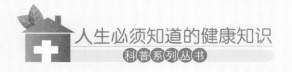
呼吸系统常用的检查有哪些

1. 血常规

血常规是最基本的检查，几乎所有的呼吸系统疾病都要查血常规，特别是呼吸道，尤其是肺部感染性疾病，更要检查血常规。病毒感染时的血象特征是白细胞减少或正常，但细菌、真菌感染性疾病的血象特征是中性粒细胞或白细胞总数升高。

2. X 线检查

X 线检查存在分辨率较低、容易误诊和漏诊的缺点，但仍然是呼吸系统疾病的首选和重要的检查手段。临床上常用的方法有胸部透视、普通平片。

3. CT 检查

CT 具有高分辨率、高灵敏度、多体层面图像、灵活的窗宽窗位和层厚设置、能够测量组织的密度、可与血管造影结合等优点，是肺胸疾病最灵敏、最精确的诊断手段。

4. 肺功能检查

肺脏最主要的功能是呼吸功能，通常我们所说的肺功能检查是检测肺的呼吸功能，包括肺容量测量、肺通气功能检测、肺换气功能检查和气体在血液中的运输 4 个方面。

5. 血气分析

血气分析是检测血液中氧气和二氧化碳等气体的压力，反应肺的换气功能和机体酸碱平衡状态的一种检查。血气分析既可判断有无呼吸衰竭，又可明确有无酸碱平衡失常。

6. 痰标本

合格的痰标本必须是新鲜、咯出后 2 小时内检查；痰量不能太少，也不能干燥；早晨起床漱口后，用力咳嗽，以保证痰液来自肺深部，而不是口水。从而进行微生物检查（包括涂片、培养、药敏试验）及细胞学检查。

7. 纤维支气管镜检查

可用作诊断、急救及一般治疗用。

为什么小儿易发生肺部感染

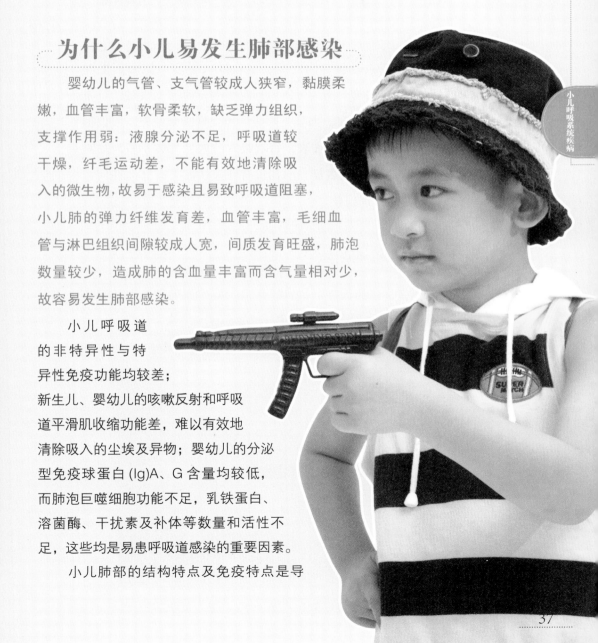

婴幼儿的气管、支气管较成人狭窄，黏膜柔嫩，血管丰富，软骨柔软，缺乏弹力组织，支撑作用弱；液腺分泌不足，呼吸道较干燥，纤毛运动差，不能有效地清除吸入的微生物，故易于感染且易致呼吸道阻塞，小儿肺的弹力纤维发育差，血管丰富，毛细血管与淋巴组织间隙较成人宽，间质发育旺盛，肺泡数量较少，造成肺的含血量丰富而含气量相对少，故容易发生肺部感染。

小儿呼吸道的非特异性与特异性免疫功能均较差；新生儿、婴幼儿的咳嗽反射和呼吸道平滑肌收缩功能差，难以有效地清除吸入的尘埃及异物；婴幼儿的分泌型免疫球蛋白 (Ig)A、G 含量均较低，而肺泡巨噬细胞功能不足，乳铁蛋白、溶菌酶、干扰素及补体等数量和活性不足，这些均是易患呼吸道感染的重要因素。

小儿肺部的结构特点及免疫特点是导

小儿呼吸系统疾病

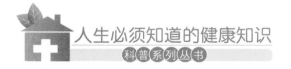

致小儿易患呼吸道感染的原因。

为什么新生宝宝及婴幼儿呼吸频率较成人快

小儿新陈代谢较成人旺盛,因此需氧量较成人更多,但因其生理原因,呼吸量受到一定限制,所以必然会增加呼吸频率(次数)。年龄越小,呼吸频率越快。同时,因婴儿呼吸中枢发育尚未成熟,所以很容易出现呼吸节律不规则,呼吸浅表,每次吸入肺内的气体不多,故需要通过增加呼吸频率来增加供氧量。小儿仅有呼吸快而未有其他任何异常症状,多数是正常的生理现象。

什么是先天性喉鸣

先天性喉鸣严格讲叫先天性喉软骨软化病。发生原因是新生儿喉部

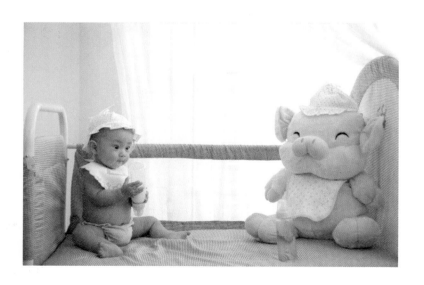

比较狭窄，在吸气时软化的会厌软骨两侧向后内卷曲，与喉部互相接触，导致喉部入口被堵塞，产生呼吸困难，同时由于会厌部的皱襞在吸气时发生震动而产生喉鸣。

吸气时喉鸣是本病的主要特征。大多数患儿出生后无症状，自出生后一周开始，也可迟至几个月后方才出现，多在感冒或腹泻后症状显露。轻者喘鸣为间歇性，重者呈持续性，入睡后或哭闹时更明显，并有吸气性呼吸困难（吸气时三凹征明显，尤其以胸骨上窝凹陷显著）。继发呼吸道感染或消化不良时，呼吸困难加重，可出现发绀，有时会出现痰鸣。轻症患儿可照常哺乳，对发育和营养无明显影响。重者常有不同程度的营养不良。

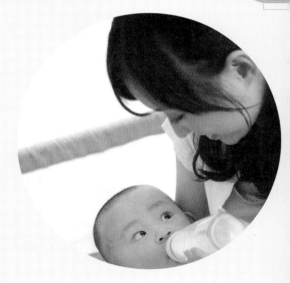

本病是良性的自限性疾病，很少需要特殊治疗。有的婴儿因为呼吸道感染而加重呼吸道梗阻，需要住院治疗。患儿睡眠时取侧卧位可减轻呼吸道梗阻症状和发出的喉喘鸣音。随着年龄增大，气管逐渐发育变硬，症状便可缓解，大多在2岁左右症状消失。此外，精心的护理和加强营养，尤其是钙剂和维生素 D 的补充对本病的恢复很重要，同时要注意防治呼吸道感染。

腺样体肥大是怎么回事

腺样体亦称咽扁桃体、增殖体，位于鼻咽顶后壁中线处，为咽淋巴

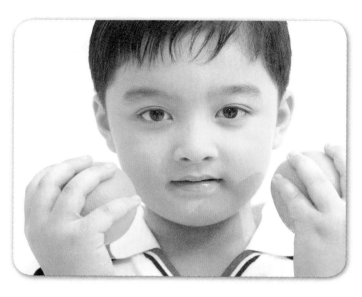

环的组成部分。它也属于人体的免疫器官，含有各个发育阶段的淋巴细胞，既有体液免疫作用，又有细胞免疫作用。在正常情况下，6～7岁发育至最大，青春期后逐渐萎缩，成人则基本消失。腺样体肥大为病理现象，多见于儿童，且常合并慢性扁桃体炎。

鼻咽部炎症及其邻近部位的炎症，或腺样体自身炎症的反复刺激，使腺样体发生病理性增生。常见的原因为急、慢性咽炎反复发作，儿童期的各种传染病等。鼻及鼻窦部的炎症也可累及腺样体；反之，腺样体肥大可使后鼻腔堵塞，又加重鼻及鼻窦部的炎症。此病好发于寒冷、潮湿的地区，故寒冷、潮湿可能为其诱因。

根据病史，对于配合治疗的儿童应用鼻内窥镜或纤维鼻咽镜检查。

为什么小儿睡眠中会打鼾

打鼾，俗称打呼噜，医学上称为鼾症。它是一种病理现象，可引起多系统损害，尤其对心血管系统的危害更大，是高血压、冠心病、脑卒中的危险因素。

小儿鼾症以4岁左右为多，可出现张口入睡，并伴有不同程度的睡眠期憋气，少数有夜间惊叫、遗尿、流涎，病史较长者可伴有智力发育障碍、学习能力下降、身材矮小等，而白天嗜睡时和语言、听力常无明显改变，这与成年人不同。

　　构成儿童鼾症最主要的原因是扁桃体肥大和腺样体增生，其他常见原因有鼻息肉、鼻中隔偏曲、鼻阻塞、鼻咽部肿瘤等，此外，双侧喉麻痹、异位甲状腺、颈部肿块压迫声门上区也会引起儿童鼾症。扁桃体肥大可使咽峡左右径明显变小，而腺样体肥大则可引起前后径相应缩短，以至呼吸道阻塞、呼吸不畅而呼噜声不断。若两者都肥大，气道狭窄更加明显，故手术时应一并切除。

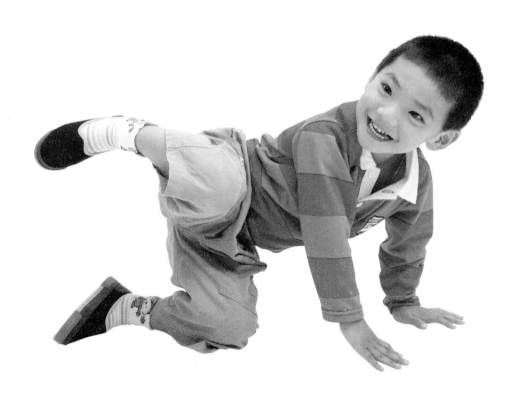

小儿呼吸系统疾病

揭开呼吸道感染的面纱

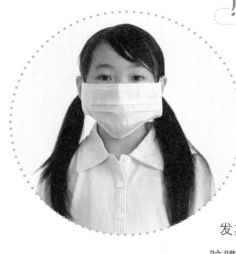

感冒是百病之源吗

感冒的病因多种多样。在这些病原体中，有些只寄生于呼吸道上皮细胞，造成局部损害；有些则进入血循环，损害其他组织器官；更有病原体的毒素侵害全身。这样，一方面导致原有基础疾病，如心血管疾病、肺系疾病等多种慢性病发作或加重；另一方面，感冒可诱发或并发其他感染性疾病，如肺炎、心肌炎、脑炎、脑膜炎、急性肾炎、手足口病等。

病情初起时有发热、恶寒、鼻塞、咽红、咳嗽、头疼、呕吐等症状，同时许多疾病初期均表现为感冒症状，若进展快，脏器损伤严重，随即出现心力衰竭、呼吸衰竭、昏迷、抽搐等危重病情，故感冒可称得上是百病之源。

感冒和上呼吸道感染是一回事吗

感冒又称上呼吸道感染，简称"上感"，是指鼻、咽、喉部位被感染。感染引起黏膜充血、水肿、分泌物增多。可出现流涕、打喷嚏、咳嗽、畏寒、发热等症状。3岁以内婴幼儿最容易患上呼吸道感染，其原因主要有以下几个方面。

（1）免疫系统发育不成熟，功能尚不完善。

（2）营养需求得不到满足。小儿生长发育比较快，所需营养物质相对较多，但婴幼儿的饮食比较单一，消化能力比成人弱。如果家长不注意及时为其添加辅食，容易引起低蛋白血症、营养不良性贫血、佝偻病，还有缺锌、缺铜，以及缺乏维生素A、B族维生素、维生素C等，而上述各种成分对于免疫球蛋白的合成和免疫细胞的成熟具有重要作用。这成为婴幼儿免疫功能低弱和易患感冒的原因。

（3）平素护理不当。如穿衣过多或过少，居室通风差，缺少户外活动，与吸烟家长同居一室间接吸入烟雾等，均可能使婴幼儿抗病能力下降而致呼吸道感染。

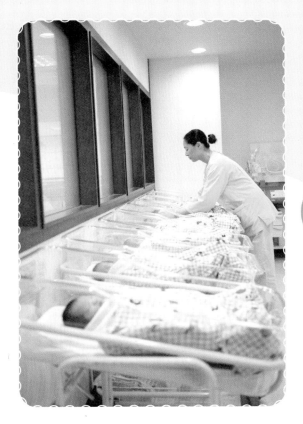

小儿呼吸系统疾病

感冒有哪儿种常见类型

感冒可分为普通感冒和流行性感冒两种。普通感冒简称感冒，俗称伤风；流行性感冒简称流感。

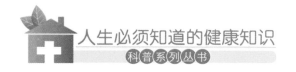
普通感冒由病毒或细菌引起，一般多先由病毒感染起病，也可直接由细菌感染引起，发病部位主要在鼻甲、鼻道和咽喉部。流感是由病毒引起的急性呼吸道传染病，通常为群体发病，有较强的传染性，一旦有人患病，会很快传播开，可造成大量人群流行，甚至可发生全国乃至全世界的大流行。

普通感冒主要由哪些病原体引起

普通感冒 90%~95% 是由病毒引起的。感冒病毒的种类和型号已达数百种，而且不断有新的致感冒病毒出现。引起感冒的病毒主要有以下几种。

（1）鼻病毒：发病除冬、春季稍多外，几乎没有季节性变化。

（2）副流感病毒：其中Ⅰ、Ⅱ型主要引起喉炎，Ⅲ、Ⅳ型可引起婴儿毛细支气管炎和肺炎。

（3）呼吸道合胞病毒：对婴幼儿能引起严重的毛细支气管炎和肺炎。

（4）腺病毒：血清型（1、2、5型）在幼儿中广泛传播。

（5）冠状病毒：感染和流行类似鼻病毒。

（6）肠道病毒：如埃可病毒和柯萨奇病毒常在夏季发现，流行周期不规则。

普通感冒的症状有哪些

典型的感冒，常可能找出传染源，还能找出着凉、劳累等诱因，潜伏期 1～2 天。病初有咽部不适、咽部干痒、打喷嚏，继而畏寒、流涕、鼻塞、低热、咽痛。鼻塞和流涕是普通感冒的特征性症状。鼻塞 4~5 天，流涕清水样变黄脓样，且黏稠。如病变继续发展，侵入喉部、气管，则可出现声音嘶哑、咳嗽，或少量黏液痰，经 1~2 周可消失。全身症状有头痛、疲乏、全身肌肉酸痛、食欲减退、腹胀、便秘或腹泻等；部分患者可伴有发热，或伴有单纯性疱疹，鼻和咽部黏膜充血水肿，白细胞计数正常或稍高，淋巴细胞稍升高。

流行性感冒的症状有哪些

流行性感冒潜伏期短，为数小时至 3 天。患病表现较为严重，起病急、症状重、突发高热、寒战、全身酸痛、疲乏无力、呼吸道症状不明显，临床可分为单纯型、肺炎型和中毒型 3 种。

（1）单纯型：轻者类似普通感冒，病程 2~3 天。临床表现主要为头痛、畏寒、

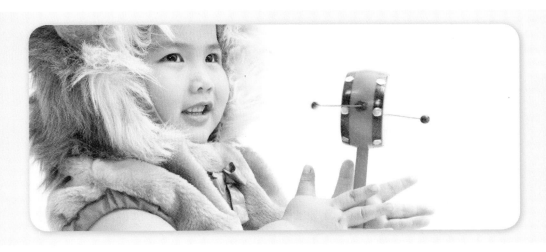

发热、全身酸痛、乏力，打喷嚏、流涕、干咳、眼痛等。部分患者有食欲不振、恶心等。持续高热 2~3 天后逐渐降低，呼吸道症状明显。咳嗽持续 2 周以上。如伴有细菌感染，则可能咳铁锈色痰、血痰或黄脓痰等，并伴有胸痛。

（2）肺炎型：表现为高热不退、气急、咳嗽及咳泡沫血染痰、发绀明显。常于感染后 12~36 小时起病，持续 1~2 周。流感肺炎多见于婴幼儿、老年人及体弱者。

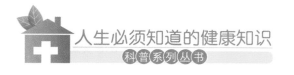
（3）中毒型：肺炎症状不明显，但有明显的脑炎症状。临床表现为持续高热、神志不清、昏迷甚至抽搐。

小儿鼻炎知道少

陈女士家女儿一岁多了，这一阵子总是流鼻涕，本以为是感冒了，但孩子除了流鼻涕又没有其他不舒服的地方，不发烧，精神也好。难道是鼻炎？这么小的孩子也会得鼻炎吗？

如果孩子只是单纯流鼻涕而没有其他不适症状，那么很可能是正常的生理现象，不必过于担心。小儿的鼻腔发育尚未成熟，鼻腔小，鼻黏膜血管丰富，分泌物也较多。同时，小儿神经系统的调节功能尚未健全，孩子又不会自己清除鼻涕，故容易经常性的流涕。但若出现以下情况时则应注意检查：短时间内流大量清水样鼻涕，则可能是接触冷空气，或吸入花粉、尘埃引起过敏；病毒性伤风感冒也会流清涕和鼻塞，黄色的鼻涕则可能合并细菌感染；经常流白鼻涕则可能是缺乏维生素 A 和维生素 B；长期流脓样黄绿色鼻涕，要注意鼻窦炎；若异物塞入鼻孔，孩子还会出现鼻塞、呼吸不畅、烦躁不安。

有沉重鼻音就是鼻炎吗

在幼儿期，特别在一岁以下，常会听到鼻子有呼噜声，像是分泌物在其中随呼吸穿梭，其实那是鼻屎，当然也是痰的一种表现（呼吸道分泌物）。而大多数妈妈们会担心是不是宝宝感冒了，其实多半是多虑的。因为造成以上现象最主要的原因只是累积了过多慢慢干后黏住的鼻腔分泌物，尤其是没有发烧、活动力等变化时，更不必担心，只要养成好习惯，每天固定清洁好鼻内分泌物，便不会有以上情况发生了。

真正的鼻炎是医师发现有鼻腔内发炎，即发红、肿胀，引起鼻黏膜分泌物增多时，才能下此诊断。

宝宝感冒后咳嗽能持续 1 个月吗

说起孩子的咳嗽，不少家长的第一感觉是紧张。咳嗽声音似乎告诉家长，孩子生病了，孩子病情严重了。于是，家长通常的做法是赶紧从药箱里拿出一大堆药，化痰药、止咳药、消炎药……一股脑的给孩子吃了。其实一次感冒，咳嗽可能会持续一个月。孩子的恢复需要一个过程。只要咳嗽不严重，家长切勿操之过急，更不要见咳嗽就用抗生素。

孩子咳嗽一定是呼吸系统有感染吗

引起咳嗽的原因很多，除了大家平常知道的嗓子发炎以外，还有很多非感染因素，比如冷空气、香烟烟雾刺激，过敏、异物等都对呼吸道产生刺激引发咳嗽。此外，当孩子的鼻子、耳朵、肠胃、心脏甚至心理受到一些外界的刺激，大脑也会下达指令产生咳嗽。所以，看似简单的咳嗽并不

小儿呼吸系统疾病

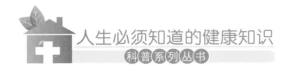
简单。家长不要马上止咳。所有的止咳药都是治标不治本的药物，找到咳嗽的病因非常重要。当把引起咳嗽的诱因去除了，孩子的咳嗽自然就少了。

呼吸系统感染后咳嗽多长时间才能好

呼吸道感染后咳嗽多长时间，孩子才能恢复呢？呼吸道黏膜表面有个非常重要的结构，叫黏液纤毛清除系统，可将病原微生物等"异物"排出体外，从而发挥有效的保护作用。有国外学者研究，一次感冒会导致呼吸道表面的纤毛损伤，至少需要 32 天才能再生至正常水平。所以，一次感冒，咳嗽可能会持续 1 个月。所以，恢复有个过程，只要咳嗽不严重，不能急躁，更不要见咳嗽就用抗生素。

感冒是传染病吗？感冒是如何传播的

普通感冒不是传染病，但有一定的传染性，在气候变化、居室通风不良、空气污浊、冷暖失宜时是能够传染的；而流行性感冒是传染性很强的传染病，传播迅速，可造成大流行。

感冒的致病微生物是通过空气飞沫传播的，也可通过污染的碗筷、用具等接触传播。感冒患者咳嗽或打喷嚏，可将病毒的飞沫喷出 2 米远，如果健康人吸

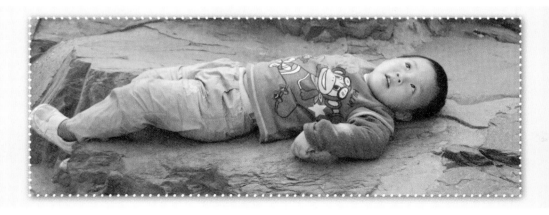

入或经手将病毒带入呼吸道，即可能发病。

感冒的诱因是什么？哪些人易患感冒

常见的感冒诱发因素：

（1）受寒。淋雨或受冻等刺激。

（2）气候变化。寒冷季节和天气变化时，特别是冬季和夏末秋初最易发生感冒。

（3）过度疲劳。过度疲劳可使抵抗力下降。

（4）某些物理和化学因素刺激。如放疗、化疗期间白细胞减少，抵抗力降低，易感冒。

感冒的好发人群：

（1）营养不良者。

（2）免疫功能低下者。

（3）放疗、化疗期间的肿瘤患者。

（4）长期服用免疫抑制剂者。

（5）婴幼儿。

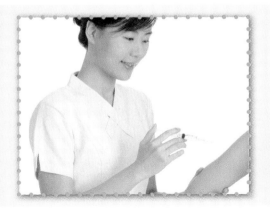

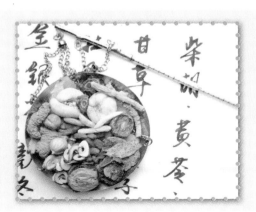

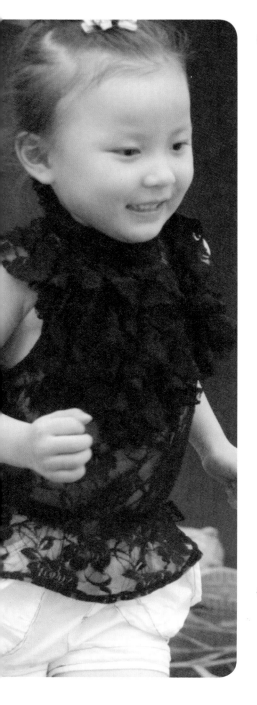

莫把传染病的早期当感冒

许多疾病，特别是呼吸道传染病，在初起时均类似感冒，所以容易造成误诊。而麻疹、风疹、猩红热、水痘、手足口病、乙型脑炎、非典型肺炎、甲型肝炎等，起病时均有发热、咳嗽、鼻塞、流涕等感冒症状，但不是感冒，而是传染病的早期表现。

麻疹可在初热期出现麻疹黏膜斑，发热3天后出疹。出疹有一定程序，3天后出齐。

风疹发热当天即可出疹。出疹时，无明显程序，症状较轻，一般情况较好。

猩红热发热当天即可出疹。疹点细小，在皮肤皱褶处可见线状疹。

出水痘时，皮肤可见丘疹、疱疹、结痂，躯干部较多，四肢部较少，一般均伴有发热。

手足口病除发热外，口腔、手、足部可见小水泡样丘疹，躯干部位少见。

乙型脑炎发生在夏季蚊子滋生活跃时，可出现高热、头项强直、昏迷、抽搐等严重症状。

小儿为什么易患感冒

人类不分年龄、性别、种族，一年四季都可能患感冒。但不是所有的人患病的机会均等，疾病的发生与人体的抵抗力即免疫力有关，即使感染上了同样的病毒也不是同时都患病。

小儿免疫系统发育不完善，从母体那里获得的免疫球蛋白 G 和 M，出生后 5 ～ 6 月时较低。这时身体的抵抗力、免疫力也开始下降。免疫球蛋白 A 不能通过胎盘进入体内，因此在胎儿及新生儿血清中无免疫球蛋白 A，到 1 岁时才为成人的 13%，以后逐渐增加。免疫球蛋白 A 具有保护呼吸道黏膜免受病毒或细菌感染的作用。由于婴幼儿的呼吸道黏膜缺乏分泌免疫球蛋白 A，病原体容易在呼吸道黏膜繁殖，因此婴幼儿发生呼吸道炎症较多，易患感冒。

小儿呼吸系统疾病

小儿感冒有哪些特点

由于小儿上呼吸道的生理解剖特点，导致小儿感冒与成人有许多不同之处。

小儿身体各系统均未发育成熟，对外界环境的适应能力差，感冒时全身症状较重，容易发生脱水，高热时可引起惊厥。

小儿呼吸道短小，管腔较细，黏液分泌不足，纤毛运动能力差，呼吸道防御功能不成熟，因此，感冒时容易向下呼吸道波及而引起支气管炎、肺炎等并发症。

小儿反应能力差，已经出现肺炎、脑膜炎等并发症时，反而可能表现为体温正常或低体温。

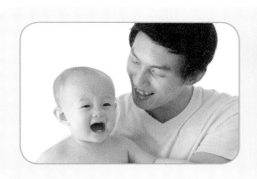
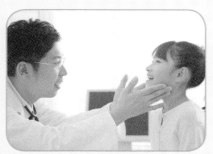

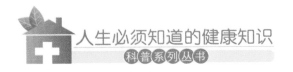
　　小儿鼻腔相对短小、狭窄，加之鼻黏膜血管丰富，容易充血肿胀，故感冒时极易出现呼吸道阻塞现象，表现为呼吸困难、张口呼吸、拒乳、烦躁不安等。

　　小儿感冒时，由于植物神经功能紊乱，胃肠蠕动增加，常可出现呕吐、腹痛、腹泻、腹胀等消化系统症状。

　　小儿鼻泪管短且瓣膜发育不完善，感冒时经常侵犯结膜，引发结膜炎。

　　小儿咽鼓管呈水平位，宽、短，故小儿感冒时，病原菌容易侵犯中耳引起中耳炎。

　　小儿喉腔狭窄，且富含血管和淋巴组织，故轻微炎症就可引起喉炎，造成呼吸道堵塞、窒息，甚至影响生命。

感冒的并发症有哪些

　　（1）中耳炎。

　　（2）支气管炎和各种肺炎。

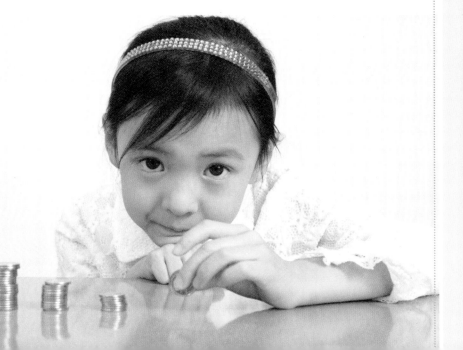

（3）支气管哮喘：儿童感冒是引起支气管哮喘发作最普遍的原因。感冒使支气管黏膜上皮细胞的纤毛运动减慢，黏液流速减缓，削弱了气管、支气管及肺的防御功能，从而引起咳嗽与哮喘。

（4）心肌炎：流感病毒、柯萨奇病毒及埃可病毒的感染，可损伤心肌，引起心肌局限性或弥漫性炎症。一般在感冒后1~4周出现心悸、气急及心前区疼痛及心律失常。

（5）其他：鼻窦炎、眼结膜炎、颈淋巴结炎、咽后壁脓肿及玫瑰糠疹等。

新生儿感冒怎么办

新生儿初离母体，由胎内环境转变为胎外环境，生命力还相当脆弱。新生儿感冒后鼻塞显著，喂奶就成了问题，睡眠也不安宁，因此要采取安全有效的方法，迅速改善症状。

注意保暖，鼻涕堵塞时可用消毒棉签蘸生理盐水清洁鼻腔，不用或慎用呋麻液滴鼻。

感冒时高热不退怎么办

感冒时会有不同程度的发热，这是人体的一种正常反应，一般不必急于退热，以免影响抵抗力的产生。若只是一味退热，即使热退了，病还是没有好，体温还是会再度上升。由于退热药一般都有发汗作用，汗出过多，会造成体虚，病情更易反复。

若体温不超过38.5℃（腋温），一般不需要用退热药。但是感冒时体温过高，如超过38.5℃（腋温），可以考虑使用退热药，如百服宁等。此时应用中药的发汗解表作用是最基本的治疗原则，辛温发汗的荆防败毒散，辛凉透表的银翘散，都有发汗退热的作用。"体若燔炭，汗出而散"就是这个道理。

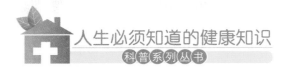
小儿感冒时惊厥怎么办

　　小儿感冒时由于体温骤升，较易发生惊厥。多见于1～3周岁的小儿，抽搐一般不超过15分钟，一次病程中很少发生两次以上，苏醒后康复较快，一周后脑电图检查正常。感冒时一旦出现惊厥，家长会感到很紧张，往往手足无措。此时要侧卧，防治呕吐物引起窒息，畅通气道，掐人中，上下牙之间垫筷子之类的物体，以防牙关紧闭时咬伤舌头。同时尽快拨打120送医院急救。

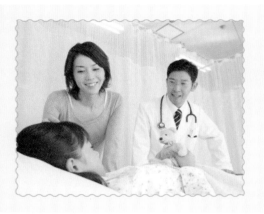
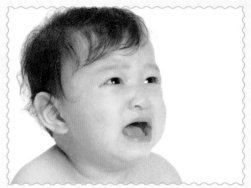

何谓流行性感冒

　　流行性感冒又称流感，是由流感病毒引起的急性呼吸道传染病。流感病毒分甲、乙、丙三型，其中甲型的毒力最强，其次是乙型。

　　人群对流感病毒普遍易感，感染后产生的免疫力仅维持8～12月，一般不超过2年。

　　流感具有和普通感冒相同的症状，如发热、咳嗽、流涕、咽痛等，但起病更急，高热明显，全身症状重，如头痛、乏力、肌肉痛等；呼吸道症状逐渐明显；小儿尚有腹痛、腹胀、腹泻等表现，严重病例可并发肺炎、中毒性脑病、心肌炎。因此，流行期间小儿、老人中病情危重者多，甚至可引起死亡。一般无特效治疗，主要是卧床休息、饮食清淡、多饮水，对高热、烦躁不安、头痛等应给予对症处理。

因为流感病毒不耐热、酸、紫外线，对酒精也敏感，一旦发病，可采取相应措施严格消毒并隔离。特别要注意采取呼吸道隔离措施，防止流感蔓延。

普通感冒是由其他病毒、细菌引起的上呼吸道感染，劳累或着凉是其诱因。虽然也有一定的传染性，但多数传染性不强，仅在家庭内或密切接触范围内传播，临床经过相对较流感轻微。较少出现全身症状，一般无并发症，病程约一周左右。

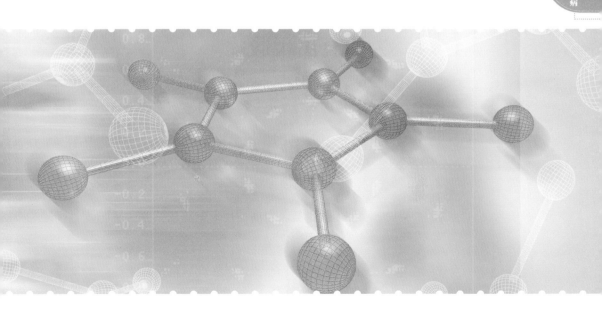

流感疫苗需要每年接种吗

由于缺乏有效的治疗手段，预防流感就显得特别重要。疫苗接种不失为有效的方法。疫苗分灭活疫苗和减毒活疫苗两种。一般婴幼儿、老人、体弱者采用前者，保护期仅为一年。因此，需要每年接种流感疫苗。

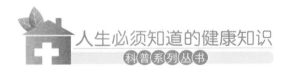

接种了流感疫苗就不再患流感了吗

流感病毒最会变异，它特别容易产生变异病毒株。一旦发生变异，人的免疫机制就无法识别它，所以流感特别让人感到恐慌。

流感病毒最会变异的原因是流感病毒有 8 个基因片段，而其他一般病毒只有 1 个片段。流感病毒进入人体后，它们的基因片段会任意"装配"，其间稍有差异，便会形成一种新的病毒。

所以，不是说接种了某种流感疫苗就可以高枕无忧，而是仍可以患其他病毒类型的流感。

小儿感冒后为何会出现腹痛

（1）肠蠕动亢进。感冒时，常引起胃肠功能紊乱、肠蠕动增强，甚至出现肠痉挛。但医生检查时，腹部往往无异常发现。这是因为感冒多数为病毒感染，而肠道病毒也可引起感冒，同时也引起肠道症状。患儿除有腹痛外，还可有恶心、呕吐、厌食、腹泻等。

（2）并发急性肠系膜淋巴结炎。病原微生物除引起上呼吸道感染外，还可同时引起肠系膜淋巴结炎。这时患儿出现腹痛，也可有腹肌紧张，需与急性阑尾炎相区别。

（3）伴有蛔虫症。蛔虫在体温增高时活动增加，这也是发生腹痛的常见原因之一。

人为什么会反复感冒

感冒是一种常见的呼吸系统疾病，可由外界多种病毒引起。引起感冒的病毒种类和型号已达数百种，而且不断发生变异。几乎所有的呼吸道感染病毒都能引起不同程度的感冒。当人体抵抗力和免疫力下降，以及年老、体弱、营养失衡、劳累过度或饮食起居不当时均可发生感冒。正因为有数百型病毒在人群中传播，而各型之间能交叉感染，但不能相互免疫；同时患病后免疫力弱，所以同一个人刚患过这一型病毒引起的感冒，又可能因另一型病毒引起感冒。在一年四季，由于随时有可能感染各种不同类型的病毒，所以人会反复多次患感冒。

儿童感冒应用西药时应注意什么

儿童抵抗力差，易患感冒。一旦感冒，家长就急于给患儿打针吃药，盼望早日康复，但往往欲速而不达。儿童感冒应用西药应注意以下几点。

（1）遵照医嘱：任何药物都有不良反应，如常用的退烧药对乙酰氨基酚对肾脏有明显的损害，同时可导致血小板减少，严重时亦损伤肝脏。因此，感冒用药应遵医嘱，一旦发生异常，应立即停药。

（2）谨慎用药：儿童对多种药物耐受力较差，极易发生不良反应乃至中毒，因此一定要谨慎用药，以防毒性反应。孩子一旦发热，不应盲目服用退烧药，可多饮温开水，采用冷水、酒精擦浴等物理降温法，必要时再在医生指导下服用退烧药。

（3）切忌滥用药物：孩子感冒后，不少父母往往应用多种药物治疗感冒，如同时用解热镇痛药、抗生素、中成药、维生素等。用药过多，极易引起药物对机体的不良反应及变态反应。

（4）按时按量：患儿病情多较急，变化亦快，因此，用药不仅要及时，而且要做到按时按量，剂量要准确无误，才能收到较好的治疗效果。

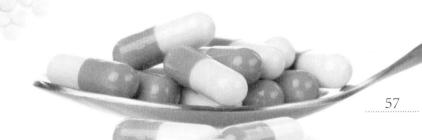

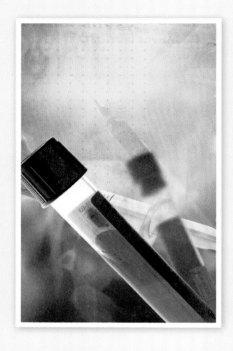

鼻出血时怎么办

　　鼻子出血称为鼻衄，不一定是鼻子本身的病变，如外伤、血液病等也很容易鼻出血。但反复呼吸道感染无疑会导致鼻出血，此时的鼻出血往往在感冒时出现或感冒后所致。

　　鼻出血量多或不止时，应到医院就诊。反复出血时，应先用外治法止血，最简单的是指压止血法。患儿取坐位，头前倾，额部用湿毛巾冷敷，用食指和大拇指紧紧捏住两侧鼻翼部约 5 分钟左右，一般少量出血就可止住。若仍出血不止，可用填塞法。

　　平时应忌食辛辣煎炸食物，戒除挖鼻的不良习惯，保护好鼻黏膜，方可避免再次出血。

什么是咽炎

　　咽炎是指咽部的炎症，可分为急性和慢性两类。

　　急性咽炎通常由病毒感染引起，有时也可由细菌和其他致病微生物引起。发病高峰为 4 ～ 7 岁。有的家长认为孩子的扁桃体已经摘除了，就不再患急性咽炎了，这种认识是不对的。因为扁桃体是咽部的重要防御屏障，摘除了扁桃体后，一般情况下反而会使患急性咽炎的概率增加。

　　慢性咽炎通常由急性咽炎所致，病情迁延，常常觉得咽部不舒服，有发干和异物感，晨起时干呕。有时会发出"吭、吭、吭"的干咳声，希望将咽部的分

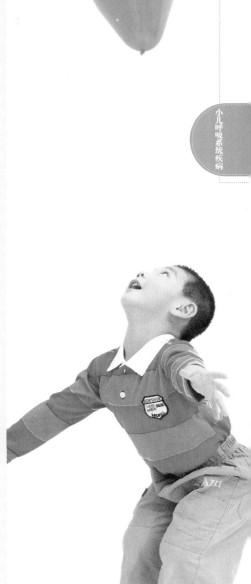

泌物排除或解除咽部的不适，但往往无效。病情严重时，会出现刺激性的咳嗽。检查时，咽后壁毛细血管扩张充血，淋巴滤泡增生，有时还可以在滤泡上看到白色的小脓点。

什么会引起咽喉炎

1. 急性咽喉炎

（1）病原微生物感染引起。病毒感染最为常见，细菌次之，近年来发现支原体、衣原体也是很重要的感染源。常见的病毒为柯萨奇病毒、腺病毒、鼻病毒及流感病毒。常见的细菌为链球菌、葡萄球菌及肺炎双球菌，其中以 A 组乙型溶血性链球菌感染症状最重。

（2）物理化学因素引起。高温、刺激性的气体和辛辣食物等均可引起咽喉部的急性炎症，日常生活中针对此类可预防的病因，应尽量避免，以减少发病机会。

此外，疲劳、受凉等导致机体抵抗力下降均为本病重要诱因，故平素应加强体格锻炼，减少疾病发生。

2. 慢性咽喉炎

（1）急性咽喉炎反复发作，迁延不愈是本病的主要原因。

（2）上呼吸道部位的慢性炎症刺激是慢性

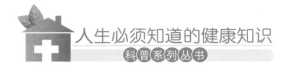

咽喉炎的又一重要病因。

（3）理化因素，如有害气体及刺激性食物等。

（4）对于成年人来说，烟酒过度及某些职业因素（譬如教师和歌唱家）也是不可忽视的重要因素。

（5）一些全身性的疾病，如贫血、营养不良、心脏病、哮喘以及内分泌和神经功能紊乱等也可导致本病。

什么是急性喉炎

急性喉炎是小儿常见病，为喉部的弥漫性炎症，常见于婴幼儿。临床特征为犬吠样咳嗽，声音嘶哑，喉鸣和吸气性呼吸困难。多数为急性上呼吸道病毒或细菌感染的一部分，常见的病毒为副流感病毒、流感病毒、腺病毒等，常见的细菌为金黄色葡萄球菌、链球菌和肺炎链球菌等。由于婴幼儿喉腔狭窄，软骨柔弱，黏膜下组织疏松富含血管，一旦发生炎症，极易引起水肿致喉腔梗阻，加之小儿喉部神经十分敏感，受到刺激容易痉挛，更加重阻塞症状，发生呼吸困难以至窒息。

急性喉炎分度

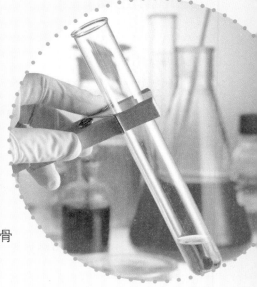

为了便于观察病情，通常把急性喉炎造成的呼吸困难分为四度。

I 度呼吸困难：患儿于安静时无呼吸困难表现，可以有声音嘶哑、犬吠样咳嗽，在活动和哭闹时有喉鸣、鼻翼煽动，甚至轻度三凹征（吸气时胸骨上窝、锁骨上窝及肋骨

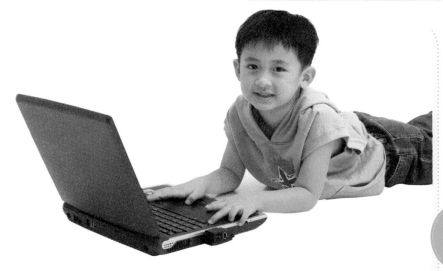

间隙凹陷)。

Ⅱ度呼吸困难：患儿安静时和活动用力时都有上述症状、犬吠样咳嗽、喘鸣较Ⅰ度时明显。

Ⅲ度呼吸困难：除具有Ⅱ度呼吸困难的症状外，还表现为烦躁不安、情绪躁动。医生听诊时发现两肺呼吸音明显减低、心音低钝、心率减慢等。

Ⅳ度呼吸困难：此时患儿呈衰竭状态，半昏睡或昏睡，面色苍白发灰。体检时两肺呼吸音几乎消失，仅有支气管传导音，心音低钝，心率不齐。

小儿患了急性喉炎后，家长须认识病情发展缓急，才能作出正确的护理与治疗。若小儿夜间发作急性喉炎，Ⅰ度呼吸困难，家中如有备药可先服药，白天再就诊。Ⅱ度呼吸困难时，应及时到医院就诊。Ⅲ度以上呼吸困难需要抢救。如果患儿初次发病，又无备药，即使是Ⅰ度呼吸困难也应到医院就诊。

怎样预防咽喉炎

咽喉炎大多由反复呼吸道感染引起。咽喉炎不愈，会导致反复呼吸道感染。预防咽喉炎与预防上呼吸道感染是一致的：避免着凉，勿到公共场所、空气污染严重的地方停留；勿过多饮冷与食用辛辣刺激食物；注意休息，保证有充足的睡

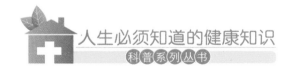

眠，使体内有足够的抵抗力，抵御病原微生物的入侵。

一旦患了咽喉炎，要注意治疗，尽可能一次彻底，以防止反复。若治疗一段时间后，一次不能彻底治愈时可不必不固于咽喉炎局部，要注意从全身整体着眼，不治咽喉而使咽喉炎自愈。也就是说，若小儿咽喉炎迁延日久，对症治疗疗效不佳，可以扶正固本，提高机体的抗病能力，使咽喉部炎症逐渐吸收。

也有的小儿由于大声呼叫、讲话太多或吹奏乐器等，造成咽喉部充血，则

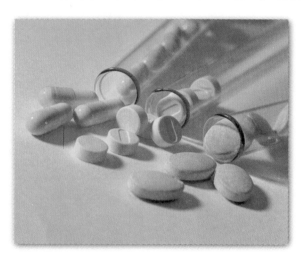

要注意纠正、休息；若有长期喷雾必可酮等气雾剂，或长期使用激素治疗者，则系药物的不良反应所致。停药后，局部炎症可逐渐吸收。

此外，注意保暖也很重要。待咽喉炎愈后，再增加耐寒能力的锻炼。

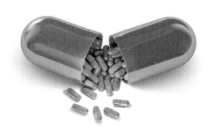

平时适当地含服一些含片，如草珊瑚含片、金嗓子喉宝、西瓜霜含片等，有润喉、保护嗓音的作用。中药胖大海泡服代茶饮也有效。每次用胖大海 3 ～ 5 颗，开水浸后服汁代茶，缓缓吞咽，可连服 2 ～ 3 个月。

扁桃体炎是怎么回事

扁桃体炎是指扁桃体的非特异性炎症，可分为急性和慢性两类，4 岁以上的小儿发病率较高。

急性扁桃体炎是一种极常见的咽部疾病，往往伴有不同程度的急性咽炎。寒冷、潮湿、有害气体刺激等均可为诱因，以发热、咽痛、吞咽困难、扁桃体充血化脓为主要特点。可分为急性卡他性（充血性）扁桃体炎和急性化脓性扁桃体炎两类。

慢性扁桃体炎儿童的发病率约为 22.04%。急性扁桃体炎反复发作、维生素缺乏和免疫功能紊乱是本病的常见原因。慢性扁桃体炎患儿有反复发作性咽痛、易感冒或扁桃体周围脓肿病史，咽部经常不适或有口臭、咽部异物感。扁桃体过于肥大者，可引起呼吸困难，睡眠时打呼噜，易疲劳或低热等。上述症状不一定全部出现，也可全无自觉症状。检查时，扁桃体触诊质硬，扁桃体表面不平或多白色网状条纹，扁桃体与周围粘连，扁桃体隐窝处可见黄白色脓栓。

什么是扁桃体化脓

急性扁桃体炎的病原体可以是病毒，也可以是细菌。一般病毒感染症状较轻。若患儿全身症状重，畏寒、高热，血常规检查白细胞明显升高，患儿不敢吞咽，查体时发现扁桃体红肿明显，而且上面有脓点和脓栓，便可诊断为化脓性扁桃体炎，多由细菌感染引起。扁桃体的急性化脓性感染若侵袭邻近组织器官，可引起扁桃体周围脓肿、咽后壁脓肿、急性中耳炎、急性鼻炎、急性鼻窦炎等。

化脓性扁桃体炎的主要致病菌是葡萄球菌和链球菌，其中金黄色葡萄球菌和 A 族链球菌是化脓性扁桃体炎的重要致病菌，且毒性较大。明确诊断为化脓性扁桃体炎者，应及时、足量、

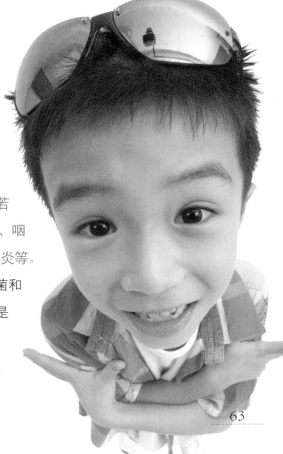

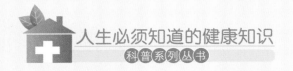
按疗程应用抗生素，以控制细菌感染，否则可引起局部脓肿扩散而导致全身感染。此外，A 族溶血性链球菌感染后可引起风湿热和急性肾小球肾炎。

扁桃体肥大与扁桃体炎有什么不同

在医学上，常把扁桃体肥大按大小分为三度。

Ⅰ度肥大：扁桃体在舌腭弓和咽腭弓之间。

Ⅱ度肥大：扁桃体遮蔽咽腭弓。

Ⅲ度肥大：扁桃体向咽中线突出或超过咽中线，以至两个扁桃体在咽中线处接触。

单凭扁桃体是否肥大诊断扁桃体炎是不可靠的。小儿在 Ⅰ～2 岁以后，特别是 5～7 岁时扁桃体可呈生理性肥大，是扁桃体对病原体感染的代偿反应。此时，肥大的扁桃体表面光滑，色淡，隐窝清晰，无分泌物和疤痕，与周围不粘连，一般可不必治疗。

反复患扁桃体炎是摘除好还是不摘除好

扁桃体是一个重要的免疫器官，参与体内的细胞免疫和体液免疫，产生免

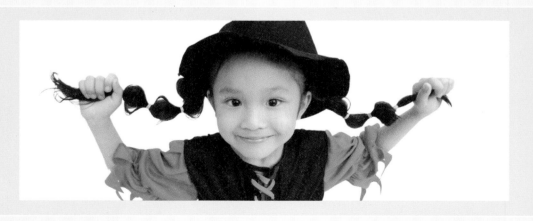

疫球蛋白 IgA。IgA 可抑制细菌对呼吸道黏膜的黏附、生长和扩散，对病毒有中和抑制扩散作用，还能增强吞噬细胞的功能。故从免疫学的角度来看，在小儿免疫功能未充分形成之前，不应将扁桃体摘除。对于那些扁桃体反复发炎或扁桃体反复化脓，内科治疗效果不佳且对其他脏器有影响时，才考虑行扁桃体摘除术。

什么情况下考虑扁桃体摘除

（1）慢性扁桃体炎反复发作或多次并发扁桃体周围脓肿；

（2）扁桃体重度肥大，妨碍吞咽、呼吸；

（3）慢性扁桃体炎常波及邻近器官，发生中耳炎、淋巴结炎等；

（4）慢性扁桃体炎引起全身病症，如风湿热、心肌炎、关节炎、肾炎等。

什么情况下不考虑扁桃体摘除

（1）年龄太小。一般认为，3 岁以下者很少做扁桃体摘除术；5 岁以下，除非有非常重要的适应证，否则也不宜手术。

（2）血液病患者，如白血病、血友病、血小板减少性紫癜，凡影响血液凝固和有出血倾向时，一般不宜做扁桃体摘除术。

（3）扁桃体急性炎症期，为了防止手术中和手术后出血，应从缓手术，在急性期炎症消散 2～4 周后再行手术。

（4）未被控制的结核、梅毒、糖尿病及精神病患者，不宜手术治疗。

（5）心脏病有心力衰竭、急性肾炎有高

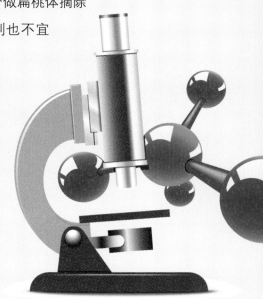

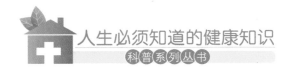

血压、水肿或尿蛋白在"++"以上时、慢性肾炎急性发作期、急性肝炎等，均不宜做扁桃体摘除术。

（6）有急性上呼吸道感染或其他感染手术应从缓，恢复健康后再做扁桃体摘除。

腺样体肥大有什么危害

腺样体所在部位与耳、鼻、咽、喉相通，对健康影响极大。

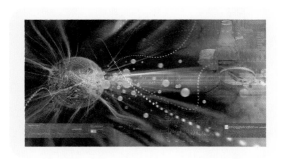

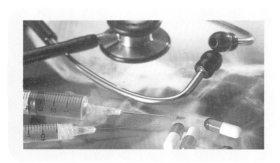

（1）耳部症状：腺样体肥大可堵塞咽鼓管咽口，引起该侧分泌性中耳炎，出现传导性耳聋及耳鸣症状。有时引起化脓性中耳炎。耳部症状有时为腺样体肥大的首发症状。

（2）鼻部症状：肥大的腺样体及脓性分泌物可堵塞后鼻孔，分泌物还可积存于鼻腔内，故常合并鼻炎、鼻窦炎而出现鼻塞、流涕症状，甚至出现张口呼吸、讲话有鼻音及睡眠打鼾等症。

（3）腺样体面容：腺样体肥大患儿长期鼻塞及张口呼吸，可引起面骨发育障碍，且多伴鼻中隔偏曲、缺乏表情。

（4）咽喉部及下呼吸道症状：分泌物向下流并刺激呼吸道黏膜，可出现阵咳、气管炎。

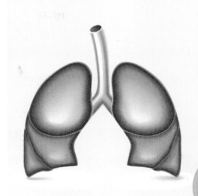

（5）全身症状：主要为慢性中毒及反射性神经症状。鼻咽分泌物常被患儿吞入胃中，引起胃肠功能紊乱，导致儿童厌食、呕吐、消化不良，继而营养不良。因呼吸不畅，肺扩张不全，可造成胸廓畸形。还可出现夜惊、多梦、遗尿、磨牙、反应迟钝，注意力不集中及性情烦躁，有时会感到头部钝痛。

腺样体肥大应如何治疗

腺样体肥大由于抗生素等药物治疗效果不佳，目前主要采用腺样体切除术。但腺样体对儿童特别是 3 ～ 5 岁小儿的咽部和整个上呼吸道的局部免疫功能有重要作用，手术对儿童免疫功能的影响不容忽视。

什么是气管炎、支气管炎

平常所说的气管炎，实际上应该被称作急性喉、气管和支气管炎。它是一种上呼吸道和下呼吸道的急性弥漫性炎症。急性喉、气管、支气管炎可以是流行性的，也可以是散发的。感染的病原体主要是病毒，常见的有流感病毒、腺病毒和呼吸道合胞病毒，但是很容易发生流感嗜血杆菌、金黄色葡萄球菌、肺炎链球菌等细菌的继发感染。由于机体对传染病的抵抗力弱，所以本病多见于 3 ～ 5 岁的幼儿。

通常所说的支气管炎是不可能单独存在的。支气管炎常常伴有上呼吸道或下呼吸道的感染。支气管炎在临床上按病程常被分为急性支气管炎和慢性支气管炎。

急性支气管炎是婴幼儿时期发生比较多而且比较重的一种呼吸道疾病，主要病原体是病毒、肺炎支原体或细菌，或者是混合感染。引起急性支气管炎的病毒主要是流感病毒、腺病毒、副流感病毒和呼吸道合胞病毒。对大部分患儿来说，支气管炎都是急性的，如果治疗及时有效，是可以痊愈的。另外，支气管炎离肺炎只有一步之遥，如果治疗不及时，或不适当，都有可能引起肺炎。慢性支气管炎通常是指患儿反复多次地发生呼吸道感染，病程超过 2 年，每年发作时间超过 2 个月。慢性支气管炎很少单纯发生，一般都继发于慢性上呼吸道炎症或重症肺炎、毛细支气管炎等疾病。通常患慢性支气管炎的孩子发育和营养状况都比较差。慢性支气管炎常在冬季发病，病情每日早、晚较重，特别是夜间更重。

什么是喘息性支气管炎

哮喘性支气管炎，亦称喘息性支气管炎。严格地说，不是一个独立的疾病，而是一组具有喘息表现的婴幼儿急性支气管感染的综合征。患喘息性支气管炎的患儿，有一部分可能发展为支气管哮喘。

喘息性支气管炎的病因是什么

（1）感染因素：很多病毒、支原体、细菌感染都能引起喘息性支气管炎。

（2）过敏因素：患喘息性支气管炎的患儿体内，可以出现特异性免疫球蛋白 E(IgE) 抗体。鼻咽分泌物中的组织胺浓度也比较高。有一些患儿婴儿时期还曾患过湿疹等过敏性疾病。这些患儿的亲属，特别是他们的父母和兄妹，常常有过敏性鼻炎、荨麻疹或哮喘等病史。

（3）呼吸道的解剖特点：婴幼儿气管和支气管都比较细小，弹力纤维发育不完善，呼吸道黏膜容易受到各种因素的刺激而发生肿胀和充血，从而引起呼吸道狭窄。另外，婴幼儿的咳嗽反射一般都比较弱，因此当呼吸道中分泌物比较黏稠时，就更不容易被咳出来，这些分泌物堵塞呼吸道常常会引起喘鸣。

喘息性支气管炎的临床特点是什么

（1）发病年龄一般都比较小，以3岁内的儿童为多见，常发生在上呼吸道感染之后。

（2）病情一般不太严重，会有发热、咳喘等症状，主要表现为呼气时间延长，肺部可听到哮鸣音和粗大的湿啰音，而且喘息持续存在。

（3）如果治疗有效，一般一周左右症状就会明显减轻。

（4）预后一般良好，大部分患儿到3岁以后复发次数就会明显减少，少部分患儿可能会逐渐发展为支气管哮喘。

支气管炎和支气管哮喘有什么区别

小儿时期，以下两种支气管炎的临床表现与哮喘相似而易与哮喘相混淆。

（1）毛细支气管炎：本病多见于2岁以下儿童，尤其是6个月以下婴儿。婴

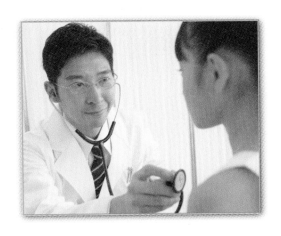

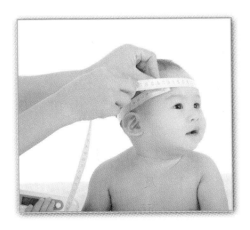

幼儿细小的毛细支气管由于黏液分泌物、水肿及平滑肌收缩而发生呼吸困难和哮鸣音，与哮喘很相似。但是与哮喘不同的是，毛细支气管炎常在上呼吸道感染后2～3天内才出现呼吸困难，皮下注射少量肾上腺素后常无效果。但应注意，部分毛细支气管炎可发展为哮喘。如果患儿反复患毛细支气管炎，甚至恢复期仍有喘息存在，则应考虑哮喘可能。

（2）喘息性支气管炎：本病多发生在1～4岁儿童，喘息随感染的控制而愈，病情不重，虽有喘鸣却无明显呼吸困难。喘息不呈突发骤止，病程约一周左右，一般4～5岁即不再发病。

反复患支气管炎的原因

反复患支气管炎与以下因素有关。

（1）与呼吸道慢性疾病，如慢性鼻窦炎、腺样体炎、原发性或继发性呼吸道纤毛功能异常等关系密切。

（2）感染是小儿反复支气管炎的一个重要因素。小儿免疫功能尚不完善，抵抗力差，易受病毒、细菌等病原体的侵袭而导致感染。

（3）刺激性的烟雾、被动吸烟、粉尘及大气污染均可损害呼吸道黏膜而引起炎症。

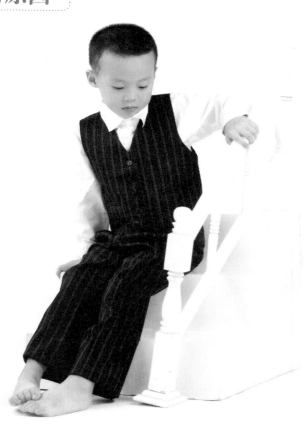

（4）可继发于重症腺病毒肺炎、麻疹肺炎、毛细支气管炎之后。

（5）气候寒冷、过敏性体质等也是引起反复支气管炎的原因之一。

反复患支气管炎的危害

支气管炎反复感染的患儿约有 1/2 生长发育落后于同龄儿童，体格较差，常在冬季或气候寒冷时发病，产生持久性咳嗽，多日不愈，早晚加重，尤以夜间明显，或伴喘息，痰量或多或少，多为白色黏液或泡沫样痰，继发细菌感染时则变为黏液脓性痰。如不积极治疗，病程迁延，体质更弱，易致慢性支气管炎，最终因支气管或肺间质破坏，并发肺不张、肺气肿、支气管扩张等不可逆的改变。因此，此类患儿必须加强营养，积极参加体育锻炼，预防感冒。尤其是患重症肺炎之后，必须长期随访，彻底治愈本病。

肺炎是咳嗽引起的吗

好多家长认为，患儿咳嗽时间长，是咳嗽引起了肺炎。这种认识是错误的。咳嗽是人正常的反射防御性动作，是由于呼吸道的炎症、分泌物及异物刺激导致咳嗽。患肺炎时，由于气管、肺部的炎性物质、分泌物刺激，导致咳嗽，是肺炎引起咳嗽，而不是咳嗽导致肺炎。

小儿患支气管炎时为什么会咳嗽、咳痰

咳嗽是人体的一种生理性保护性动作。咳嗽有痰时称为湿性咳嗽。在正常情况下，呼吸道黏膜分泌少量液体，以保持呼吸道黏膜湿润和免受损害。当呼吸道发生炎症时，病原体使受损伤的细胞和炎性渗出物均会转变为痰液，此时，机体可通过咳嗽将痰液排出体外以保持呼吸道通畅。

小儿呼吸系统疾病

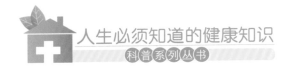
当小儿患支气管炎时，支气管受到病原体的侵袭，呼吸道局部黏膜发生红肿、充血、溃疡等，使分泌物增多和黏度增高，妨碍黏膜上纤毛运动，坏死细胞和病原体加腺体分泌物所形成的痰液积聚于呼吸道中，刺激支气管黏膜上的神经感受器，引起反射性咳嗽。这时，大部分家长要求开止咳药，而医生只开消炎药和化痰药。

小儿支气管炎时为什么不要随便使用止咳药

为什么这样做，需从小儿自身特点说起。患支气管炎时，小儿大多不会向外咳痰，主要是新生儿和婴儿的咳嗽反射比较差，加上呼吸道平滑肌收缩功能和纤毛的黏液清除功能尚不完善。年龄越小，咳嗽和咳痰的功能越差。此时，若急于使用止咳药，咳嗽反射受到抑制，削弱了呼吸道的自净作用，使含有大量细菌、病毒和毒素的痰液不能顺利排出体外，而且堵塞呼吸道影响氧气交换，使其成为病原体滋生繁殖的温床，从而导致感染不能有效控制或易继发感染。

小儿患支气管炎时，不能乱用止咳药。如果不加分析盲目止咳，会适得其反，甚至会掩盖病情，贻误治疗。

气管、支气管异物

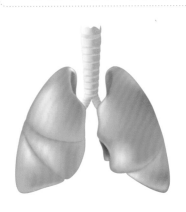

气管、支气管异物以婴幼儿最多见，是比较危险的急症。

由于小儿臼齿尚未萌出，咀嚼功能差，喉头保护性反射不良。小儿进食时爱哭、吵、打闹，平时喜欢将一些小玩具含于口中。当其哭闹、惊恐而深吸气时，易将异物吸入气管。重症或昏迷患儿，由于吞咽反射减弱或消失，偶有将呕吐物、血液、食物等呛入气管的。临床常见的异物为瓜子、花生米、黄豆、玉米粒等。

根据呼吸道的解剖特点，可以发生气管异物、右支气管异物、左支气管异物。异物停留在气管，一般上下活动。右支气管管腔短而粗，几乎是气管的延长，异物容易从气管进入右支气管。左支气管比右支气管细而且长，异物进入左支气管后容易嵌顿不活动。

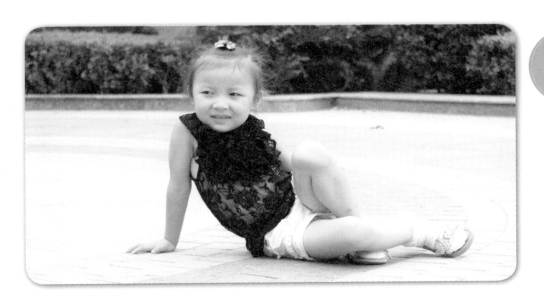

气管、支气管异物的症状是什么

异物吸入气管后首先引起呛咳、气喘、呼吸困难，患儿由于呛咳而面色憋红、紫绀，严重者可以窒息。异物较小，上下活动时，出现阵发性咳嗽。异物进入支气管停留不活动时症状会减轻或消失，但不久又会出现咳嗽，治疗效果不明显。支气管痉挛时发出高调咳嗽声、喘息声。

支气管异物慢性病例往往误诊为肺炎。异物进入呼吸道，自然咳出的机会只有 1％～ 4％，因此必须设法将异物取出。一般可经直接喉镜，将气管或

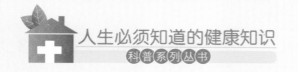
部分支气管异物取出，对于支气管异物或诊断不清的病例，可应用支气管镜检查，取出异物。

什么是肺炎

肺炎是由多种病原微生物和其他致病因素在肺部引起的炎症，其病理特点是在肺泡内和肺间质有渗出性炎症。肺炎是小儿时期最常见的下呼吸道感染疾病。婴幼儿抵抗力差，上呼吸道感染及支气管炎很容易向下蔓延引起肺炎。

肺炎如何分类

在日常生活中我们经常能听到说大叶性肺炎，也听到说细菌或支原体肺炎，那肺炎究竟是怎么分类的呢？目前对肺炎的分类，一般采用病理形态、病原体、病情程度和病程四种方法进行分类。

（1）根据病理形态：大叶性肺炎、小叶性肺炎（即支气管肺炎）、间质性肺炎和毛细支气管炎。在小儿约 70% 以上是小叶性肺炎。

（2）根据病原体：细菌性肺炎、病毒性肺炎、支原体肺炎、衣原体肺炎、原虫性肺炎和真菌性肺炎等。

（3）根据病情轻重：轻症肺炎，重症肺炎（病情重，除呼吸系统症状外，其他系统亦受累，全身中毒症状明显）。

（4）根据病程长短：急性肺炎（病程在 1 个月以内）、迁延性肺炎（病程在 1～3 个月）、慢性肺炎（病程在 3 个月以上）。

什么是重症肺炎

小儿肺炎临床表现差异大，但重症肺炎病死率很高，要特别警惕，否则可能会失去救治机会。临床上认为凡是具备下列条件之一者，可诊断为重症肺炎。

（1）明显的心脏、心血管功能障碍。

（2）呼吸困难及缺氧明显，吸氧后短期内症状不能缓解。

（3）合并中毒性脑病时，是由缺氧和二氧化碳潴留导致脑水肿引起。

（4）因严重缺氧和毒血症引起中毒性肠麻痹，如顽固性腹泻、肠鸣音减弱或消失，重症可吐咖啡样物，甚至有柏油便。

（5）有严重并存症者，如重度佝偻病、重度营养不良、先天性心脏病、脓胸等。

（6）高热持续不退或全身情况差而体温不升者。

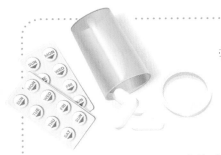

什么是支气管哮喘

支气管哮喘简称哮喘，是多种炎性细胞参与的呼吸道慢性炎症。表现为反复发作的喘息、呼吸困难、胸闷或咳嗽等症状，常在夜间或清晨发作或加剧。多数患者可自行缓解或经治疗后缓解。

这种疾病的本质是炎症，但不像细菌感染后的肺炎那样，应用抗生素就能取效，所以称之为非特异性炎症。其发病原因与过敏有着密切的关系。

哮喘者的呼吸道炎症是慢性炎症，病变常持续存在，因此对各种刺激都非常敏感，这叫做呼吸道高反应性。

哮喘的本质是呼吸道的慢性炎症，因此它是慢性疾病，病程长，治疗比较困难。

什么是咳嗽变异性哮喘

咳嗽变异性哮喘又名隐匿性哮喘，是哮喘的一种特殊类型。表现为咳嗽持续或反复发作超过1个月，常在夜间或清晨发作，运动后加重，痰少，临床无感染征象。

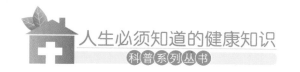
或经长期抗生素治疗无效；气管舒张剂可使咳嗽发作缓解，变应原实验可呈阳性反应；呼吸道呈高反应性特征，支气管激发试验阳性。

由于患儿多在夜间发作，白天可自行缓解，所以就诊时不一定听到哮鸣音。轻症患儿白天仍可上学活动。很容易误诊为一般支气管炎。

支气管哮喘与喘息性支气管炎有什么不同

支气管哮喘是一种变态反应性疾病，喘息性支气管炎是气管、支气管黏膜及其周围组织的非特异性炎症。两病在主要症状方面十分相似，发病均有喘息、气急、咳嗽、咳痰等表现，其实两者有许多不同点。

（1）发病年龄不同：支气管哮喘可发生于各个年龄段；哮喘性支气管炎多发生于6个月～4岁虚胖小儿。

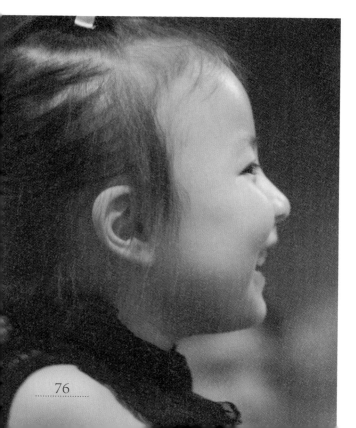

（2）发病季节不同：支气管哮喘以春秋季发病率高，并具有突然发作的特点，祛除诱因，发作停止后，立即恢复正常。哮喘性支气管炎常在寒冷季节发病，多有上呼吸道感染病史，病情随着感染的控制而痊愈。

（3）治疗药物不同：支气管哮喘使用支气管解痉剂有效，哮喘性支气管炎则以控制感染而获得痊愈。

由于两者临床表现较为接近，可以将在短期内发作次数的多少作为诊断依据。支气管哮喘在短期内发作次数要超过 3 次，而喘息性支气管炎往往不足 3 次。

喘息性支气管炎容易导致支气管哮喘。也有人认为哮喘性支气管炎连续发作 3 次以上即是哮喘。

支气管哮喘属于反复呼吸道感染的范围吗

支气管哮喘虽然是反复发作的疾病，但严格说来不包括在反复呼吸道感染范围内。反复呼吸道感染可以诱发哮喘。所以，预防呼吸道感染也可减少哮喘发作。

呼吸道感染引起哮喘发作的原因是什么

（1）病毒或细菌侵入呼吸道成为一种吸入性过敏原，能引起速发型变态反应。

（2）感染的气道分泌物刺激高敏状态的支气管黏膜，引起哮喘。

呼吸道感染不仅激发哮喘发作，而且常能导致哮喘持续状态。因此，哮喘患儿预防呼吸道感染非常重要。

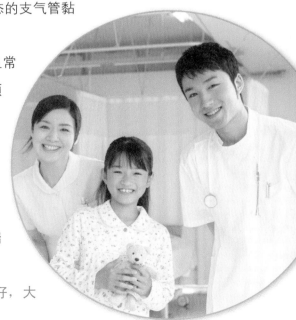

小儿哮喘能否自愈

小儿哮喘的预后是人们非常关切的问题。因而人们常常不免要问，小儿哮喘长大后到底能不能自愈？

一般认为，小儿哮喘较成人预后为好，大

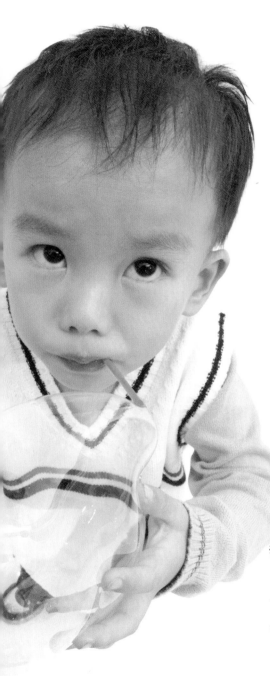

多数儿童由于得到及时的治疗，哮喘发作在6～8岁时可以减少或减轻，到青春期可以完全停止。但认为小儿哮喘会自行缓解，不需要正规和长期治疗也会好的观点是片面的。因为：

（1）哮喘与过敏体质有密切关系。这种体质与遗传基因相关，并不随着年龄增加而改变。

（2）儿童在发育过程中，随着脏器功能的成熟和免疫功能的完善，哮喘发作频率可以明显减少，但并不意味着"痊愈"。

（3）许多幼年曾发作哮喘，而青春发育期前"不发作"的患者，肺功能检查常常有不同程度的通气功能障碍，特别是小气道功能障碍。支气管扩张试验或支气管舒张试验往往呈阳性反应，表明其呼吸道依然存在高反应性，今后仍有哮喘发作的可能。

由此可见，大部分哮喘小儿经治疗后可痊愈，但如果发作次数频繁且顽固，痊愈就不一定。

哮喘患儿为什么要"忌嘴"

哮喘患儿饮食的基本原则是：高蛋白，富含维生素，较高碳水化合物，适量脂肪和避免吞食刺激性或曾引起过敏的食物。

食物过敏引起哮喘发作，小儿较成人多见。

常见的过敏性食物有牛奶、鸡鸭蛋、海鱼、虾、蟹等，家长应找出引起过敏的食物并忌食之。

除了已知会引起发病的食物外，其他的食物哮喘儿童都可以吃，不要都忌嘴。许多对食物过敏的哮喘患儿，长至4～5岁后由于肠道功能的完善而可以逐渐好转。

除此之外，哮喘患儿尚需注意：饮食宜温热，避免过冷、过热；饮食宜少量多餐，不宜饱餐。

什么是小儿反复呼吸道感染

感冒、扁桃体炎、支气管炎、肺炎等呼吸疾病若反复出现，超过了一定频率，称为反复呼吸道感染。

1987年，全国小儿呼吸道疾病学术会议上拟订的小儿反复呼吸道感染的诊断标准是：

0～2岁，每年上呼吸道感染7次以上，下呼吸道感染3次以上；

3～5岁，每年上呼吸道感染6次以上，下呼吸道感染2次以上；

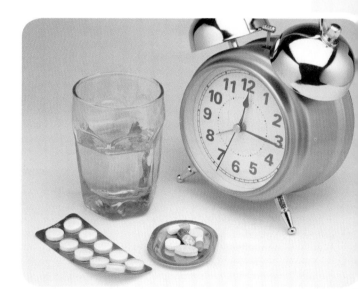

6～12岁，每年上呼吸道感染5次以上，下呼吸道感染2次以上。

需要说明的是，上呼吸道感染次间距至少要7天以上。若上呼吸道感染次数不够，可加上下呼吸道感染次数，反之则不成。

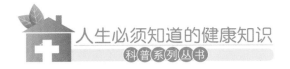

什么原因导致小儿反复呼吸道感染

小儿时期由于其解剖和生理特点，导致其易发生反复呼吸道感染。

小儿上呼吸道鼻腔短小，婴儿时期鼻腔无鼻毛，鼻腔黏膜柔弱而血管丰富，咽部相对狭小，且较垂直，鼻咽部富于淋巴组织。扁桃体 1 岁以后逐渐增大，但当病原微生物藏于腺体深处的，可成为慢性感染病灶。

小儿的下呼吸道、气管和支气管相对狭窄，软骨柔弱，缺乏弹性组织而富于血管，纤毛运动差，黏膜易于肿胀。肺部弹力组织发育差，肺泡活动量较小，一旦感染，炎症易于泛化，病理产物潴留堆积，不易廓清。

小儿时期免疫功能不健全，从母体获得的抗体逐渐减少，或由于必需的微量元素失调、贫血、佝偻病等，导致免疫功能显著低下。

此外，婴幼儿白细胞总数比成人高，中性粒细胞占 20%～30%，淋巴细胞占 50%～60%，单核细胞占 7%～8%。白细胞总数高时有利于防御疾病，而中性粒细胞比例较低，因而易于发生感染。

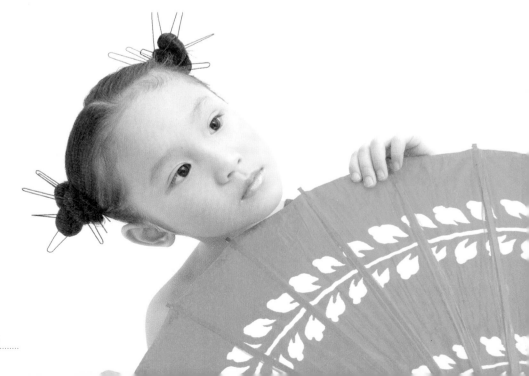

防治儿童呼吸道感染从细节做起

我们应怎样预防感冒

为了预防感冒，生活中应注意以下一些方面。

（1）经常开窗通风，保持空气新鲜；尽可能少用或不用空调。

（2）不去人群密集的公共场所，如影剧院、超市、候车（船）室，避免感染流感病毒。

（3）洗澡时，要注意室内外温度，水温适宜，不要着凉。感冒时，一般不宜洗澡。

（4）勿到室外吹风受凉。汗出较多时，要用干毛巾擦干，特别注意要避风。

（5）衣着要适宜，勿少穿贪凉，也不要捂得太多太严，注意随气候加减衣服。

（6）多饮开水，多吃清淡饮食。

（7）接种流感疫苗。

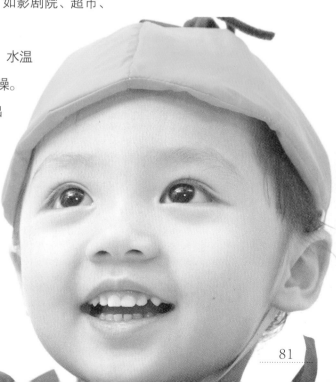

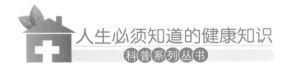
易感冒者使用空调应注意什么

在炎热的夏天，或在寒冷而没有暖气的冬天，空调确实给人们的生活、工作和学习带来很多方便。但是，对于易患感冒者而言，家庭使用空调应注意科学合理，才不至于对身体产生不良影响。①不要让空调机送出的冷风直接吹在身上；②不可开着空调睡觉，以免着凉；③最佳温度一般保持在 28℃左右；④出入空调环境场所时，注意温差不要太大，否则皮肤会遇冷突然收缩，致患感冒。

预防儿童感冒可采取哪些措施

（1）开窗通风：儿童居室要经常开窗通风，以保持空气新鲜，每日开窗 2～3 次，每次至少 15 分钟。

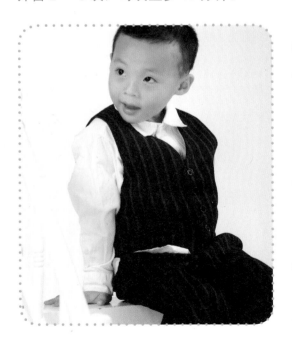

（2）减少外出：在感冒流行期间尽量减少外出，避免到公共场所或随意串门；若要外出，带好口罩。

（3）勤洗手。

（4）居室消毒：室内可用食醋熏蒸进行消毒。

（5）室外活动：根据气候变化及室内温度，适当增减衣物，但忌过厚。应尽量让孩子的手、脸暴露在外，接触冷空气，每天上午 10 时左右和下午 3 时左右，让孩子到室外活动，接触冷空气、风和阳光，增强儿童对气温变化的适应能力。

（6）注意饮食：多吃新鲜蔬菜和水果，补充维生素；多吃营养丰富的食物，如瘦肉、鲜鱼、蛋类和豆制品，以增强体质，但要节制饮食，防止过饱过饥、过冷过热。

（7）药物预防：对易感儿童，可预防性服药，如板蓝根、金银花、连翘各 5~10 克，水煎服。感冒流行季节，可注射免疫球蛋白或感冒多价疫苗。

怎样接种流感疫苗

由于流感可通过空气、飞沫传播，无法实现对其传染源的彻底有效管理，所以应对易感人群，如 6 个月以上的小儿（6 个月龄以下的小儿自身特有从母体带出的抗体，不易受感染）、青少年、老年人和慢性病患儿（如慢性心肺和支气管疾病、慢性肾功能不全、糖尿病等免疫功能低下者）都应尽可能接种流感疫苗。

接种剂量：3 周岁以下儿童肌肉或皮下接种 2 次，每次 0.25 毫升。2 次间隔时间为 1 个月。

3 岁以上（包括成人）可选择肌肉或皮下注射 0.5 毫升，一次即可。

由于流感疫苗接种至抗体产生需 2～3 周的时间，且抗体维持时间较短，有效保护期为 6 个月到 1 年，因此每年都需接种。

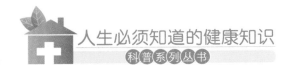
若正处于急性感染、发热和慢性病活动期的患者应推迟接种。对鸡蛋过敏者禁用。接种后，有少数儿童可能出现发热、接种部位疼痛、皮肤瘙痒等轻微不良反应，一般 24 小时后可自行消失。

感冒后为什么要调理

有些感冒发热的小儿一旦体温恢复正常，常常很快出去玩耍，不再注意休息和饮食。而有的家长也认为孩子病好了，在患病期间小儿的饮食不正常，现在应好好给孩子补一补了，于是不适当地给孩子补充营养食品，恨不得一下子把孩子生病期间的损失给弥补过来。这些做法是不可取的，感冒后仍需要生活起

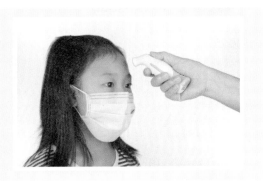
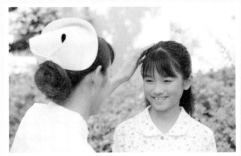

居护理和饮食调理。

小儿感冒发热体力消耗很大，即使体温恢复如常，还需要一段时间恢复体力。此时小儿只能做一些轻微活动，如室内游戏和散步等，不宜参加踢球、游泳等剧烈活动。小儿的房内应保持良好的通风，适宜的温度和湿度。此外，周围环境要安静，有充足的光线，便于小儿休息，促进恢复。在饮食上，由于小儿病体初愈，消化功能尚未完全恢复，此时可补充高热量、高蛋白质和高维生素的食物帮助小儿恢复体力。不宜多吃肥甘厚味之品，以免造成小儿消化不良，中医学称之为"食滞"，因为饮

食积滞易导致感冒加重或迁延不愈。同时，仍然应该让小儿多喝水，多吃水果，以利于康复。

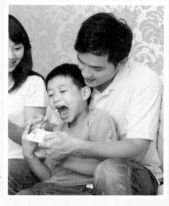

儿童感冒患者的饮食调理

（1）宜多饮开水：大量饮水能增加血液循环，加速体内代谢物的排泄，使体热得以及时散出，有利于体温的降低，同时补充由于发热、出汗而丧失的水分。儿童感冒后应多饮开水。

（2）宜食清淡稀软的饮食：儿童感冒时，胃肠道功能往往受到影响，消化不良，因此饮食应清淡、易消化，如白米粥、烂面条、玉米糊等。

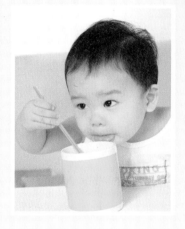

（3）宜多吃新鲜蔬菜、水果：既可促进食欲、帮助消化，也可提供大量的维生素和多种微量元素。

（4）忌饮食不节：感冒患者饮食应有节制，不要随便乱吃食物，以利疾病早日康复。

怎样做好感冒患儿的饮食护理

感冒病虽小，但却是"百病之源"，因此感冒患者的治疗、护理非常重要。我们该如何调理患者的饮食呢？

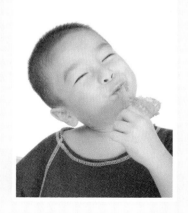

（1）饭前心情愉快：感冒患儿在饭前、饭中及饭后都要心情舒畅，保持良好的情绪。为此，除服用必须饭前服用的药之外，在饭前半小时应

停止一切不急需的治疗与检查，以免影响
患儿进食时的情绪。

（2）饭前漱口：尤其对高热的患儿，
应饭前漱口，以除去口腔异味，同时应洗手，
注意清洁卫生。

（3）注意睡眠：当患儿入睡时，不要
叫醒他吃饭，因为此时睡眠往往比饮食更重
要，尤其是发热的患儿。

（4）饮食清淡：一定要给患儿做一些
清淡、可口、容易消化的饭菜，注意保温，
忌食油腻、燥热食物。

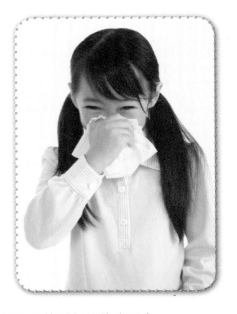

（5）多饮水：鼓励患儿多饮水，以补充因发热等引起的体液丢失。

（6）注意消毒：餐具应消毒，以防止交叉感染。

怎样预防反复扁桃体炎

（1）按摩法。手法较多，介绍两种常用方法。①揉按迎香穴：两手食指先
在两侧鼻翼按摩 36 次，然后在迎香穴处由外向里按摩 18 次。此法能够加快局
部的血液循环，并对感冒初期有良好的治疗作用。②点按合谷穴：用拇指分别点
按双侧的合谷穴，各 18 次。此法对感冒、扁桃体炎有一定的防治作用。

（2）保持良好的生活和饮食习惯。如睡前热水洗脚，并按摩涌泉穴，食用
高蛋白、高维生素并易消化吸收的食物，少吃（最好不吃）油炸煎烤辛辣之食。

（3）每天定期开窗通风，保持室内空气流通和清洁。

（4）积极避免成人吸烟带来的危害。烟雾可刺激上呼吸道黏膜，从而加重
炎症反应，使病程迁延；病毒容易进入呼吸系统；烟雾毒素使鼻腔难以阻挡细菌、

病毒及灰尘的侵入；吸入体内的烟雾会降低白细胞的活动能力，使白细胞不能有效地杀灭入侵病毒。

（5）积极锻炼身体，保持身心健康。体质好的小儿可从夏天开始，长期坚持冷水洗脸或冷水擦浴，使之刺激血管舒缩，加快血液循环。

（6）在感冒流行期间不要去人多、空气污浊的地方。可用食醋做室内消毒。方法为：按每平方米面积 2～10 毫升计算，将食醋放入容器中，置于燃具上稍稍加热，使食醋蒸发，充满房间，同时关闭门窗，每次 0.5～1 小时，每日 1 次，可连续数天。

（7）由每年 9～10 月份开始，适当间断地服用增强抵抗力的保健品和具有滋阴降火、散结消肿的中药，以减少扁桃体炎的发作。

支气管炎的治疗与预防

支气管炎临床可分为急性支气管炎、慢性支气管炎与喘息性支气管炎，其治疗与预防措施分述如下。

（1）急性支气管炎：急性支气管炎大多继发细菌感染，可给予青霉素类、头孢类或大环内酯类药物；止咳化痰可用吐根糖浆、远志糖浆等，痰稠者可用 10％氯化铵溶液，超声雾化吸入也可稀释痰液。给予充足的水分和营养。

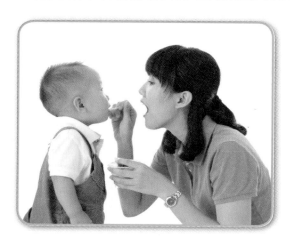

在护理与预防方面应注意休息，饮食清淡，室内保持一定的湿度以利于呼吸道排出分泌物。婴儿要经常调换体位或抱起轻拍后背，使呼吸道分泌物易于排出。

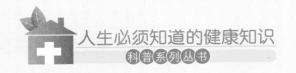

加强体育锻炼，增强体质，减少患上呼吸道感染的机会是预防本病的最好方法。

（2）慢性支气管炎：急性发作时，按急性支气管炎治疗，但要注意选用适当的抗生素。对有关病因如鼻窦炎、腺样体肥大等进行治疗。有明显过敏因素者，进行脱敏治疗可能有帮助。病情迁延日久，可加理疗如超声波等。口服药可选用麻黄碱、氨茶碱、酮替酚等，或进行超声雾化吸入以祛痰、镇咳、解痉、抗过敏等。

（3）喘息性支气管炎：治疗首先要保持呼吸道通畅，必要时可进行超声雾化吸入。缺氧时，最好雾化给氧。若发病与过敏体质有关，则需采用减少接触过敏原的措施及延缓加用可能发生变态反应的辅食，如鸡蛋、鱼虾等。

如何预防肺炎

小儿肺炎的诱发因素很多，如患有慢性疾病、缺乏锻炼、环境因素所致和自身体质差等。应针对以上因素积极进行预防，具体预防措施如下。

（1）积极防治营养不良、消化不良、佝偻病和贫血等慢性疾病。

（2）锻炼身体，进行适当的户外活动和体育锻炼，对增加机体的防御能力十分重要。

（3）保持个人和环境卫生，避免发病诱因。衣着过多或过少、室温过高或过低、环境不洁及被动吸烟等都可造成呼吸道黏膜的局部防御能力下降，均应注意防范。

（4）避免交叉感染，必要时进行隔离。隔离不仅保护邻近小儿，也可减少患儿自身发生并发症的机会。成人患病时，也应尽可能地避免与健康小儿接触。

（5）采取必要的预防干预措施，如对于机体抵抗力较差的小儿，可以应用免疫增强剂以提高身体的抗病能力。

哮喘的预防指导

由于哮喘是一种反复发作性的疾病，所以预防哮喘复发在哮喘防治中起到十分重要的作用。

（1）宣讲哮喘各种诱发因素，结合每个患儿的具体情况，避免接触各种过敏原，预防哮喘发作。

（2）改善体质是预防哮喘发作的根本措施。务必提高机体的耐寒能力和抗过敏能力。随着年龄的增长，适当锻炼，恰当治疗，改善体质，病情才会渐趋稳定。

（3）熟悉哮喘发作时的先兆症状及相应处理方法。年长儿童学会在家中自行检测病情变化，并进行评价。学会哮喘发作时的简单处理方法，懂得什么情况下去医院就诊。

（4）了解常用平喘药物的作用、正确的用量、用法与不良反应等基本知识，并在家中预备待用。

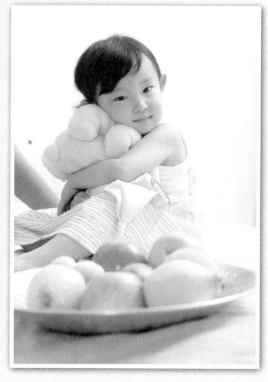

（5）因人而异定出个体预防方案。

（本章撰稿　苗丽霞）

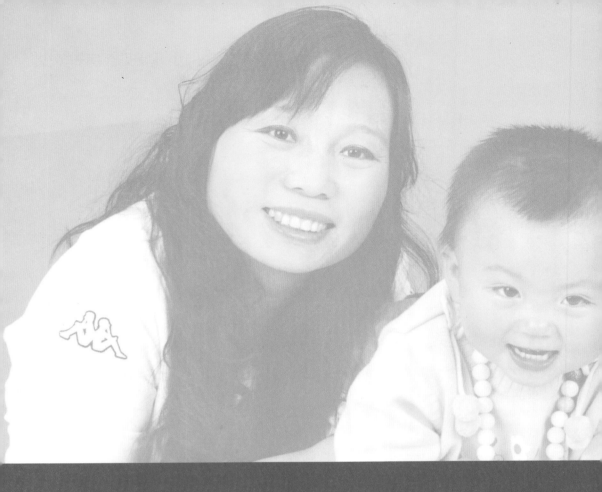

ERTONG FUXIE YU FUTONG

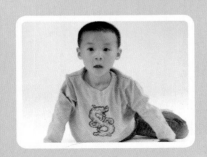
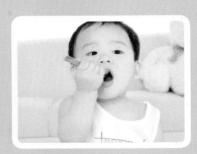
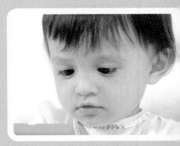

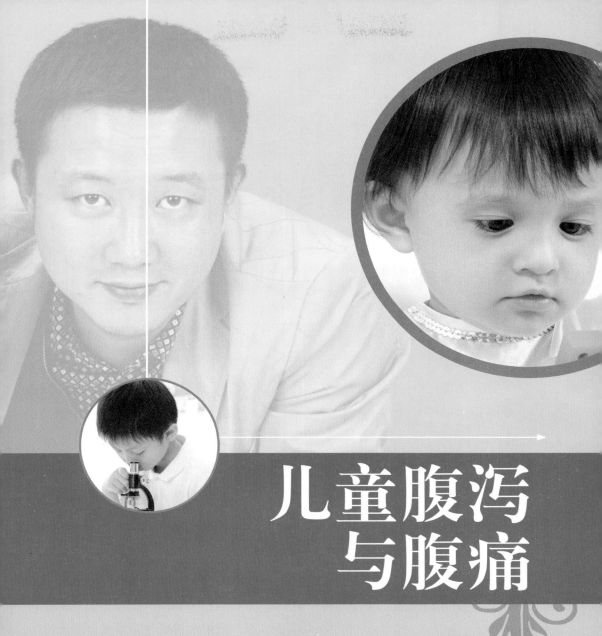

儿童腹泻
与腹痛

儿童腹泻的基础知识

婴幼儿粪便有哪些特点

不同年龄段的小儿粪便次数、量、性状有很大差别，与喂养成分也有很大关系。

（1）胎便：新生儿最初三天内排胎便，黏稠，呈深绿色或黑绿色，无臭。约2～3天逐渐转变为普通婴儿粪便。

（2）人乳喂养儿粪便：呈金黄色，黏度均匀如膏状，有时微带绿色，呈酸性反应，无臭味，每天排便2～4次。

（3）人工喂养儿粪便：以牛、羊乳喂养的婴儿，大便色淡黄或呈土灰色，质较干，不均匀，常带奶瓣，呈中性或碱性，较臭，每天排便1～2次。乳类同时加淀粉类食物喂养的婴儿，大便量多，质稍软，明显臭，一般呈暗褐色，吃蔬菜多者大便可有菜色。

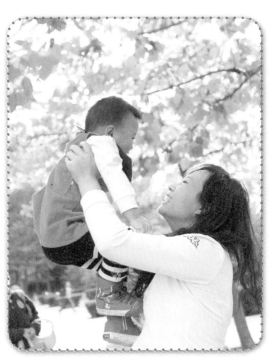

婴幼儿的异常粪便包括哪些

（1）消化不良粪便：为黄色或黄绿色，稀薄多水分，或含有白色小凝块呈蛋花汤样，质不均匀，每天 4～5 次以上。如粪便多泡沫，有酸臭味，表示碳水化合物消化不良。如粪便有腐臭味，表现蛋白质消化不良。如粪便中皂块多或有脂肪颗粒，表示脂肪消化不良。一般常可三者混合。

（2）细菌性肠炎粪便：稀薄呈黄绿色，黏液较多，有臭味。腹泻严重时，粪块消失，呈水样或蛋花样，镜检有白细胞，有时可见红细胞，呈碱性反应。如为志贺菌感染，可为脓血便或脓样便。

（3）饥饿性粪便：由于长期喂养不足，粪便中主要成分是肠道分泌物，呈暗褐色或暗绿色大便，次数较多，量少有黏液。

孩子拉绿屎是怎么回事

一些母亲常说，宝宝近期老拉绿屎，愁死人了。别急，这是因为您不了解孩子的粪便特点。因为孩子大便受许多因素影响，如饮食的性质、量、次数，等等。拉绿便时应分析看。正常母乳喂养的宝宝大便也可以偶尔呈浅绿色。如果宝宝的大便呈深绿色，那就是消化不良的表现。造成消化不良的原因可能是妈妈吃

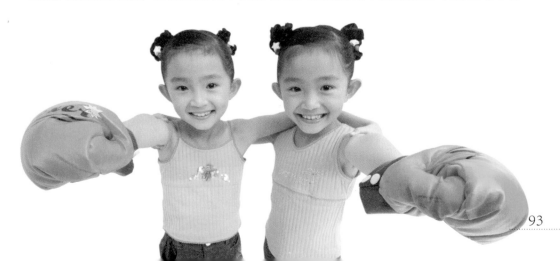

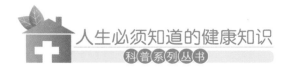
了有刺激性的食物或过凉的食物。另外，母亲的情绪紧张、焦虑同样会影响孩子的大便。再者，牛奶中如果加糖，或者牛奶中含有较高的糖分，孩子的粪便会变绿或呈凝乳状。较大一些小孩辅食中添加了蔬菜、果汁，同样也可以拉绿便。晚上睡觉时着凉，也会出现绿便。因此，绿色便不一定是异常便，不必为此太过担心。

宝宝大便带血是怎么回事

小儿有些疾病是可以通过粪便特点反映出来的。胃肠道上部出血或服用了铁剂，可排出黑色的大便，有的似柏油样。如果大便中带有鲜红的血丝，可能由直肠息肉、结肠息肉和肛门裂所致，应做进一步的检查。若除有血液外，同时含有大量的黏液而粪质较少，结合病儿阵发性腹痛的症状，可考虑是否为肠套叠。如果大便带有脓血并有腥臭味，可考虑为痢疾。

大便中带颗粒，有事吗

一般说的颗粒便分为几种。

（1）粪便呈颗粒状棕黄色，常常是因为饮水过少，或在热天衣着过厚，婴幼儿出汗失水过多所引起。也有的是由食物中的纤维素含量太少所引起。

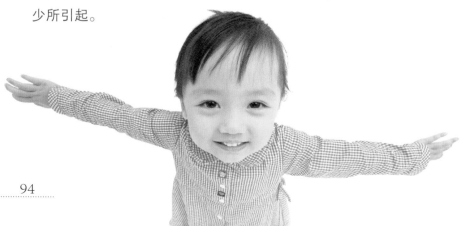

（2）粪便似乳汁凝固的小块，有灰白或白色光泽，这是消化不良的先兆，要求喂乳要定时、定量。

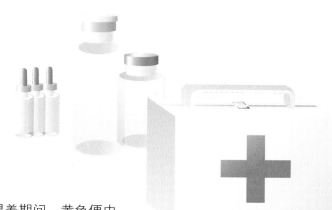

（3）纯母乳喂养期间，黄色便中带颗粒也是正常的，白色的是奶瓣，是没消化掉的脂肪成分。

母乳喂养和人工奶粉喂养大便性状一样吗

奶粉一般都比较干燥，宝宝吃了以后大便也干。纯母乳喂养的宝宝大便是金黄色的，干稀适当。母乳喂养儿粪便（未加辅食）特点就是：呈黄色或金黄色，稠度均匀如药膏状，或有颗粒，偶尔稀薄而微呈绿色，呈酸性反应，有酸味但不臭。每天排便2～4次。如果平时每天仅有1～2次大便，突然增至5～6次大便，则应考虑是否患病。如果平时大便次数较多，但小儿一般情况良好，体重不减轻而照常增加，不能认为有病。

20天的宝宝大便有泡沫正常吗

宝宝大便有泡沫可能是消化不良或宝宝用药后某些药物成分引起的。因为孩子的消化不好，食物残渣多了，被肠道里的菌发酵产气，就会出

儿童腹泻与腹痛

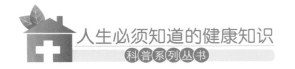

现大便有泡沫的情况。如果是人工喂养，建议将奶粉适当调稀一些，少量多餐，适当减少奶量。如果是母乳喂养，建议母亲调整饮食结构，多吃些新鲜的水果和蔬菜。可以给宝宝添加奶伴葡萄糖，帮助宝宝调理肠胃消化，并随时观察并记录大便的次数和性状。另外，大便混有泡沫还可能与孩子哭闹时间过长，吞下了较多的空气有关。如果是消化不良，可以喂些助消化药，也可以喂些妈咪爱调整肠道的菌群及思密达止泻。

宝宝拉稀与辅食过量有关吗

腹泻是新生儿和婴儿的常见病，发病原因较多，除肠道病毒和细菌、非肠胃系统的病原体等引起之外，因超量喂食而引起的过食性腹泻相当普遍。父母

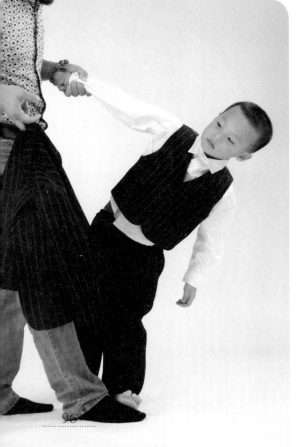

可以从宝宝的粪便了解宝宝是什么吃多了。如果宝宝的腹泻物粗糙，呈绿水样或糊样，量多，泡沫多，有酸臭味，有时可以看到粪便中有小白块和多量的食物残渣，或未消化的食物，而且每天排便次数多达 10 次以上，那应该是碳水化合物过量。主要是吃了太多淀粉食品如米糊、米粉等造成胃肠内淀粉酶相对不足，导致肠内淀粉异常分解而引起发酵性消化不良，出现胀气、严重腹泻。有些年轻父母认为小儿生长发育需要蛋白质而大量喂以蛋白食品，像鱼、肉等，当喂食的量远远超过小儿的生理需要和胃肠负担时，导致肠内蛋白质异常分解，

进而发生腐败性消化不良。如果宝宝的排泄物呈灰白色稀便或糊状，量较多，外观似奶油，内含较多奶块或脂肪滴，臭味较重，每日排便 3 ～ 5 次或更多，那就是脂肪过量。

宝宝腹泻时，教你 6 招

（1）喂养定时、定量。按时逐步增添辅食，但不宜过早、过多添加淀粉类或脂肪类食物，也不宜突然改变辅食的种类。可以给宝宝加喂些苹果汁和胡萝卜水，以达到收敛肠道内过多水分的目的。

（2）转奶的过程应该循序渐进，切忌速战速决。一般转奶需要 2 周的时间。第一次转奶应从每天的中间餐数开始，然后每隔几天增加一次转奶的餐数，直到完全转为新的奶粉。考虑到宝宝的体质各不相同，转奶的步骤也可因人而异，酌情调整。

（3）注意气候变化，及时增减衣服，注意腹部的保暖。每次便后都要用温水清洗宝宝的肛周，勤换尿布，及时处理粪便并洗手消毒，以免重复感染。同时加强体格锻炼，预防感冒、肺炎、中耳炎等疾病。

（4）如果是在母乳转换配方奶粉的过程中出现情况，应注意观察喂食配方奶粉婴儿的

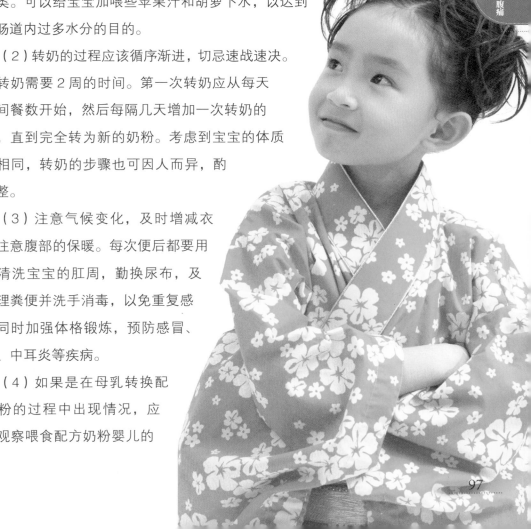

儿童腹泻与腹痛

大便，通常呈糊状或条状软便，颜色有黄色，也有绿色。一般来说，每一个宝宝大便的情况都不太一样，只要宝宝的饮食、生活起居正常，生长发育一直很好，父母不必为宝宝排便的次数、形状及颜色太过于操心。

（5）一旦出现水样便，应提防轮状病毒性腹泻。这是一种好发于秋季的感染性肠炎，又称秋季腹泻，绝大多数患儿是因为感染了轮状病毒后才发病的。此病是一种自限疾病，病程3～8天，主要治疗是补液和抗病毒以及对症治疗。

（6）偏食淀粉或糖类食物过多时，可使肠腔中食物增加发酵，产生呈深棕色的水样便，并带有泡沫。父母可适当调整宝宝的饮食，减少糖类食物的摄入。

以上几种情况多是轻度非细菌感染性腹泻的表现，妈妈们不要过于担心。只要根据宝宝的实际情况找到原因，合理调整饮食，恰当护理，好好调整，宝宝在2～3周内会自然恢复。

认识腹泻的三大误区

（1）认为只要排便次数多就是腹泻。有的妈妈常在这种情况下急着给宝宝服用止泻药，可这个问题并不这么简单。因为，6个月内的宝宝可能经常会在喂奶后排出黄绿色稀便，每天少则4～6次，多则达到10余次，便中还有奶块或

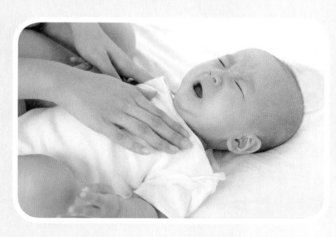

少许透明黏液。这种情况多见于母乳喂养的宝宝，其实这是一种生理性腹泻。随着消化功能逐渐发育，多在添加离乳食品后会自然好转，而并不是患了肠炎。只要宝宝胃口正常，精神愉快，反应良好，

睡眠安稳，体重也在增长，大便化验无异常，就用不着服用止泻药，以免影响正常的肠功能。

（2）认为腹泻都是由细菌引起的。有的妈妈一见宝宝腹泻，马上就给喂抗生素消炎。其实，腹泻除了细菌外，也可由病毒或霉菌引起，如宝宝所患的秋季腹泻，就是由轮状病毒感染引起的。这种腹泻服用抗生素后一点也不见效果，只会造成肠道菌群紊乱，导致更为严重的腹泻。有些抗生素甚至损伤宝宝的听神经，或导致日后个子长不高。因此，服抗生素不见效时要马上停药，赶快去看医生。

（3）给腹泻的宝宝吃甜食。宝宝腹泻时，妈妈往往在稀粥或米汤中加些糖，以为这样既补充热能又易消化。然而，这样只会加重腹泻。因为，腹泻使肠黏膜受损，不能将糖分解为能被肠道吸收的单糖，因而使水分从肠壁被动地进入肠道，致使肠腔水分增多，排便次数增加。

初为人母，教你识别宝宝的异常"巴巴"

在母乳喂养时，细心的父母可以通过观察新生儿的大便，了解母乳的质量，也可以得知妈妈的营养是否适当，以便调整饮食结构科学哺乳。例如：新生儿的大便呈黄色，且粪与水分开，大便次数增多，说明新生儿消化不良，提示母乳中含糖分太多。因为糖分过度发酵使新生儿出现肠胀气、大便多泡沫、酸味重，妈妈应该限制糖的摄入量，适当控制淀粉的摄入量。当母乳中脂肪含量过多时，新生儿会出现大便次数增多，粪便中有不消化的食物。这时可缩短每

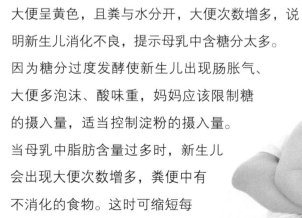

次喂奶的时间，让孩子吃前一半的乳汁。因为母乳的前半部分蛋白质含量较多，容易消化，富于营养，而后半部分脂肪含量较多，不易消化。必要时母亲可在喂奶前半个小时至一个小时，先饮一大杯淡盐开水，稀释乳汁，然后再给孩子哺乳。当母乳中蛋白质过多或蛋白质消化不良时，新生儿的大便有硬结块，恶臭如臭鸡蛋味，此时妈妈应该注意限制鸡蛋、瘦肉、豆制品、奶类等蛋白质含量高的食品的摄入量。当母乳喂养不足时，大便色绿量少且次数多，呈绿色黏液状，新生儿常因饥饿而多哭闹。这种情况只要给予足量喂养后，大便就可以转为正常。当肠道感染时，大便呈溏薄或水样的黏液便，且脓性腥臭，这时需要带宝宝去医院就诊。

宝宝拉啥样便便要看医生

宝宝的大便也是反应身体健康与否的重要信号，尤其是消化系统疾病，都能通过宝宝的大便反映出来。所以，每天观察宝宝的大便，对宝宝健康成长非常重要。

（1）大便次数多，而且腹泻——乳糖不耐受。如果宝宝大便次数多，体重不增加，还爱哭闹，可能是先天性乳糖不耐受。母乳、配方奶粉中都含有乳糖，乳糖的吸收需要酶的帮助，如果宝宝体内缺乏这种酶，乳糖就不能被分解吸收，从而引起腹泻。此时妈妈应该带宝宝到医院检查。

（2）大便气味异常——消化不良。如果宝宝的大便气味酸臭，很像臭皮蛋的味道，那么大多数是因为宝宝摄入过多的蛋白质或碳水化合物，导致消化不良。尤其是人工喂养的宝宝，应该把奶粉稍微冲稀一点，最好不加糖，就不会出现这种状况了。

（3）大便有血——肛裂、肠炎、痢疾。如果宝宝大便出血，妈妈应首先观察血液颜色，如果呈鲜红色，可以检查一下宝宝有没有肛裂或息肉；如果颜色比较深，就要考虑宝宝是否患了肠炎或痢疾等疾病，应该立即去医院就医。

（4）大便颜色呈灰白色——胆管阻塞。如果宝宝的大便看上去灰白色，像白色陶土一样，说明宝宝胆管阻塞，胆汁不能流入肠道，应立即就医。

（5）大便次数和数量增加，且呈水样、蛋花汤样，有黏液质——病理性腹泻。腹泻是新生儿的常见疾病，表现为大便次数增多、稀薄或混有脓血或黏液。如果还伴有精神委靡、咳嗽、流鼻涕、发热等症状，就说明宝宝体内还有感染，比较严重，应该立即去就医。

女孩腹泻易合并泌尿系统感染吗

当孩子发生腹泻时，由于女性尿道具有短、直、宽的解剖特点，尿道括约肌作用较弱，发生尿道—膀胱返流的可能性大些，使细菌容易挤入到膀胱内。现已公认，女性泌尿系统感染，绝大多数是由于粪便菌丛从会阴侵及尿道而上行感染造成的，另外，女性泌尿系统感染的多次复发的病原，也来自粪便菌丛；同时，由于尿路口与阴道口及肛门相连，也为泌尿系统感染提供了条件，使得阴道口通常有大量细菌寄生。医生提醒，女孩发生腹泻时，家长应该注意观察孩子排尿时的反应。首先要保持会阴部的清洁卫生，每次排便后及时擦干净并清洗肛门周围，注意擦拭便纸的方向，一定要由前向后擦拭；同时鼓励孩子多饮水、多排尿，不能憋尿。

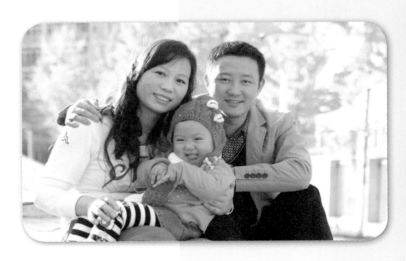

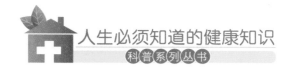
孩子一旦出现尿频、尿疼、尿急时，应立即就诊。同时，孩子腹泻期间，要注意内裤的清洁卫生，及时更换后煮沸消毒或在日光下曝晒，并尽量给孩子穿透气性能良好的全棉、浅色内裤，剪短孩子的指甲，不要让孩子在会阴部瘙痒时搔抓。

宝宝拉稀需注意什么

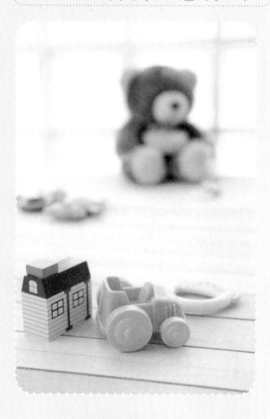

夏季高温，小儿腹泻进入高发期。一旦孩子发生腹泻，家长应警惕以下四种症状的出现。

（1）警惕体温升高：婴幼儿腹泻的体温反应主要是发烧，且大多是中度发烧（38.5℃左右）。这常见于由大肠杆菌、空肠弯曲菌、痢疾杆菌、沙门氏菌、轮状病毒、肠道病毒等引起的腹泻。发烧可能早于腹泻或在腹泻初起。同时，患儿还有不爱玩、不愿吃东西、磨人、哭闹等表现。有些病原体引起的腹泻不发烧，甚至还略低于正常体温。需要警惕的是，腹泻时或早于腹泻出现的高烧（39℃以上），这是细菌毒素中毒的症状表现，要及时就诊。

（2）警惕精神萎靡：一般轻症腹泻的患儿，是不会出现精神萎靡、嗜睡、抽搐、惊厥、抽风、昏迷等症状的。一旦出现这其中的某些症状，尤其是早于腹泻或腹泻初起的症状，应及时就医。

（3）警惕血水样便：患儿腹泻一般常见的是稀便、水样便、蛋花样便、黄绿色便或便中有少量黏液。每天患儿腹泻 5 次左右，如果便中带有血丝或出现血水样便、脓样便，每次便量较少，却坐在便盆不愿起来，就有可能是痢疾，或是空肠弯曲性腹泻或是肠出血性大肠杆菌腹泻，应立即就医。

（4）警惕脱水：如果孩子腹泻次数多，排便量大，失水多，就可能出现脱水症状，此时应及时输液，防止患儿酸中毒。

补锌可以减轻儿童腹泻吗

目前，在婴幼儿腹泻的防治策略中，补锌和微生态治疗成为除补液以外的另一个重要的环节。世界卫生组织（WHO）已向全球推荐 5 岁以下急性或慢性腹泻患儿每天口服 10 ～ 20 毫克锌，持续 10 ～ 14 天，因为腹泻与锌缺乏间可形成恶性循环。一些微量营养素摄入不足会增加儿童对胃肠道感染的易感性，对胃肠道结构和功能带来负面影响。其中，锌缺乏易致腹泻是和锌参与肠道水和电解质的转运、小肠渗透性、肠细胞酶的功能，增强肠道组织的修复，增强局部免疫，以控制细菌过度生长和早期病原菌清除等有关。一般来说，腹泻时由于营

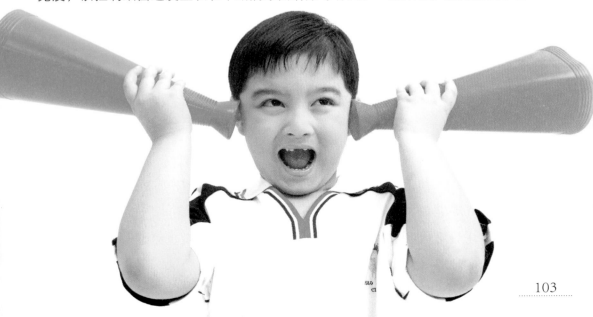

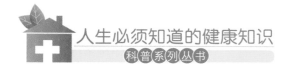

养物质快速通过肠道，肠吸收黏膜的损伤和特殊运输载体的损失，可引起吸收不良。另外，腹泻时小肠处于一种分泌状态，妨碍或减少营养素的吸收。急性腹泻时，血清锌和铜较正常组分别下降 13.1% 和 12.8%，标准口服补液盐（ORS）治疗后进一步下降 22.6% 和 22.4%，这表明严重和较长时间的腹泻会引起血清锌和铜的下降。腹泻时，粪便中锌丢失增加，迁延性腹泻时，丢失更多，表现为血清、血浆及组织中锌降低。慢性或迁延性腹泻比急性腹泻时锌降低更明显，而且血清锌水平与病程有关。摄入减少和丢失增多导致锌营养状态恶化，后者又导致发育迟缓和腹泻发病风险增加。当饮食中锌摄入较低时，小肠的锌吸收代偿性增加，但仍不能维持正常水平，尤其是急性腹泻期有锌吸收障碍的患者。除了上述病理生理学状态，细菌性腹泻也可导致营养素消耗，因为细胞残片、肠细菌的增殖和未消化的固体可以吸附矿物质，包括锌，并降低其生物利用率。因此，腹泻时饮食摄入减少、小肠吸收不良、胃肠道丢失增多等可引起血锌的降低，而肠黏膜再生需要的锌因缺乏或不足，导致病情的延续。这样，在腹泻和锌缺乏之间形成了恶性循环。

你知道腹泻是怎么发生的吗

引起腹泻的机制十分复杂，一种腹泻性疾病常有多种因素的参与。一般按病理生理将腹泻的发病机制分为以下 4 类。

（1）分泌功能异常：因分泌功能异常而导致的腹泻也称为分泌性腹泻或渗

出性腹泻。正常肠黏膜具有分泌与吸收的功能，并有调节水、营养物质及电解质的吸收功能，使从粪便中丧失的水分基本保持稳定。当肠道的分泌功能超过其吸收功能时，必然会导致腹泻。

（2）渗透压升高：因肠腔内渗透压升高所致的腹泻也称为渗透性腹泻或高渗性腹泻。对正常人而言，食物的分解产物，如糖类、脂肪、蛋白质及电解质等在乳糜微粒、小肠激酶及各种胰酶的作用下，基本已被吸收或者被稀释，故空、回肠内容物呈等渗状态。如果空、回肠内容物呈高渗状态，也即肠腔内渗透压升高时，会造成血浆与肠腔内容物之间的渗透压不等。当两者的渗透压差增大时，为了维持两者渗透压梯度，血浆中的水分会很快透过肠黏膜而进入肠腔，直至肠腔内容物被稀释到等渗为止。肠腔内有大量液体即可引起腹泻。

（3）吸收功能障碍：因营养物质吸收障碍所致的腹泻也称为吸收不良性腹泻，各种引起肠黏膜损害或吸收面积减少的疾病均可导致腹泻；肠道感染性与非感染性疾病均可引起肠黏膜的损害，即小肠黏膜表面的微绒毛遭到破坏后可造成吸收面积的减少而出现腹泻；肠管大部分切除后吸收面积明显减少可导致腹泻；小儿乳糜泻、热带及非热带性脂肪泻（麦胶性肠病）等都是因小肠微绒毛减少、萎缩，导致吸收面积减少而出现腹泻；此外，肠系膜

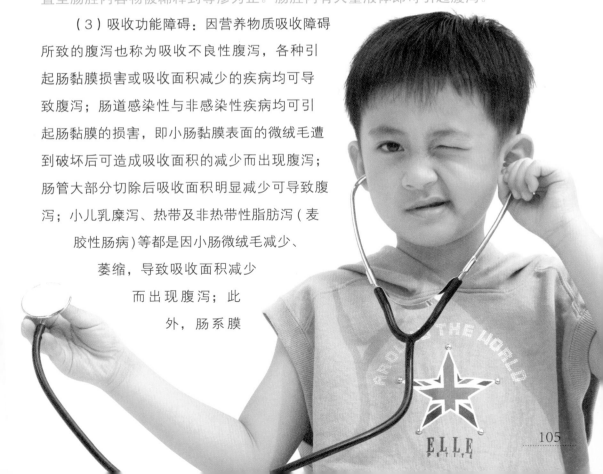

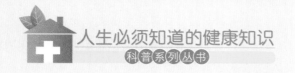

血管或淋巴管病变（如发生梗阻，回流障碍等）亦可引起吸收不良性腹泻；患门静脉高压症（导致门脉高压性胃黏膜病变）、右心功能不全或缩窄性心包炎者，如果未能得到及时治疗，均可引起胃肠道黏膜淤血，造成肠黏膜的吸收障碍而导致腹泻。

（4）胃肠道运动功能紊乱：由于胃肠道运动功能紊乱所致的腹泻也称为运动功能异常性腹泻、功能性腹泻或称为蠕动功能亢进性腹泻。当胃肠道蠕动增快时，食糜及水分在胃肠道停留时间缩短，造成吸收不完全而引起腹泻；肠道炎症、感染性病变可刺激肠壁，使肠管蠕动增快而加重腹泻。某些患者在有焦虑、情绪紧张的同时伴有腹痛与腹泻，通常称为肠易激综合征 (irritable bowel syndrome, IBS)，其腹泻的主要原因是肠功能紊乱或者是胃—结肠反射亢进。

孩子腹泻时要禁食吗

民间主张对急性腹泻采用禁食 8~12 小时，甚至 24 小时的饥饿疗法，这实际上是错误的。研究表明，即使急性腹泻时，患儿胃肠道的消化吸收功能也不会完全消失，对营养物质的吸收仍可达到正常的 60%~90%。较长时间的饥饿不仅不利于患儿营养的维持，还会使其营养状况进一步恶化，并影响肠黏膜的修复、更新，降低小肠的吸收能力，使免疫力下降，反复感染，最后导致进入"腹泻—营养不良—易致腹泻"的恶性循环中。因此，对急性腹泻患儿应继续喂食。母乳

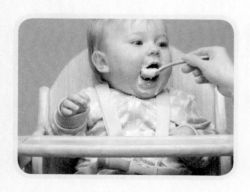
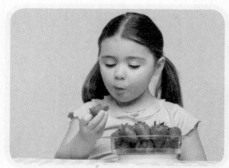

喂养患儿可自由吃奶及喂水。人工喂养患儿可先喂稀释牛奶（牛奶1份加水2份）2~3天，以后逐渐增至全奶。半岁以上的患儿可选用米汤、稀饭或烂面条等，并给些新鲜水果汁或水果以补充钾，再加些熟植物油、蔬菜、肉末或鱼末等，但均需由少到多逐渐过渡到已经习惯的平常饮食。

腹泻的五点误区

（1）自作主张吃药：腹泻是小毛病，自己在家吃点药就行，免得到医院交叉感染，这种行为如治疗不当，将导致慢性腹泻，最终导致宝宝营养不良。

（2）腹泻禁食：儿童患腹泻未被病菌影响的部分肠道并未丧失消化能力，这时可吃些热量高又容易消化的食物。如果完全禁食可能会导致营养不良。

（3）腹泻都要吃消炎药：值得注意的是，对大部分患儿来说如果大便是水样的，一般是由病毒感染引起的，不用服用抗生素。

（4）腹泻时一定要止泻：小儿腹泻前三天一定不能用止泻药物，原因是止泻药会抑制体内毒素的排出，加重病情。此外，患儿也不易交替更换医院、更换药物。腹泻恢复期为一周，家长不必为孩子前3天未止泻过分担忧。

（5）腹泻要吊盐水：按照病情，一般腹泻症状只需口服补充水分，而输液只针对出现脱水症状的患儿，目的不是止泻，而是补充水分。

小儿腹泻时一定要输液治疗吗

急性腹泻患儿的主要危险是脱水酸中毒和电解质紊乱。据统计，小儿腹泻引起的脱水90%以上属于轻度和中度脱水，仅10%属于重度脱水，而静脉输液只适用于中重度脱水。其他症状滥输液不仅会增加患儿痛苦和家长的经济负担，有时还会发生输液反应引起病情恶化。一般认为，对急性腹泻并发轻中度脱水的患儿，治疗首选高效又价廉的口服补液盐（简写ORS）进行口服补液疗法。孩子每腹泻一次，服ORS50~100毫升，起到防治脱水的作用。在得不到标准ORS的情况下，用汤加盐溶液也可代替。具体配方是：米汤500毫升+白糖10克+

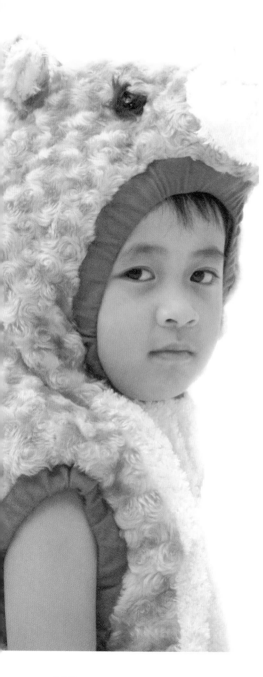

细盐 1.75 克（一啤酒瓶盖的一半）＋水 500 毫升，煮 2~3 分钟，按每千克体重 20~40 毫升，4 小时内服完，以后随时口服，能喝多少给多少。

腹泻时必须用抗生素吗

调查显示，近年来腹泻治疗中滥用抗生药物现象较为普遍。而滥用抗生药物会造成细菌耐药菌株不断增多，同时还可继发肠道菌群失调、霉菌性肠炎等，使腹泻病迁延或加重。事实上，70％的急性水样便腹泻多为病毒或产毒素细菌引起，可以不用消炎药（即抗生药物），只要做好液体疗法，选用微生态调节剂（如丽珠肠乐或培菲康等）和黏膜保护剂（如思密达等）即可治愈。只有大约 30％患儿腹泻系由侵袭细菌如痢疾杆菌、侵袭性大肠杆菌、沙门氏菌等引起，需使用敏感抗生素药物，如用药 48 小时后病情无好转，可考虑更换一种抗生素药物。

宝宝拉肚子可预防吗

要提倡母乳喂养。这是因为母乳营养丰富，易被消化吸收。母乳中还含有免疫球蛋白，能阻止细菌侵入肠黏膜，具有抗感染能力。母乳喂养也较卫生，不易受到细菌污染。要注意饮食卫生，婴幼儿使用的奶瓶及用具要定时消毒，不用时要用清洁布盖好。因为奶瓶容易被污染，要尽量用水杯和碗勺代替奶瓶。夏季天热，不要把婴幼儿食品放置太长时间，最好做一顿吃一顿。宝宝吃饭前一定要洗手。由于腹泻可引起尿布皮炎和尿道感染，因此每次宝宝大便后应及时换尿布，并用温开水冲洗肛门及臀部。宝宝在夏季可适当暴露臀部，并在臀部涂一些护臀膏等。

你知道生理性腹泻的特点吗

（1）大便次数每天从2～3次到8～9次不等，像糨糊一样，没有特殊臭味。

（2）孩子有点虚胖，面部、耳后或发际往往有奶癣。

（3）孩子尽管有些拉稀，但身体所吸收的营养物质仍然超过一般孩子。因此，这些孩子一边拉稀，一边继续长胖，体重还要比同岁的其他婴儿还要重些，生长发育也不受影响，胃口好，不生病。

（4）生理性腹泻不必断奶，也不必用止泻药。随着宝宝的长大，消化功能的健全，逐渐添加粥、面、鱼、菜泥等辅食，孩子大便会慢慢正常的。

专家支招教您识别宝宝的便便

在婴幼儿的异常粪便中，最常见的是消化不良性粪便：大便次数增加，有酸臭味，粪便里多泡沫、呈糊状；或粪便为稀水样，并有刺鼻的臭鸡蛋味；粪便颜色变浅呈灰白色粥样或奶糜状；粪便中可见到脂肪滴，形似油珠；粪便中有食物残渣，"吃啥拉啥"。婴儿同时伴有腹胀、肛门排气多，或哭闹不安。这时，需要请医生对其诊治。脓血样便主要见于小儿痢疾，大便中可混有黏液，常伴有腹痛、发热、恶心、呕吐等症状。发现这些情况，也应及时到医院诊治。不同的孩子，每日大便次数也不相同，但随着孩子的发育，大便的次数会越来越少。开始时，孩子每天的大便次数为3～4次，过几周后，大便的次数可能会减少到每两天一次，这都是正常现象。另外，稀薄不均匀的粪便、绿色的粪便、吃过就有大便、有时每天大便次数多达6次也属正常情况。

揭开小儿秋季腹泻、便秘的面纱

什么是小儿秋季腹泻

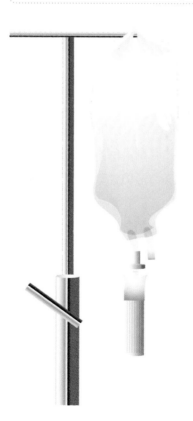

小儿腹泻大体上有感染性和非感染性两类。感染性腹泻是由病毒、细菌引起的。对于此类腹泻，要在病情发展严重之前，及时去医院做大便化验和培养，以便查出致病原，对症用药。一般来说，只要及时治疗，轮状病毒等引起的腹泻都能很快治愈，病程一般为 7～10 天，痊愈后孩子不会留下任何后遗症。

秋季腹泻有哪些特点

小儿轮状病毒腹泻，也称为秋季腹泻，是一种常发生在秋冬季的病毒性腹泻病。

秋季腹泻的主要特征：先吐后泻，伴发烧，大便呈水样或蛋花汤样；病程有自限性，即使用药也不能显著改变病程。

秋季腹泻的主要表现如下：

（1）起病急，初期常伴有感冒症状，如咳嗽、鼻塞、流涕。半数患儿还会发热（常见于病程初期），但一般为低热，很少高热。

（2）大便次数增多，每日10次左右。大于3次就应考虑秋季腹泻。大便呈白色、黄色或绿色蛋花汤样，带少许黏液或脓血，无腥臭味。

（3）半数患儿会出现呕吐。呕吐症状多数发生在病程的初期，一般不超过3天。

（4）腹泻重者可出现脱水症状，如口渴明显、尿量减少、烦躁不安。

（5）病程有自限性，病程一般5～7天，营养不良、佝偻病和体弱多病者，腹泻的时间可能更长。

秋季腹泻的流行病学有啥特点

流行季节：每年的9月份到次年的1月份，是秋季腹泻的流行季节，其中10~12月是流行的高峰期。

易感人群：6个月~3岁的婴幼儿，营养不良、佝偻病、贫血和体弱多病的婴幼儿更容易患病，而且病情严重，病程较长。

小于6个月的小婴儿，由于体内有母亲的抗体保护，不易患秋季腹泻，母乳喂养的小婴儿，更少得秋季腹泻。3岁以上的儿童，消化道功能和免疫系统逐步完善成熟，也很少患秋季腹泻，即使患病，病情也会轻很多，病程短。成人也会感染秋季腹泻，症状与儿童的症状相似，但病情轻，病程短，一般2～3天即可痊愈。

怎样进行腹泻患儿脱水的评估

临床上，判断婴幼儿腹泻脱水的主要指标有：

（1）体重迅速减轻。患儿体液丢失占体重5%以上考虑脱水存在。

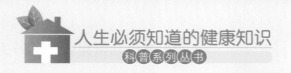
（2）少尿。尿量减少程度与脱水严重程度成正比。

（3）眼窝凹陷。孩子双眼窝凹陷时提示已有轻中度脱水。

（4）哭时仍有眼泪，说明患儿处于轻度脱水状态；哭而无泪水、口渴、烦躁不安提示机体严重缺水。

此外，婴儿前囟门凹陷、皮肤弹性差、四肢末端凉也是患儿脱水的客观征象。

脱水的治疗原则是什么

脱水（dehydration）系指体液容量的明显减少。脱水按细胞外液的渗透压不同可分为三种类型。以失水为主者，称为高渗（原发）性脱水；以失钠为主者，称为低渗（继发）性脱水；水、钠各按其在血浆中的含量成比例丢失者，称为等渗性脱水。①高渗性脱水时因血钠浓度高，故应给予5%葡萄糖溶液。高钠血症严重者可静脉内注射2.5%或3%葡萄糖溶液。应当注意，高渗性脱水时血钠浓度高，但患儿仍有钠丢失，故还应补充一定量的含钠溶液，以免发生细胞外液低渗。②低渗脱水时除了去除原因（如停用利尿药）、防治原发疾病外，一般应用等渗氯化钠溶液及时补足血管内容

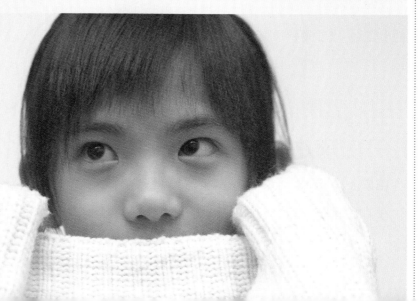

量即可达到治疗目的。如已发生休克，要及时积极抢救。

为什么宝宝夏天易腹泻

（1）宝宝胃肠道发育未成熟，胃酸比成人低，加之夏季多喝饮料，冲淡了胃液，杀菌能力降低。

（2）宝宝胃肠道中各种消化酶也比成人少，不利于对食物的消化；天气炎热，使消化液和酶分泌减少，更容易引起消化不良和腹泻。

（3）幼儿生长发育迅速，需要相对比成人多的营养物质摄入，而营养物质又须经消化道来消化吸收，其负担就会较重。

（4）夏季天热，细菌很容易生长繁殖，加之吃的冷拌菜多，增加了胃肠道感染的机会。

秋季腹泻传染吗

许多人不知道婴幼儿秋季腹泻有传染性和流行性，所以也就不了解怎样预防。其实，轮状病毒主要是通过粪—口途径传播的。患儿粪便中含有大量轮状病毒，容易污染环境，有时可造成局部流行。另外，如果照管宝宝的人双手接触过宝宝的粪便，没有彻底消毒洗净，手污染了奶瓶、玩具、奶制品等，往往会造成再度、多次感染。轮状病毒也会通过生活用水污染、医护人员的手和医疗器具等传播。因此，一定要注意卫生，喂孩子前认真洗手；孩子的用具、玩具、餐具经常清洗消毒，奶瓶每次使用清洗后，最好高温烧煮消毒 20 分钟；患儿应家庭隔离，粪便妥善处理，便器、尿布彻底消毒；宝宝的用具与大人分开，患病宝宝应有专用消毒盛器和消毒锅。

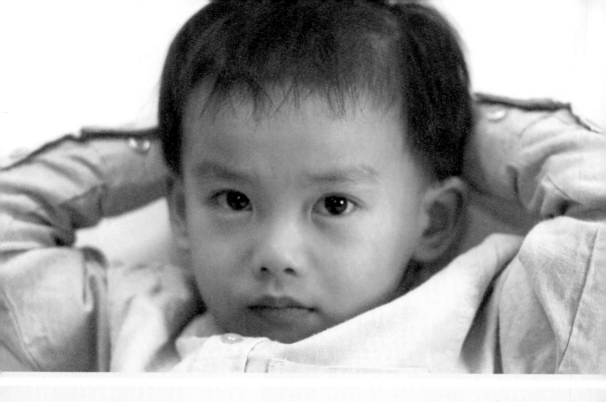

患秋季腹泻的宝宝饮食需要注意哪些

首先一定不能禁食，相反，要鼓励孩子多进食，可小量多餐。只有在一种情况下需要禁食，就是当孩子频繁呕吐时，这时需要到医院吊针补液。所进饮食以流质和半流质为主，也就是奶、米汤、粥为主，暂时不要吃烂饭或硬饭，避免过敏性食物例如海鲜、鸡蛋等；不吃生冷的、硬的、油炸和脂肪多的食物，特别是生冷的东西；炖苹果，含有丰富的鞣酸蛋白，有吸附作用，可以止泻；炒米汤：将普通大米洗净，晾干，用大锅炒至金黄色，加水煮粥，给孩子喝粥水，也有止泻作用。

"秋泻"是菌痢或由细菌引起的腹泻，对吗

不是。秋季腹泻的罪魁祸首是轮状病毒，是进入秋季后宝宝特有的一种腹

泻病。由于暑热刚过，家长还笼罩在夏季传染病特别是中毒性痢疾的恐惧中。宝宝又在突然发热、咳嗽、呕吐之后发生频繁的腹泻，大便次数多（可达数十次），很快出现脱水、酸中毒症状，所以很容易被想象为细菌性腹泻或中毒性痢疾。其实婴幼儿秋季腹泻主要是一种"轮状病毒"引起的病毒性腹泻，病毒形似车轮而得名。这是一种急性传染性腹泻病，主要侵犯 5 岁以下宝宝，尤以 6 个月至 3 岁的婴幼儿发病率最高。轮状病毒具有高度传染性，一年四季都会发生，秋冬季是感染高峰期，所以叫"秋季腹泻"简称"秋泻"。这种疾病在我国各地均有流行，在欧、亚、美、澳、非各洲也流行。婴幼儿感染后一般出现以急性胃肠炎为主的临床症状，即水样腹泻，并伴有发烧、呕吐，腹泻物大多为白色米汤样或黄绿色蛋花样稀水便，有恶臭，治疗不当可导致患儿死于脱水，或引发严重的并发症，如发育不良、肺炎、中毒性心肌炎等。

揭开宝宝便秘真相

（1）新生儿从来到这个世界就开始便秘，很可能是身体内先天性疾病所致的器质性便秘，最为常见的有：先天性巨结肠、先天性无肛门或肛门狭窄、先天性甲状腺功能低下。

（2）婴幼儿时期的便秘，主要是由不良的生活及饮食习惯引起的习惯性便秘，常见于几种原因：所吃的食物中膳食纤维的含量太少。妈妈平时未注意培养定时排便的良好习惯。妈妈的养育方法不当。

专家提示：有的宝宝可能会三四天才排便一次，但如果排便比较顺畅的话，则不能算是便秘；反之，宝宝即使每天都排便，然而排出的便又干又少，同时伴有食欲不佳、腹胀，也可认定为便秘。

引起小儿便秘的常见病因有哪些

（1）器质性便秘：包括结肠、直肠和肛门的一些疾患，例如肿瘤、肠道感染性炎症、痔疮、肛裂、肠外肿物压迫、粘连性嵌顿疝、肠外感染性疾病、内分泌代谢性疾患、肠道平滑肌病变、神经系统病变。

（2）功能性便秘：如排便动力缺乏、结肠痉挛、直肠排便反射迟钝或丧失等。有时因进食过少或食品过精细，饮食中含纤维素不足，对结肠的运动缺乏刺激，也可以导致便秘。

（3）其他原因：某些药物的影响以及精神过度紧张或抑郁，也可抑制自然排便而致便秘。

宝宝为什么会发生便秘呢

食物在消化道内完成消化吸收过程，不能被消化吸收的残渣部分，以粪便的形式排出体外。正常情况下，每天进入结肠的食糜有 500～1000 毫升。结肠有两种功能，一种为吸收功能，吸收水和电解质，主要在近端结肠完成；另一功能为贮存功能，主要在远端结肠。排便大致可分为两个步骤：①粪便向直肠推进，正常情况下，结肠每日有数次集团蠕动，多在餐后发生（胃肠反射），使粪便迅速进入直肠。②直肠排空，当直肠充满粪便后便发生便意。排便动作受大脑皮层和腰骶部脊髓内低级中枢调节。通过直肠收缩、肛门括约肌松弛、腹肌及膈肌收缩，将粪便排出体外。维持正常排便需要以下几个条件：①饮食量及所含的纤维量适当，有足够的水分；②胃肠道通畅，消化、吸收、蠕动正常；③有正常的排便反射，腹肌及膈肌有足够的力量协助排便动作。

以上任何一个环节发生障碍都可以导致便秘。

应该如何预防便秘

（1）饮食中必须有适量的纤维素。

（2）每天要吃一定量的蔬菜与水果，早晚空腹吃苹果一个，或每餐前吃香蕉1个。

（3）主食不要过于精细，要适当吃些粗粮。

（4）晨起空腹喝蜂蜜水，配合腹部按摩或转腰，让水在肠胃振动，加强通便作用。全天都应多饮凉开水以助润肠通便。

（5）进行适当的体力活动，加强体育锻炼，比如仰卧屈腿，深蹲起立，骑自行车等都能加强腹部的运动，可促进胃肠蠕动，以有助于促进排便。

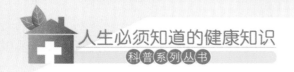
（6）每晚睡前，按摩腹部，养成定时排便的习惯。

（7）保持心情舒畅，生活要有规律。

小儿便秘怎么办

小爱最近总不爱拉大便，说是疼。开始，妈妈每天给她多喝水，但大便情况还是没有改善，慢慢发展到口臭、不想吃东西。到底是什么原因导致小爱便秘这样严重呢？便秘了又该怎样治疗呢？

（1）一定要让宝宝多喝水，同时可以在奶粉或是水中加入奶伴侣，每天1包。

（2）母乳喂养的宝宝，妈妈应注意饮食结构的调整，也要多喝水。

（3）给宝宝做腹部顺时针按摩，每天两次，每次5～10分钟。

（4）养成宝宝每天大便的习惯。如多天未解，可用小儿开塞露或是肥皂条，但不要长期使用。

（5）宝宝长大些，要多吃水果、蔬菜。每次吃奶的速度不可过快，奶粉可以冲稀点。

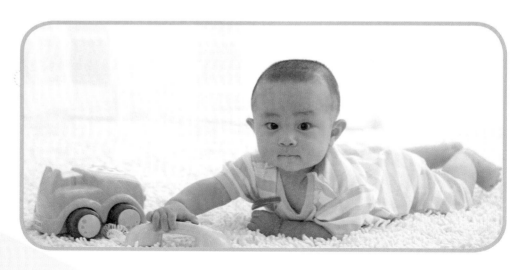

腹泻的治疗

怎样护理拉肚子的宝宝

（1）宝宝拉肚子容易脱水。对轻中度脱水，一般采用口服补液法。目前，世界卫生组织推荐的口服补液盐法是最经济、方便又科学的补液法。补液盐每袋有适当比例的糖、盐和苏打，服用时用温开水250毫升冲半包，耐心地给宝宝一勺一勺地喂下，就可收到与静脉补液同样的效果。

口服补液也可自制，即在500毫升温开水中加入1.75克精食盐（相当于啤酒瓶盖的一半）和食糖10克（相当于2小勺）。

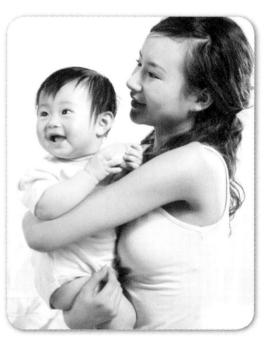

（2）夏季腹泻一部分由细菌引起，然而还有约一半是由病毒及其他原因引起，所以对后一种原因引起的腹泻不能滥用抗生素。此时应用抗生素不但无效，还会杀死肠道内正常菌群，致使菌群紊乱，反而加重腹泻。家长可以试用些生态制剂，这类制剂可以扶植肠道正常菌

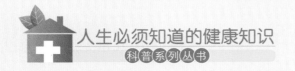

生长，从而达到抑制病菌的作用。若是由细菌引起的腹泻，也不要擅自应用抗生素，需到医院治疗。

秋季腹泻的治疗原则

①预防脱水。②纠正脱水。③继续饮食。④合理用药。根据以上原则，病情轻，无明显脱水的患儿在家庭治疗，可采取以下措施。对细菌性腹泻，可在医生指导下服用复方新若明、庆大霉素等，但服用这些药后都需要多喝水。腹泻后，最主要的是调整饮食，有意识补充水和电解质。一般家里的钾不好用，最好到医院口服电解质散；严重的患者要尽早到医院确诊，以便对症治疗。

具体实施方法

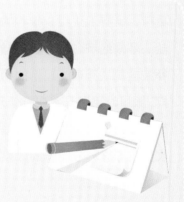

（1）食疗法：轻症减少奶量，代以米汤、糖盐水等；重症应禁食 8~24 小时，并静脉补液。

（2）口服液体疗法：适用于轻度脱水或呕吐不重者。补液量按每千克体重 100 毫升／日计算，分数次服用。

（3）静脉补液法：用于中度、重度脱水。

（4）控制感染：针对病因，选用抗生素药物。

（5）对症治疗：腹泻依病情对症处理，可口服益生菌类。

丁丁的大便轮状病毒检测阳性，你能告诉丁丁妈如何做吗

首先要告诉丁丁妈，秋季腹泻是自限性的，自己会好，即使吃药也不能明

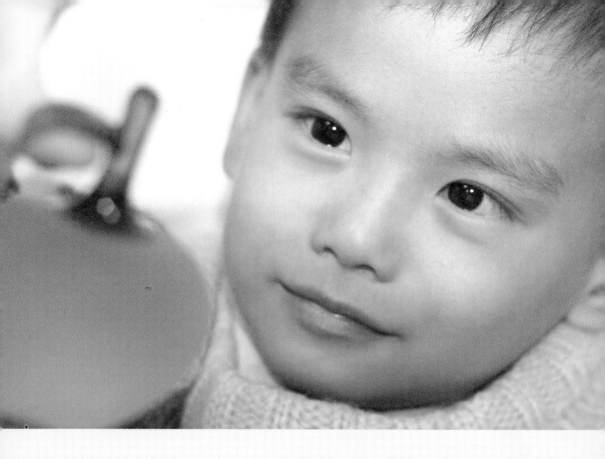

显缩短病程。如果早期合理使用药物,如新博林 + 思密达 + 培菲康可以减轻症状。秋季腹泻是由一种病毒感染引起的疾病,虽说目前还没有针对该病毒有效的药物,但是,如果早期使用新博林,可以抑制病毒的复制和繁殖,减少病毒的数量,这样就可以减轻症状。同时,主张应用消化道黏膜保护剂蒙脱石散,即思密达。它的主要成分天然蒙脱石微粒对消化道内的病毒、病菌及其产生的毒素气体有极强的固定、抑制作用,且对胃肠黏膜有很强的覆盖保护能力,有修复、提高黏膜屏障对攻击因子的防御能力及平衡正常菌群和局部止痛的作用。而且,蒙脱石散不进入血液循环系统,无毒副作用,非常安全。 菌群失调者,宜选用微生态制剂,如培菲康、妈咪爱等,并补充大量的维生素 B,改善胃肠道的功能,以缩短病程。

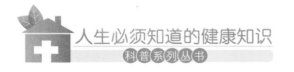

接种预防秋季腹泻的疫苗有用吗

预防小儿秋季腹泻的疫苗在我国近两年开始应用，属于自费疫苗，所以多数家长还不太了解。再加上3岁前计划免疫排得很满，往往家长想不到，宝宝也没有机会接种此类疫苗。目前，对轮状病毒引起的病毒性腹泻尚无特效的治疗药物，抗生素无效，接种轮状病毒活疫苗是预防的唯一有效手段。该疫苗使用方便、安全、免疫效果良好。但由于人体感染轮状病毒后获得免疫维持时间较短，轮状病毒又有A、B、C、D 4个亚型，相互没有交叉免疫，疫苗也不可能覆盖所有的亚型，所以疫苗需要每一年到一年半接种一次，保护率可达75%～80%。

秋季腹泻时用抗生素吗

夏季腹泻多为细菌感染性腹泻，小儿得病后用惯了抗生素、杀菌药，有的家长以为秋季腹泻也不例外，于是多种抗生素一起上，狂轰滥炸，结果没炸着病菌，反倒伤了免疫系统，使得病毒乘虚而入。轮状病毒跟其他病毒一样，是不怕抗生素的。

抗生素消灭了肠道正常细菌，容易继发菌群失调症、二重感染、刺激细菌释放毒素、影响肠道的吸收功能等。

另外，应用抗生素对于饮食不当、气候突变等原因引起的非感染性小儿腹泻也是没有任何效果的。

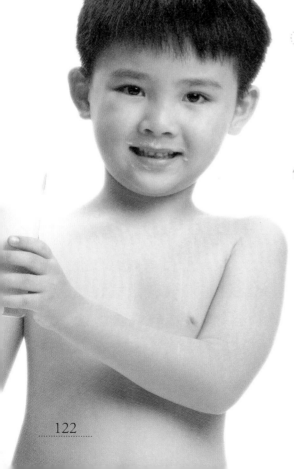

有一些家长自行给孩子口服止泻药，对吗

　　有的家长看到宝宝每天腹泻十几次，着实心疼，就把自己服用的痢特灵等止泻药给宝宝服用。岂不知痢特灵的副作用较大，还容易引起药物不良反应。尤其是婴儿对痢特灵的敏感性特别高，痢特灵对婴儿潜在的威胁很大，不宜使用。

其他止泻药物：洛哌丁胺（易蒙停），5岁以下儿童禁用；复方地芬诺酯（复方苯乙哌啶），两岁以下婴儿禁用；药用炭，禁止长期用于3岁以下宝宝腹泻或腹胀。因此，千万不可给宝宝滥用止泻药。

儿童腹泻与腹痛

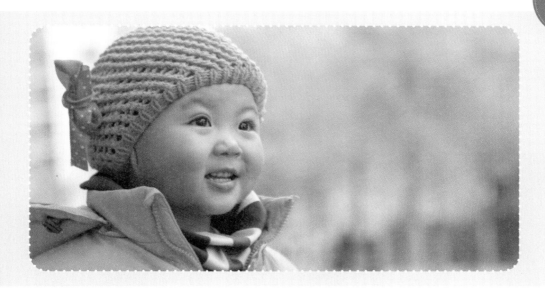

孩子发生脱水，在家可以治疗吗

　　如果只是轻度脱水，完全可以。对轻度脱水来说，可采用口服补充液体的方式。最好的补液饮料是家庭自制米汤（先煮沸一升的开水，然后倒入一碗米，再煮沸5~10分钟，直至水变为稀糊状；将煮好的米汤倒入容器内，加入一汤匙的糖和盐；待稀糊状液体变凉至室温时，米汤就制作好了）。到药店购买口服补液盐，

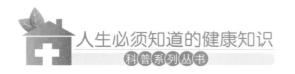

也是纠正脱水的好方法之一。对于年龄较大些的儿童，也可饮用超市出售的含电解质和糖分的饮料。由于这些纠正脱水的液体味道不好，孩子不愿接受，应采用少量多次服用的办法。如果婴儿服用后出现呕吐，就从少量开始，每次 10~15 毫升，每 15~30 分钟一次。待婴儿能够耐受后，再加到每次 30 毫升、60 毫升。如果婴儿继续腹泻，就不需限定孩子服用的总量。补充液体的关键是均匀、慢速，特别是幼小婴儿患者。有时为了调整饮用液体的速度，可将液体浸到毛巾内，再让婴儿吸吮毛巾。大于 1 岁的幼儿还可采用吸吮冰棒的方式。

吃多了也会拉肚子吗

是的，西医称消化不良，中医称伤食性腹泻。这种腹泻多发生在已添加辅食或刚刚添加辅食的孩子身上，常伴有腹胀、腹疼，腹泻前孩子哭闹，

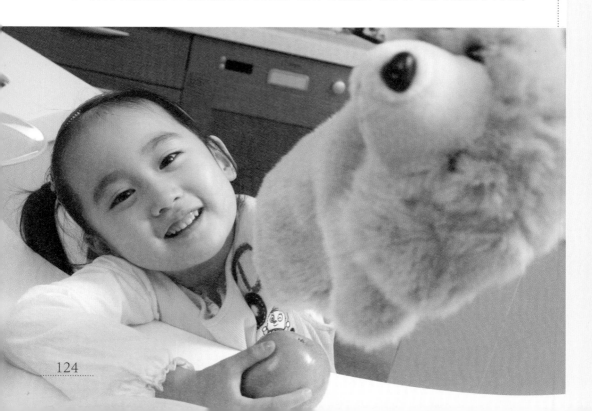

大便酸臭如蛋花状，孩子有口臭，不思食饮等症状。孩子一旦出现了伤食的症状，就要减少喂辅食的量及次数，少吃肉类、鱼虾，以清淡为主。还可以通过食疗治疗伤食性腹泻：①取半个苹果切片，加水，再加少量食盐，小火煮 5～10 分钟后，给宝宝喝苹果水。

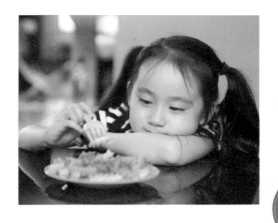

②将苹果洗净放入碗中隔水蒸软，食用时去掉外皮。6 个月的小婴儿每次喂 3～4 小勺，1～2 岁的宝宝一次可吃一个苹果，一日 2～3 次。腹泻一旦停止就不要再吃了。

秋季腹泻的宝宝有啥特殊护理吗

　　首先要给患儿足够的食物以预防营养不良，病情轻者或重者均不必禁食，只要孩子有食欲就可鼓励其进食。急性期可减少哺乳的次数，缩短每次哺乳时间，可吃牛奶加等量米汤等。病情较重伴脱水者应到医院及时就诊。患儿营养好转后逐步恢复饮食，进食须由少到多，由稀到浓地循序渐进。腹部保暖，秋季气候渐凉，腹泻宝宝肠蠕动本已增快，如腹部再受凉则肠蠕动更快，将加重腹泻。父母可适当地用热水袋对宝宝腹部进行热敷，也可帮宝宝揉肚子以缓解其疼痛。生活用品消毒，患儿用过的东西要及时洗涤并进行消毒处理，以免反复交叉感染。宝宝的玩具也应该经常消毒。对宝宝的饮食用具，如奶瓶、汤勺等，在每次用前和用完后都应该用开水洗烫，最好每天煮沸消毒一次。保持肛门清洁，每次大便后都要用温水擦洗干净，婴儿要及时更换尿布。

腹泻的预防

专家提示：腹泻完全可以预防。如果您按以下的方法做。

（1）注意饮食卫生：食品应新鲜、清洁，凡变质的食物均不可喂养小儿，食具也必须注意消毒。

（2）提倡母乳喂养：尤其出生后最初数月内应以母乳喂养。同时应注意正确的喂养方法，做到定时哺乳，避免在夏季及小儿有病时断奶。

（3）按时添加辅食：添加辅助食品的，品种不宜过多，变换不宜过频，要在婴儿逐渐适应新的食品后，才渐次增加其他食品。

（4）注意饮食质量：母乳不足或缺母乳采取混合喂养及人工喂养时，应注意饮食调配，不宜过多或过早地给米糊或粥食等食品，以免发生碳水化合物消化不良及影响小儿生长发育，初出生至3个月内婴儿母乳不足，可吃牛奶或豆浆补充，无论用牛乳或代乳品均需要适当稀释，以利于消化和吸收；食欲不振时，不宜强制进食。

（5）增强体质：平时应加强户外活动，提高对自然环境的适应能力，注意小儿体格锻炼，增强体质，提高机体抵抗力，避免感染各种疾病。

（6）避免不良刺激：小儿日常生活中应防止过度疲劳、惊吓或精神过度紧张。

（7）夏季卫生及护理：婴幼儿的衣着，应随气温的升降而增减，避免过热，夜晚睡觉要避免腹部受凉。夏季应多喂水，避免饮食过量或食用脂肪多的食物。经常进行温水浴。

（8）加强体弱婴幼儿护理：营养不良、佝偻病及病后体弱小儿应加强护理，注意饮食卫生，避免各种感染。对轻型腹泻应及时治疗，以免拖延成为重型腹泻。

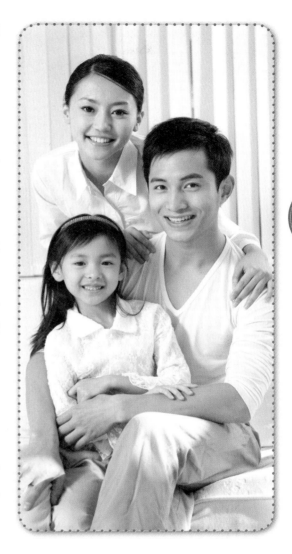

（9）避免交叉感染：感染性腹泻易引起流行，对新生儿、托幼机构及医院应注意消毒隔离。发现腹泻患儿和带菌者要隔离治疗，粪便应做消毒处理。

（10）合理应用抗生素：避免长期滥用广谱抗生素，以免肠道菌群失调，招致耐药菌繁殖引起肠炎。

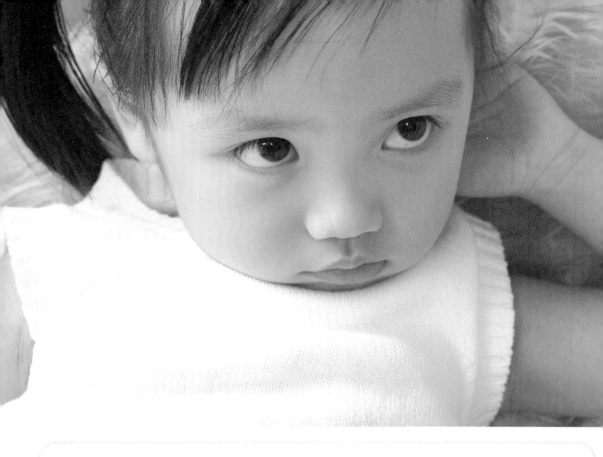

孩子腹泻时能给予高营养饮食吗

　　统统拉肚子了，奶奶为了补充营养，天天给他炖鸡汤喝，此做法对吗？

　　鸡汤作为一种营养物质，对人体确有补益作用，但这并不意味着什么人都适宜喝鸡汤。毋庸置疑，婴幼儿腹泻时会随胃液丢失大量的营养物质。因而，一些年轻的父母、爷爷、奶奶、姥姥、姥爷为给孩子增加营养，喜欢给孩子喂食高营养的液体食物，比如鸡汤等。殊不知，给孩子喂鸡汤不但达不到壮体强身的目的，反而会给孩子带来麻烦。研究发现，鸡汤进入人体后，蛋白质合成显著增多，而人体每合成 1 克蛋白质即需 0.45 毫克当量的钾，由于钾不断进入细胞，人体为维持平衡，钠也大量进入血液和细胞液中，因而造成体液高渗——高钠血症。所以，婴幼儿在腹泻时不宜喝鸡汤。

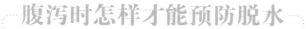

腹泻时怎样才能预防脱水

脱水是一个比较常见的症状，只要了解可能引起脱水的原因，就可以尽早采取适当的方法来预防。其实，引起脱水的主要原因是急性胃肠炎和水摄入量不足。如果孩子出现高热、呕吐、腹泻及拒绝饮食的情况，就应想到很可能发展成脱水。及时少量多次地补充口服液体，就可以预防脱水的发生。或在白开水或米汤里加微量的盐及少量的糖，经常喂给宝宝喝。记住一次不能多喝，喝多了宝宝容易呕吐，所以一般是每隔 10 分钟慢慢地喂 1~2 勺，这样既能及时补充水分，又不会造成胃肠不适。

宝宝腹泻应该多喝白水，对吗

腹泻宝宝不宜喝水，因为宝宝持续腹泻，丢失的钾和钠比较多，白开水中并不含这些成分，而且过量饮水会稀释胃酸，影响孩子食欲。如果孩子口渴的话，可以给他服用口服补液盐。因为口服补液盐中含有适当比例的糖、碱、氯化钾和氯化钠，可以帮助宝宝补充丢失的电解质，让宝宝尽快恢复。

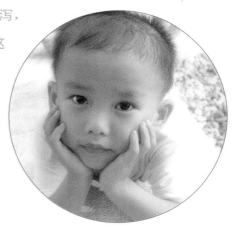

人们在小儿拉肚子时，常常让小儿忌油，对吗

这种做法只适用于急性肠道炎症，一般不得超过 3 天。有些小儿容易腹泻，尤其是渗出性体质的孩子，腹泻可持续很长时间，不应当长期忌油。如长期忌油，

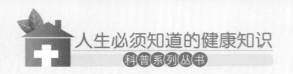

会使小儿消耗体内贮存的脂肪，引起消瘦，还影响脂溶性维生素的吸收与利用，久之，则影响孩子的生长发育。长期忌油还可造成腹泻，易发生在 6 个月至 3 岁小儿，称为"学步婴儿腹泻"或慢性非特异性腹泻。此与小肠黏膜上酶的活性增强有关，如酰甘酸环化酶使前列腺素增加，促使胃肠蠕动加快，造成腹泻。这种腹泻可用植物油治疗，多价不饱和脂肪酸可抑制这一过程。婴儿长期腹泻吃些植物油有益无害。乳母严格忌油可使婴儿腹泻，所以也不要忌油。

小儿秋季腹泻咋预防

（1）最好以母乳喂养。由于母乳中富含免疫球蛋白，有助于增强婴幼儿胃肠道的免疫能力，母乳喂养的宝宝较少得秋季腹泻，即使得，病情也会轻很多。

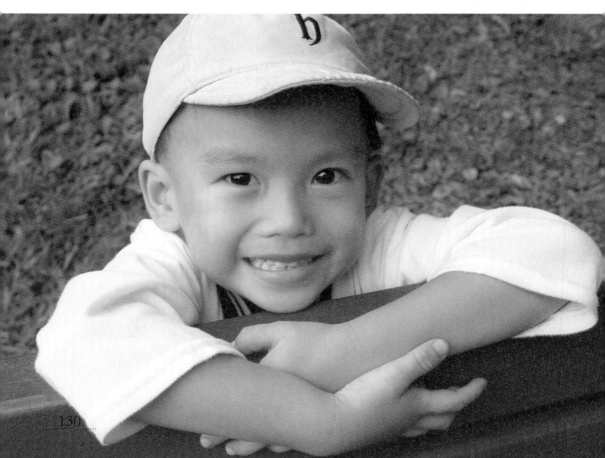

（2）注意饮食卫生，防止病从口入。

（3）合理喂养、定时定量，循序渐进地添加辅食，切忌几种辅食一起添加。

（4）少吃富有脂肪的食物，多吃新鲜蔬菜，补充维生素 B，改善胃肠功能。加强身体的锻炼，增强体质。

（5）及早治疗营养不良、佝偻病、贫血、微量元素缺乏、铅中毒等慢性疾病。

（6）合理用药，不要滥用广谱抗生素，以避免肠道正常菌群的失调。

（7）经常口服肠道微生态调节剂，如妈咪爱、培菲康、合生元等，防止肠道正常菌群失调。

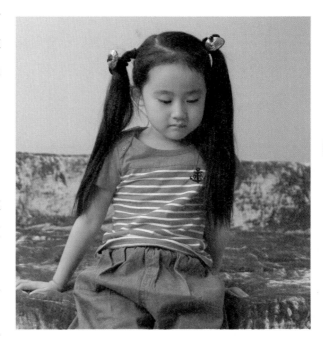

（8）接种轮状病毒疫苗。6 个月 ~3 岁的宝宝，每年要接种轮状病毒活疫苗，以预防轮状病毒腹泻（秋季腹泻）。在每年 7~9 月份，即秋季腹泻流行季节来临之前接种，每年一次。

中西医结合教你治疗"胃肠感冒"

所谓"胃肠感冒"就是中医所说的风寒感冒。风寒性腹泻有两个原因：一是喂奶的母亲本人受凉感冒，传染给了宝宝；二是宝宝自身受凉。

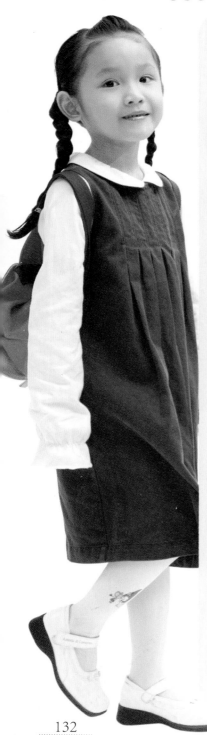

喂奶母亲的治疗方法如下。

（1）用艾叶煮水泡脚：在药店买一些艾叶，取一小把加水在锅里煮10~15分钟，然后用温热的艾叶水泡脚。泡脚时尽量用深一些的桶，泡到全身出汗，将寒气排出，然后再多喝些温热的白开水。受寒凉较重的可以一天多泡几次，直到感觉全身不再发凉、鼻塞、流清水鼻涕就可以了，同时还要注意多休息。

（2）喝生姜红糖水：受寒严重并伴有咳嗽时，用生姜、红糖再加上几头大蒜一起煮水喝。如果汗总是发不出来，可以再加些大葱一起煮，祛寒发汗。很多人受凉后只喝一次姜糖水，认为只要喝了就没事了，事实上在受凉感冒初期，姜糖水要一日喝3次，第二天可以一日喝2次，第三天临睡前再喝1次，这样才能巩固疗效，彻底祛除寒气。

婴儿的治疗方法如下。

（1）热水澡、白开水治疗宝宝受凉。给宝宝洗个热水澡，出出汗，再多喂一些白开水。

（2）生姜、红糖水也可给宝宝喝。用1~2片姜、半勺红糖煮水给宝宝喝，如果宝宝不愿喝带辣味的水，也可以只喝红糖水，因为红糖也是暖性的。

（3）大蒜水也止泻。用3~4头大蒜煮水给宝宝喝，大蒜只要煮透了就没有辣味，也有止泻的功效。

（4）用姜或蒜切成泥，敷在宝宝肚脐上，能治疗风寒性腹泻。

（5）艾熏治腹泻。取艾条 1~2 根，点燃后在宝宝的肚脐至小腹的部位，与皮肤相隔 3 厘米的距离，来回熏 10 分钟。腹泻严重的宝宝可以每天熏 3 次。这种方法既简单又有效，但家长一定要注意及时弹掉艾条上的烟灰，不能让烟灰掉落在宝宝娇嫩的皮肤上。最好由其他家人抱着宝宝，并控制宝宝的手脚，使其不能乱动，以防烫着。

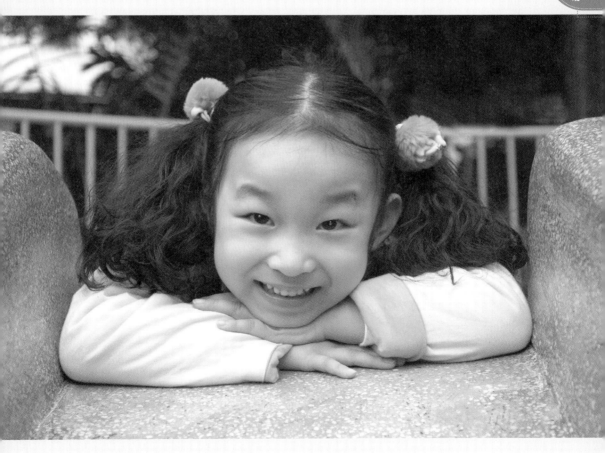

揭开腹痛的面纱

腹痛的原因有哪些？ 一旦发生了该怎么做

腹痛是小儿常见的病症之一，其原因很多，常见的有以下几种情况。

（1）急性阑尾炎：多数先从心口窝或脐部开始，以后转移到右下腹，呈持续性，阵发性疼痛，用手触摸疼痛加重，一般同时伴有发热。如遇这种情况，不能耽误，应立即送医院诊治。

（2）过敏性腹痛：有些小儿对牛奶、虾、鱼等蛋白质过敏。吃了这些东西后，就可能发生腹痛，同时伴有腹泻，呕吐等症状。应注意避免吃易引

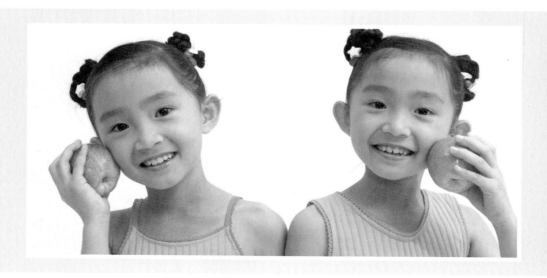

起过敏的食物。

（3）急性肠炎：吃了不洁食物或冷食吃得过多，可引起肠炎。这类腹痛排便后可有所缓解。应给予抗生素治疗，还应特别注意给孩子补充水分防止脱水。

（4）肠痉挛：时痛时止，反复发作，这是一种消化道功能紊乱症。用手按摩腹部或用热水袋放置在病儿腹部，可以缓解疼痛。疼痛较重者，应请医生诊治。

（5）便秘：小儿便秘，肠腔内粪便积聚也可引起腹痛。可用肥皂头、开塞露等塞入肛门内，促使小儿排便。大便排出，腹痛也就停止了。

（6）蛔虫病：小儿肠道内有蛔虫，可造成腹痛。如按压腹部，无疼痛感，可用驱蛔灵给小儿服用，但应掌握好用药剂量。建议及时到当地正规医院就诊检查，以免误诊延误治疗，造成严重后果。

什么是急腹症

全腹剧烈疼痛就称为急腹症，表现为全腹剧痛、压痛、反跳痛、腹壁肌肉紧张，甚至可出现休克。急腹症常意味着病变广泛及病情严重，无论是何种疾病，患儿家长都应当立即寻求救治，由医生根据患儿的病史和其他并发症状鉴别诊断。在未得到医生救助和诊断之前，切不可给患者服用止痛药物，以免加重病情和掩盖症状。另外，如果没有压痛、反跳痛及肌紧张等腹膜刺激症状，但腹部剧烈疼痛持续一小时以上而没有缓解，也应到医院就诊。

专家支招：从年龄看腹痛

不同年龄小儿的肚子疼，引起的疾病不一样。对于3岁以下尤其是小婴儿来说，其语言功能尚未发育完善，所以不能完全用语言表达自己的感受，

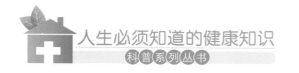

仅用哭闹来表达不舒服，这时候家长一定要注意观察孩子的症状，好向医生介绍以便于诊断。这一阶段多见肠套叠、小婴儿肠绞痛、嵌顿性疝以及肠道感染。

（1）肠套叠：对于婴幼儿，尤其 2 岁以下的，阵发性的哭吵，不容易安慰。

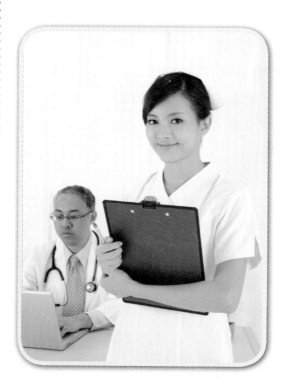

哭闹持续 10 ～ 15 分钟，间隔 15 分钟至一两个小时，可伴呕吐以及排暗红色或者果酱色大便的，一定要当心，可能是肠套叠。

（2）婴儿肠绞痛：多见于生后早期，多在 4 个月后缓解，原因不清楚。

（3）嵌顿疝：在婴幼儿中也能见到。一般这样的小儿有疝气的病史，家长一定要告诉医生。家长还当注意疝皮肤的颜色改变。

（4）婴儿肠胀气：表现为婴儿突然大声啼哭，腹部膨胀，两拳紧捏，两腿间及腹部蜷曲。多见于一岁内的小婴儿，因过食奶类、糖类或腹内吞入了大量气体产生腹胀而导致腹痛。

故专家提醒：这一阶段的孩子在护理上，尽量少让婴儿空吸奶嘴，不要在配方奶粉中加糖，对莫名的婴儿哭闹应当去医院。此外，小儿夜啼，一到夜晚就不睡觉而哭闹，反复发作，可能与维生素 D 缺乏、内脏神经发育未成熟有关。

孩子腹痛时该怎么办

"留守老人"张奶奶问小孙子在家一旦发生腹痛，来医院前有啥招？如果您一时不能去医院，教您几招腹痛的家庭救护。

（1）让患儿两腿屈曲侧卧，以减轻腹肌紧张度，减轻疼痛。腹膜炎以半坐位为好。

（2）观察腹痛的性质、部位、发作时间、伴随症状，尽快查明病因。病因不明时切忌盲目热敷或冷敷腹部。

（3）原因不明时尽量不用止痛药，以免干扰疼痛的性质而误诊。

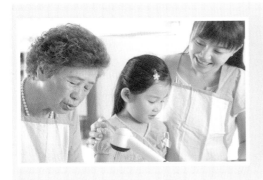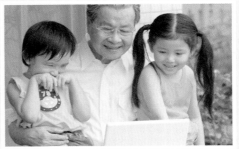

（4）病因明确的肠炎、痢疾、胃炎等病，可适当应用止痛药或胃药，如颠茄片、胃舒平、654-2、阿托品等。用药1~2次后腹痛不见减轻，就必须及时到医院诊治。

（5）消化系统病引起的腹痛，饮食治疗很重要。溃疡病、胃炎的饮食要容易消化、较细软；胰腺炎要给予低脂、低蛋白的清淡饮食，急性期还需要禁食。要根据病情决定饮食治疗的方向，适当的饮食治疗会使腹痛减轻。

（6）精神要放松，注意休息，减少胃肠神经官能症引起的腹痛。

（7）寄生虫病引起的腹痛要给予驱虫治疗，例如肠虫清、左旋咪唑、阿的平、驱蛔灵等。

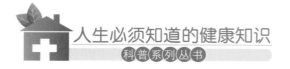
孩子得了肠痉挛怎么办

　　小宝妈妈问：为什么小宝动不动就说肚子疼，到医院看医生每次都说是肠痉挛？

　　进冷食或饮食不当引起肠蠕动增强或过快，称为肠痉挛。此种腹痛多不剧烈，不伴发热，多位于脐周部，喜按。用手轻轻揉一揉或用暖水袋热敷一下多能使疼痛缓解。虽经常发生，但多不需要特殊治疗，只需注意一下饮食，随着年龄的增长，症状会逐渐消失。要是出现器质性腹痛就建议去医院找大夫进行检查。

年轻妈妈需警惕小儿肠套叠

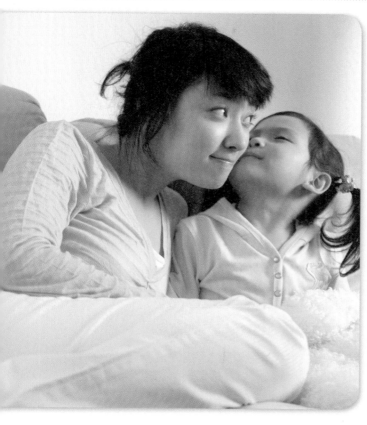

　　小儿腹痛需注意肠套叠。1岁4个月的典典长得白白胖胖、乖巧可爱。可前两天突然出现阵发性哭闹、腹泻、呕吐。妈妈认为宝宝是因受凉而拉肚子，就在家门口的药店买了些消化止泻药给宝宝吃。但宝宝的哭闹越来越厉害，怎么哄都不行，大便中还带血。妈妈急忙抱着典典来到儿童医院。医生检查后说典典得了肠套叠，立即在X线下为其作空气灌肠治疗。大约20分钟，典典停止了哭闹，渐渐地安静下来。医生说：典典来的还算及时，如果再晚些，就必须手术治疗了。

　　肠套叠是指一段肠管套入邻近另一段肠管，是小儿常见的一种疾病，多发生在 2 岁以下，尤其是 4～10 个月的婴儿更多见。男孩多于女孩，且多为肥胖儿。急性肠套叠有四个主要症状：阵发性腹痛（哭闹）、呕吐、便血、腹部可触及肿块。肠套叠的发病原因至今尚不清楚，但可能与饮食改变、不规律、过多冷食、婴儿添加辅食、肠炎、病毒感染等有关。

　　肠套叠的早期诊断非常重要。如果早期明确诊断，采用空气灌肠的方法 90% 以上的患儿可得到治愈，而且安全、方便、效果好、费用低，同时也避免了手术带来的痛苦及并发症。但对于晚期肠套叠，患儿一般情况差，肠管套叠紧及反复肠套叠则必须手术治疗。值得注意的是急性肠套叠有时会误诊为消化不良、痢疾等。

　　随着秋季的到来，因轮状病毒感染而致腹泻的患儿也越来越多，家

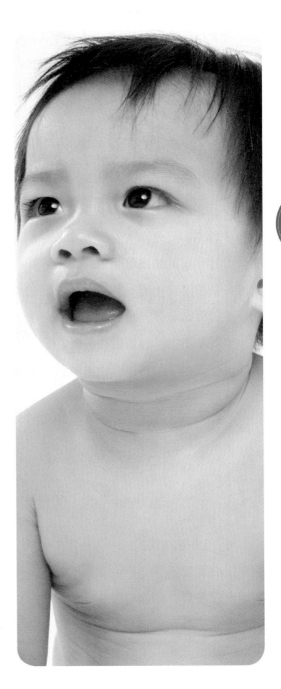

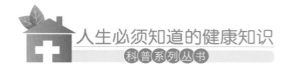

长要注意孩子的饮食规律，节制冷饮，避免生冷饮食的刺激而引起胃肠道异常蠕动。孩子一旦出现腹痛、腹泻等，家长千万不可大意，一定要带孩子到正规医院或专科医院治疗，以免延误治疗时机。

缺钙会引起肚子疼吗

　　一提起小儿肚子疼，人们大多会想到肠痉挛、蛔虫症。然而，随着医学科学的不断进步，对小儿腹痛又有新说——缺钙。小儿体内的钙约99%沉积在骨骼和牙齿中，只有1%存在于软组织和细胞外液内。这部分钙数量虽少，作用却很大。它可帮助血液凝固，加强细胞间的结合，维持神经、肌肉正常的兴奋性。如果血液中游离钙离子减少，神经、肌肉的兴奋性就会增高。这时，肠道平滑肌只要受到轻微刺激，就会发生强烈痉挛，引起腹痛，持续数分钟及数小时。腹痛小儿会哭闹不止，缓解后恢复如常。上感时出现腹痛，可能与发热引起反射性肠蠕动或蛔虫不宁引起肠痉挛有关，也可能因并发急性肠系膜淋巴结炎所致。此时查体，腹部柔软，无明显肌紧张，亦无固定压痛点。患儿腹痛较重的，体温明显升高甚至超过39℃，腹部压痛较广泛且偏于中部，同时鼻咽部的症状和体征较明显，并随上感症状的缓解而好转。

急腹症的鉴别诊断及治疗

　　（1）急性阑尾炎：小儿各年龄段均可得此病，而且比较常见。此病起病较急，腹痛以右下腹为重，用手按小儿右下腹时会加剧孩子的哭闹，常伴有恶心及呕吐，然后出现发烧，体温可升高达39℃左右。此时需到医院进行治疗，因小儿阑尾炎的发展较快，时间稍长有阑尾穿孔造成化脓性腹膜炎的可能，甚至危及小儿生命。

（2）肠套叠：肠套叠多发生于 2 岁以内的婴幼儿。其病变所在为肠管的一部分套入到邻近的一部分肠腔内，所以腹痛时可以在腹部触到一固定性包块，压痛明显，腹痛发作后不久就会呕吐，尤以在发病后 2 ～ 12 小时出现暗红色果酱样大便为特征，有时呈深红色血水样大便。如能早期发现，到医院进行充气复位，则可免除因套入部分的肠管受压时间过久缺血、发生坏死而必须采取的手术治疗。

（3）嵌顿疝：小儿疝气以脐疝和腹股沟疝为多见。脐疝发生嵌顿的机会很少，多数由于腹股沟疝发生嵌顿造成了腹痛。这样的小儿在发病前都有可复性疝气存在，即在小儿站立或用力排便时腹股沟内侧出现一肿物，或仅表现为一侧阴

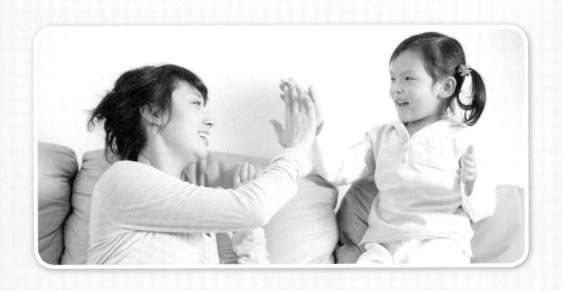

囊增大，平卧时消失，即使不消失还可用手慢慢还纳。一旦不能送还，肿物不消失且出现腹痛，孩子阵发性哭闹、腹胀和呕吐，时间长了肿物表面皮肤肿胀、发热，压痛明显，则无疑是发生了嵌顿疝，必须及时送医院治疗。

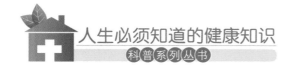
（4）肠痉挛：肠痉挛是由于肠壁肌肉强烈收缩引起的阵发性腹痛，为小儿急性腹痛中最常见的情况。其发生的原因与多种因素有关，如受凉、暴食、大量冷食、婴儿喂乳过多，等等。本病属于单纯的功能性变化，为非器质性病损，故预后较好，多数可自愈。表现为健康小儿突然发生阵发性腹痛，每次发作数分钟至十分钟，时痛时止，反复发作，腹痛可轻可重，严重的持久哭叫、翻滚，肚子稍硬，间歇时全腹柔软，可伴有呕吐，吐后精神尚好。若口服适量的颠茄酊，0.03 ～ 0.06 毫升 / 次，则能很快缓解。

（5）细菌性痢疾：本病以夏秋两季多发。常起病急骤，先有发烧达 39℃甚至更高，大便次数增多，腹泻前常阵发性腹痛，肚子里"咕噜"声增多，但腹胀不明显。病儿脱水严重，皮肤弹性差，全身乏力，应送至医院治疗。

（6）过敏性紫癜：这是一种变态反应性疾病，伴有周身的症状。首先表现为皮肤紫癜，面积大小不等，表面紫红色，压之不退色，多分布于四肢和臀部，以踝、膝关节处明显。在此基础上出现腹部阵发性剧烈绞痛，以脐周或下腹部明显，有压痛，但肚子软。可伴有腹泻及轻重不等的便血，大便为黑色或红色。它是由于肠管内壁出血、水肿造成的。有的小儿还可伴有关节肿痛，甚至血尿等情况。这样的孩子应卧床休息，限制硬而不易消化的食物，多以中医中药进行对症治疗，达到祛邪固本的作用。重者尚需激素治疗。本病一般预后良好，轻症 1 周、重症 4 ～ 8 周便可痊愈。

什么是再发性腹痛

再发性腹痛的疼痛是痉挛性或绞痛性的，多在脐周，也可在腹部其他部位；可每日、每周、每月发作，或数月发作一次，每次发作不超过 1 ～ 3 小时，可自行缓解；发作以晨起、下午 3 ～ 4 时比较多见，常于空腹或进餐时突然加重。再发性腹痛 90% 是功能性的，与生长过快导致的钙缺乏、植物神经失调，内脏感觉高度敏感，胃肠动力功能失调，心理因素如突然受打击、焦虑、忧郁症、学校恐惧症等有关。

小儿腹痛与大便性状相关吗

孩子肚子疼时您注意过他（她）的大便是什么样吗？如果没有，从现在开始就要注意了：您的小孩腹痛时，有无大便？没大便几天了？孩子的进食情况如何？

（1）几天无大便伴腹胀者，可能是肠梗阻。

（2）便脓血尤其在夏秋季节应注意是痢疾、出血性大肠杆菌性肠炎、麦克尔憩室炎等。

（3）大便呈蛋花汤样或者水样便，伴呕吐，尤其秋冬季节，多是轮状病毒性肠炎。这种疾病多见于幼儿，可能发生脱水、电解质紊乱和代谢性酸中毒，家长应当注意给孩子多喝水。

（4）如果有便秘与腹泻交替出现，应当注意不完全性巨结肠症和肠激惹综合征。这种便秘可以用开塞露以通便。此外，多吃富含纤维素的食物，少喝碳酸饮料。

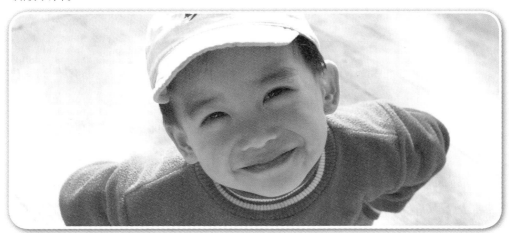

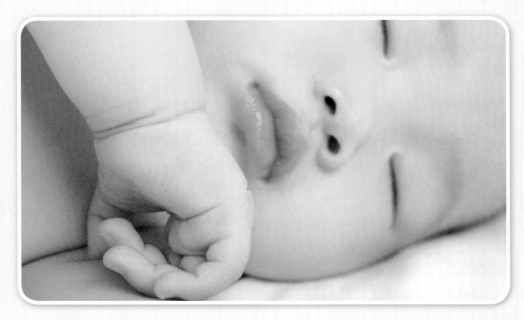

　　另外，对于新换种类或者刚开始喝的奶制品，有可能发生过敏，常表现腹痛后发生腹泻。这样的话，家长就应当换回原来牌子的奶制品，或者用少过敏的奶制品，小婴儿不要吃纯牛奶。一般而言，不要时常更换奶制品的品牌，一来孩子可能会因为口味不适应而导致不喝奶，二来有可能发生过敏。

东东总说肚子疼，会是有虫子吗

　　老百姓常说的肚子里有虫，就是指蛔虫病。此病患儿多有进食不讲卫生的习惯，饭前便后不洗手，生吃水果冲洗不够甚至不洗，表现为平时虽吃饭正常但仍很消瘦。当环境改变或小儿发烧、腹泻、饥饿以及吃刺激性食物时突然腹痛，孩子哭叫打滚、屈体弯腰、出冷汗、面色苍白，腹痛以肚脐周围为重。常伴有呕吐，甚至可吐出蛔虫。有时能自行缓解，腹痛消失，小儿显得疲惫。完全恢复后照常玩耍。每次疼痛发作数分钟，但可能不是每天发作，也可能每天发作数次。给适当的驱虫药物如驱虫净，按2.5～3毫克/千克体重给药，最大用量不超过150毫克/次，睡前一次顿服；或肠虫清，按说明服药。当出现便秘或不排便、腹胀、腹部摸到条索状包块时，可能发生了蛔虫性肠梗阻，则应到医院进行输液及灌肠等驱虫治疗。

孩子说肚子疼时，您注意观察过伴随症状吗

（1）应注意腹痛与发热的关系：先发热，后腹痛多为内科疾病，如上呼吸道感染、扁桃体炎并发急性肠系膜淋巴结炎；反之，先腹痛，后发热多为外科疾病，如急性阑尾炎、继发性腹膜炎等。

（2）伴随恶心呕吐的多是消化道的病变；伴随咳嗽、发热的要注意腹外器官的病变而导致的腹痛，如下叶肺炎所引起的牵涉痛。

（3）注意皮肤出血点、瘀斑和黄疸，有助于流行性脑脊髓膜炎、败血症、紫癜及肝胆疾病引起腹痛的诊断。

（4）阵发性腹痛伴有频繁呕吐，明显腹胀，不排气及不排粪者，常提示肠梗阻。

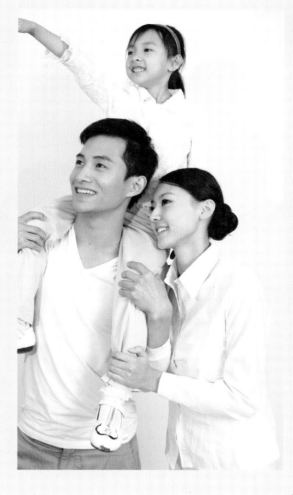

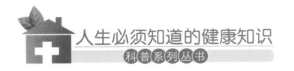
（5）急性腹痛伴中毒性休克多见于胃肠穿孔、急性坏死性肠炎、急性胰腺炎、卵巢囊肿扭转等。

（6）腹痛剧烈不敢翻动体位且拒按者，常有局限性或弥漫性腹膜刺激征，如阑尾炎，腹膜炎等。

（7）还要注意孩子的心理问题，心理疾病如忧郁症、幼儿园恐惧症等也会产生腹痛。

孩子嚷肚子痛时用热水袋给孩子热敷有用吗

这种做法对胃肠道痉挛引起的胃肠绞痛，特别是因受寒、饮食过多引起的胃部胀痛有效，能缓解胃肠痉挛减轻疼痛。但有些疼痛就不那么简单了，按揉和热敷反而会加重病情，引发危险。①肠虫症，

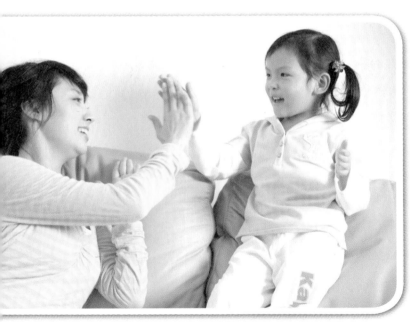

这也是小儿腹痛的常见原因，当某种因素刺激虫体时，可使蛔虫蠕动，刺激肠道引起痉挛、疼痛。此时按揉腹部，只会刺激虫体甚至引起胆

道蛔虫症；蛔虫还能穿破幼儿娇嫩的肠壁，引起弥漫性腹膜炎。急性阑尾炎在儿童中较多见。②儿童阑尾炎在早期并无典型症状，可能肚脐周围有轻微疼痛，有时有呕吐腹泻，按压时疼痛并不明显。但随着病情的发展，疼痛会局限于右下腹，出现压痛反跳痛。如果家长此时按揉肚子或作局部热敷就可能促进炎症化脓破溃穿孔，形成弥漫性腹膜炎。③急性肠套叠多见于幼儿，特别是肥胖儿，由于被套入的肠体血液供应受到阻碍，引起间歇性疼痛。如果盲目按揉，可造成病情加重，出现便血甚至肠坏死的情况，延误治疗。

（本章撰稿　孙岩峰）

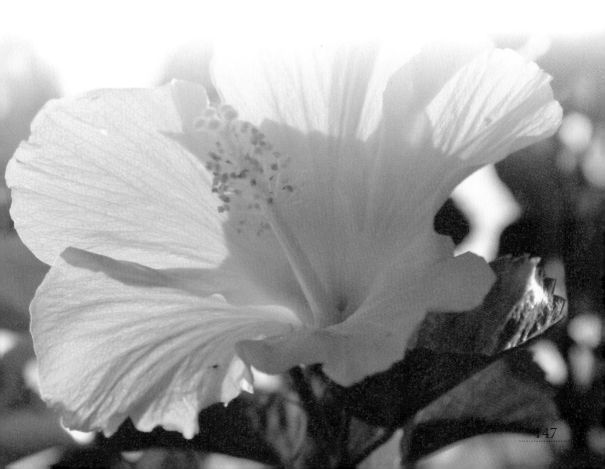

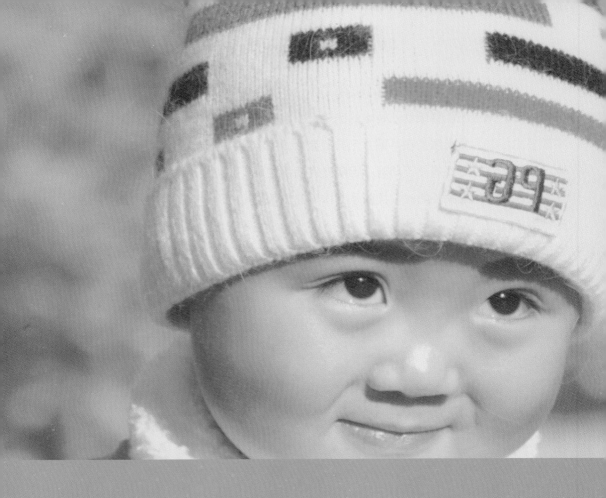

XIAOER PIZHEN

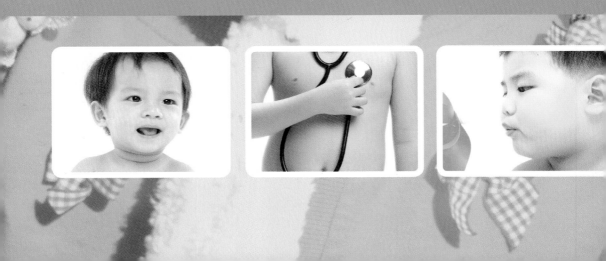

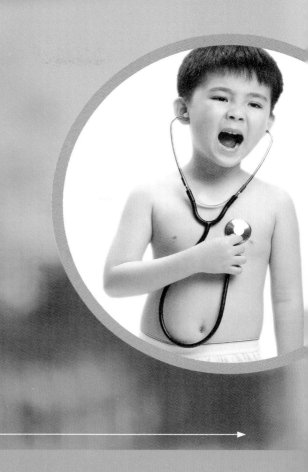

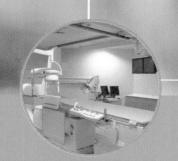

小儿皮疹

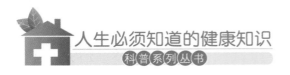
 # 皮疹的基础知识

疹子种类知多少

许多家长一见孩子出疹子了就以为是得了麻疹，很担心。其实，疹子是医学上说的皮疹。皮疹种类很多，有的并不危险。皮疹是儿科临床诊断疾病的重要线索，常见的皮疹按形态可分为斑疹、丘疹、疱疹、玫瑰疹及荨麻疹（风团）等。一个疾病可以见到多种皮疹，然而同种皮疹也可以在多种疾病中出现，所以还要根据具体情况进行具体分析。疹子与出血点不同。疹子一般为充血性的，压之褪色，而出血点压之不褪色。

①斑疹只是真皮内血管扩张，使皮肤发红，一般不隆起皮面，皮肤坚度不变，故不能触摸到。斑疹扩大、融合、直径超过3~4厘米时称红斑，形成环形时叫做环形红斑。②丘疹除局部颜色改变外还隆起皮肤，是表皮或真皮浅层增厚或细胞浸润引起的，大小不一，可以小到针尖，大到豌豆。丘疹可以发展为疱疹。③丘疹中心有水疱时叫做疱疹。

有的疱疹经干瘪、结痂、脱痂后痊愈。浅表的疱疹一般不遗留瘢痕。疱疹有时很痒，小儿控制不住抓挠，如果抓破感染会留有瘢痕。最好及时到医院就诊，及时处理。④玫瑰疹是一种鲜红色的圆形斑疹，直径 2~3 毫米，由病灶周围的血管扩展引起的，拉紧附近皮肤或用手指按压可以使皮疹消退，松开时又出现，多见于胸腹部。⑤荨麻疹是稍微隆起的皮肤，苍白色或红色的局部性水肿，有的类似地图一样。

不要随便用激素药膏

如果是病毒感染引起的皮疹，禁忌用激素药膏，家长一定要注意啊！如肠道病毒、EB 病毒、水痘－带状疱疹病毒、麻疹病毒等可以引起斑疹、丘疹、斑丘疹等，有的细菌如引起猩红热的溶血性链球菌也会引起密密麻麻的小皮疹。疹子种类很多，需要根据孩子的发病年龄、季节、流行病学史、病程第几天出疹及其伴随症状进行鉴别和诊断，千万不能看到皮疹就给予激素药膏涂擦，这样反而延误病情，甚至加重病情发展。如麻疹出疹前会发热，有的出现口腔黏膜斑，发病 3~4 天才出疹；

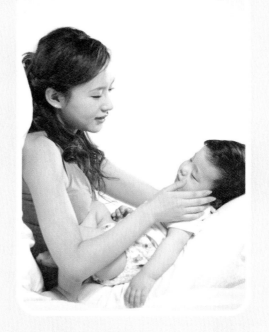

风疹发病后半天到 1 天即出疹，耳朵后淋巴结可以肿大；幼儿急诊发烧 3~4 天，热退疹出，很典型；EB 病毒感染引起的传染性单核细胞增多症发热时间较长，疹子不典型，多伴有淋巴结肝脾肿大，血常规检查有异常淋巴细胞，EB 病毒抗体阳

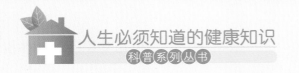
性等。所以，不论哪种疹子出现，最好到医院根据医生建议用药。

常见的细菌、真菌感染引起的疹子怎样区别

猩红热、金黄色葡萄球菌感染可以引起弥漫性细小的比较密集的斑丘疹。疹子之间有正常皮肤。皮肤发红（充血）。有时，皮肤像鸡皮样，皮肤皱褶的地方疹子更多，有的患者伴有口周苍白，舌头像杨梅一样红。

念珠菌感染时皮肤皱褶处红斑，皮肤糜烂，湿润，白色浸渍，皲裂、伴有丘疹或丘疱疹，附着有线圈状鳞屑。有时与尿布皮炎混杂在一起，边缘可伴有卫星状小脓疱和斑丘疹，附有线圈状鳞屑是念珠菌皮疹的特征表现。

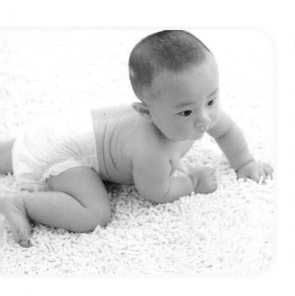

荨麻疹——瘙痒之痛

荨麻疹俗称风团，有时像地图一样，常伴瘙痒，基本病变为皮肤黏膜的毛细血管暂时扩张及渗透性突然增加。本病多数是变态反应所引起，病因复杂。有些是由外源性因素所致，如进食致过敏的食物如鸡蛋、牛奶、杨梅、虾蟹、香料等，或药物包括磺胺类化合物、抗生素、血清、疫苗、类毒素、内分泌素等，或吸入花粉、真菌、孢子、动物的羽毛、皮屑、气雾剂等，或与细菌（特别是葡萄球菌和 β 溶血性链球菌 A 组比较多见）、幽门螺旋杆菌、病毒、真菌、肠寄生虫等感染有关。温度、日光、摩擦压力等物理因素，精神紧张也可诱发本病。也可以因为寒冷刺激诱发，与个人高敏体质有关。常常先感到皮肤瘙痒或刺痒，

一会就出现风团，局部皮肤淡红、水肿，扁平高起、边界比较清楚，伴有不规则伪足状，周围有红晕，风团大小不等，无固定形态和部位，变化不断，时隐时现，消退后不留痕迹。小儿有的伴有血管神经性水肿，有的伴有腹痛。

变应原皮试是检查过敏原的常用方法之一。急性荨麻疹，食物可能为常见的主要致敏原，而在慢性荨麻疹中，屋尘螨、粉尘螨的阳性率最高。

荨麻疹发病机制可分为免疫性和非免疫性两类。免疫性者，主要是第 I 型变态反应，其抗体通常是 IgE，少数病例是 II 型或 III 型变态反应。近来研究发现，荨麻疹患者存在 T 淋巴细胞免疫功能紊乱现象，表现为 CD_3^+、CD_4^+ 细胞下降，提示在免疫性荨麻疹的发病中，不但有体液免疫参与，而且细胞免疫亦有一定作用。

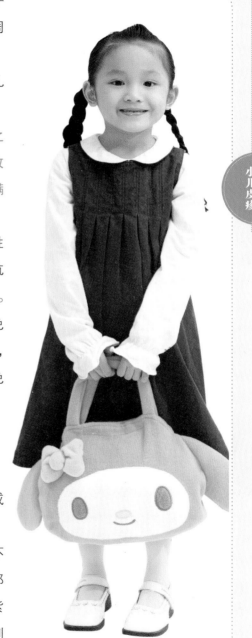

不可小视紫癜

红细胞从血管内外渗到皮内或皮下，形成出血性的斑块，叫做紫癜，主要有两种形态。①淤点：为针尖到直径 <3 毫米的圆形紫点，不高出皮肤，用手压之不褪色；②淤斑：出血部位比紫癜深，多见于皮肤及皮下，表现为青紫或紫褐色（陈旧性），不高出皮肤，为不规则

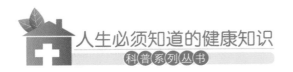
斑片状，直径 > 3 毫米。紫癜儿童常常伴有黏膜紫斑，牙龈、鼻出血，皮下血肿或内脏出血，因此应该尽早到医院就诊。皮疹是充血性的，所以压之褪色，而紫癜是出血性的，所以压之不褪色，这是二者的鉴别要点。

让父母烦恼的婴幼儿湿疹

　　引起婴幼儿湿疹的原因很多，发病与自身及外在因素都有，有时很难明确病因。例如食物过敏原如鱼、虾、鸡蛋等致敏因素，可引起体内发生Ⅰ型变态反应。婴幼儿湿疹的发病率高，主要是由于婴儿皮肤角质层薄，毛细血管丰富，以及内皮含水及氯化物较多，因而容易发生变态反应。另外，局部摩擦，如唾液和奶渍刺激，也是本病原因。当然，也与护理不当，如过多地使用碱性肥皂、过高营养等有关。有些婴儿，尤其是新生儿（不满月的孩子），由于母体雌激素通过胎盘传给胎儿，以致新生儿皮脂增多，容易造成脂溢性湿疹。某些外在因素，如阳光中的紫外线、寒冷、湿热等物理因素，接触丝织品或人造纤维等均可引起湿疹或加重病情。随着孩子的年龄增大，湿疹可以逐渐减轻，所以家长大可不必太担心。

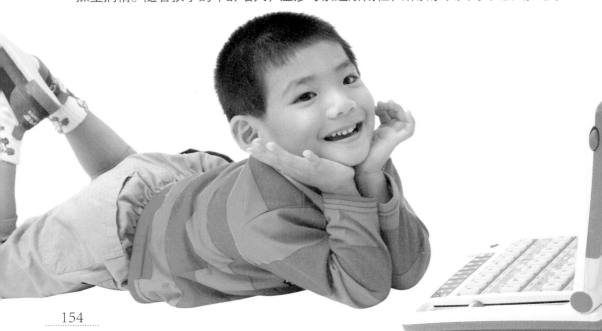

水痘之源头

水痘－带状疱疹病毒与单纯疱疹病毒同属疱疹病毒亚科。第一次患水痘后，病毒在机体内长期潜伏，第二次发病时表现为局部皮肤黏膜的疱疹性损害即带状疱疹，易于复发为其特征。水痘－带状疱疹病毒为直径 150~200 纳米的球形病毒颗粒，外有双层类脂蛋白包膜。水痘－带状疱疹病毒只有一种血清型，人类是唯一的自然宿主。水痘－带状疱疹病毒对体外环境的抵抗力较弱，在干燥的疱疹、痂壳内很快就失去活性，所以如果疱疹全部结痂，就没有传染性了，就可以上学或去幼儿园了。但病毒在疱疹液中活性很强。疱疹破溃时，病毒可以通过手或身体接触的部位传染给其他人，传染性很强。

水痘的流行病学特点

水痘以冬春季发病为主，主要为 2 ～ 10 岁的儿童发病，但近几年来成年人发病人数也在增加。人群普遍易感。

1. 传染源

水痘患者为主要传染源。自水痘出疹前 1~2 天至皮疹干燥结痂时，均有传染性。易感儿童接触带状疱疹患者，也可发生水痘，但少见。

2. 传播途径

主要通过飞沫和直接接触传播。在近距离、短时间内也可通过健康人间接传播。

3. 易感人群

普遍易感，但学龄前儿童发病最多。6 个月以内的婴儿由于获得母体抗体，发病较少。妊娠期间患水痘可感染胎儿。病后获得持久免疫，但可发生带状疱疹。

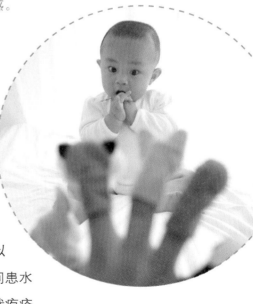

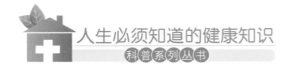

4. 流行特征

全年均可发生，冬春季多见。本病传染性很强，易感者接触患者后约90%发病，故幼儿园、小学等幼儿集体机构易引起流行。

水痘是如何侵蚀我们机体的

水痘－带状疱疹病毒侵入上呼吸道的上皮细胞内进行复制，然后进入血液，到达白细胞内复制后大量进入血流形成病毒血症。病毒散布于全身各器官组织，引起全身病变。皮肤病变主要为棘状细胞层的细胞水肿变性，胞核分裂成多核巨细胞、核内有嗜酸性包涵体形成，随后细胞液化，单房性薄壁水疱形成。早期疱疹液标本于电镜下观察可见内含大量病毒。由于炎症细胞增多及混入脱落的组织细胞残屑，疱疹液可逐渐变得混浊，亦可呈脓疱样外观。疱疹周围及其下部真皮组织充血、形成环绕疱疹基底部的线状红晕。晚期疱疹液中的病毒含

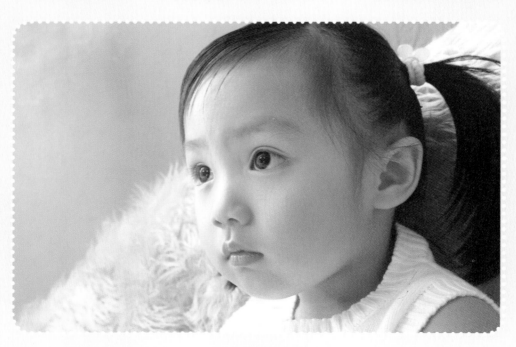

量减少。由于病变表浅，愈合后一般不遗留瘢痕。眼、鼻、口、咽等部位的黏膜亦可有疱疹形成，且易破溃形成溃疡，但易于愈合。水痘性肺炎患者的肺部组织呈广泛的间质性炎症，有散在灶性坏死病变区；肺泡可出血，肺泡与细支气管内含纤维蛋白性渗出物、红细胞及有包涵体的多核巨细胞。肺间质与细支气管周围有单核细胞浸润。水痘脑炎比较重，在水痘脑炎患者的脑组织中可见变性坏死、点状出血、间质血管周围脱髓鞘性改变，脑血管周围淋巴细胞浸润现象。

水痘和带状疱疹的发病之源相同吗

　　水痘－带状疱疹病毒是一种病毒，是同一种病毒在不同时间引起的两种疾病。该病毒首次感染引起水痘，复发感染时引起带状疱疹。水痘疹初为红色小斑疹或丘疹，数小时后演变为露珠状疱疹，周围有红晕，以后开始干瘪，中心略凹，逐渐形成结痂，最后结痂脱落，不留瘢痕。皮疹分批出现，头部、

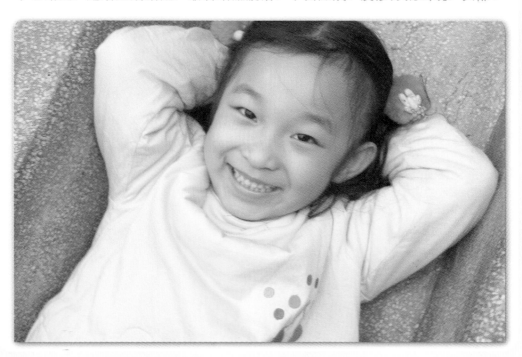

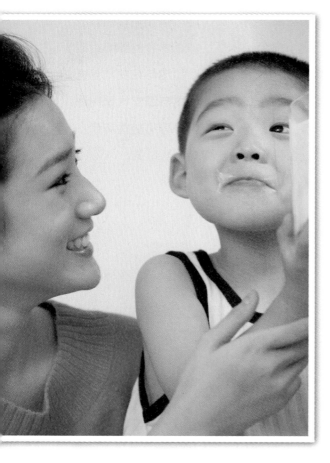

面部、躯干较多，四肢较少，同一时间丘疹、疱疹、痂疹，三代同堂，也是其疾病特点，其他疾病没有这种特点。

带状疱疹是由水痘－带状疱疹病毒引起的病毒感染性疾病，是以周围神经分布的群集疱疹和神经痛为特征的病毒性皮肤病。祖国医学叫做"缠腰火丹"。病毒经过呼吸道黏膜入侵引起原发感染，发生水痘或隐匿感染（并不发病）。病毒感染后，以潜伏形式长期存在于脊神经或脑神经的神经节细胞中，等到某些因素把病毒激活后，病毒又从一个或数个神经节沿着各自支配的周围神经到达皮肤，引起复发感染，这样就形成了带状疱疹。带状疱疹表现为成簇的小水疱，一片一片的，水疱沿一侧周围神经呈带状分布，不越过中线，疼痛明显。在胸、背、腰、颈部、面部均可发生，以肋间多见。皮疹最终干燥、结痂、脱落，不留痕迹。

水痘和带状疱疹均可继发细菌感染，进而形成脓疱。患水痘后能再发带状疱疹，但是患带状疱疹后很少有复发的，这与前者发病后产生不完全免疫，而后者发病后产生完全持久免疫有关。

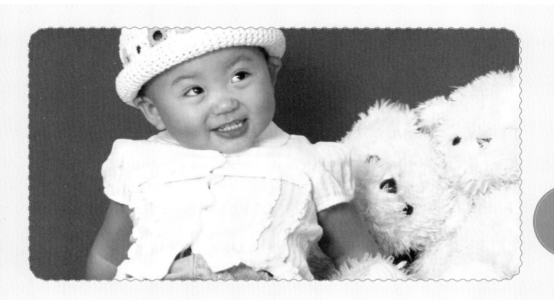

还会得第二次幼儿急疹吗

　　幼儿急疹是由人类疱疹病毒6、7型感染引起的，这些病毒的共同特征是对淋巴细胞具有亲嗜性。人类疱疹病毒6型传播源主要是患者，传播途径有多种，通过唾液发生水平传播是主要途径，母乳喂养不是它的传播途径，所以如果母亲感染该种病毒可以继续母乳喂养。人类对该种病毒普遍易感，但是感染多发生在小时候，并且可以维持终身免疫。人类疱疹病毒7型感染普遍存在，健康成人96%感染过。传播方式尚不清楚，但与病毒潜伏的部位密切相关。人类疱疹病毒7型主要潜伏在外周血单核细胞和唾液中，经唾液传播可能是主要途径，在人类疱疹病毒7型者中，病毒在唾液中的排出率为81%。儿童原发或再激发人类疱疹病毒6型感染后只有40%表现为幼儿急疹，60%并不表现为典型的幼儿急疹，而只以发热为主要表现。幼儿急诊一般患一次，但是引起幼儿急诊的病毒有两种，种与种之间无交叉免疫，即得过幼

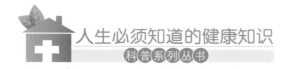

儿急诊后可能再得第二次，但为数极少。有研究表明由人类疱疹病毒 6 型感染引起的高热惊厥占高热惊厥病因的 30%~70%。约 10% 的幼儿急疹是由人类疱疹病毒 7 型引起的。

孩子高热、出疹子要警惕麻疹

　　一位家长带着 6 个月大的患儿从外地来京看病，发热 3~4 天后全身出现许多疹子，并且出现咳嗽，体温更高了。医生看过患儿后告诉家长，立即到传染病医院就诊。经传染病医院检查麻疹抗体阳性，明确诊断为麻疹，立即住院治疗。麻疹是由麻疹病毒引起的急性呼吸道传染性疾病，主要有发热、上呼吸道感染症状、结膜炎等，皮肤上出现红色斑丘疹，口腔黏膜上可以有麻疹黏膜斑。该病传染性比较强，在人口密集而未普种麻疹疫苗的地区容易流行。

麻疹的传染性强吗

　　麻疹的传染性很强，人类是唯一自然宿主，急性期的患者是本病主要的传染源。一般认为，无症状的感染者及麻疹病毒携带者数量极少，传染性很低，但

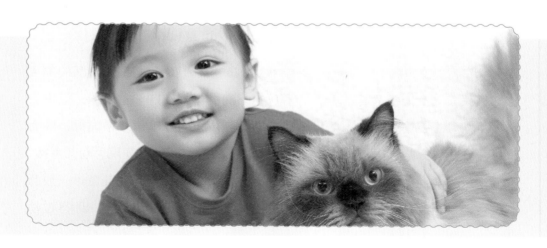

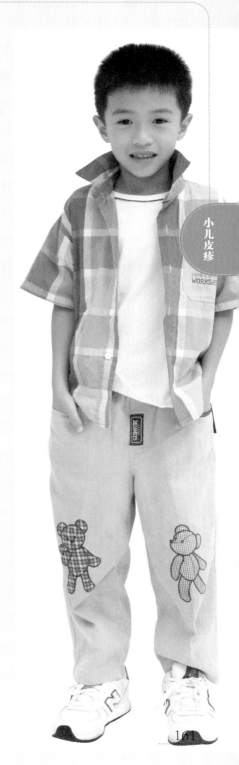

小儿皮疹

近几年来也曾经从这些人中分离到病毒，传染性也不容忽视。传播方式和传播途径主要是呼吸道传播，从潜伏期（感染了病毒到起病）到出疹初期，患者的口、鼻、咽及咽部黏膜分泌物中都含有大量病毒，患者讲话、咳嗽、打喷嚏时，麻疹病毒可以借助飞沫小滴散布到周围空气中，经易感染者鼻咽部或眼结膜入侵到体内，密切接触患者的人也可以经过污染病毒的手传播。本病的传染期一般是出诊前 5 天到出疹后 5 天。在潜伏期第 7 天就已经具有传染性了，但以潜伏期末到出疹后 1 ～ 2 天传染性最强，患者如果合并肺炎，传染性可以延长到出疹后 10 天。经过衣服、用具等间接传染的很少。为了自己及家人健康，一定要注意室内通风，因为接触病毒量不达到一定程度，是不会得病的。

麻疹发病的玄机

麻疹病毒随患者喷射的飞沫小滴侵犯易感者的鼻咽部和呼吸道其他部位或眼结合膜进入人体。病毒在上皮细胞内生长繁殖，引起感染。

受感染后第 1 ～ 2 天病毒在入侵的局部病灶黏膜细胞中迅速繁殖，并侵入局部淋巴组织，进入白细胞，并引起第一次病毒血症（1 ～ 3 天）。病毒随血循环由单核白细胞携带，散播到肝、脾、

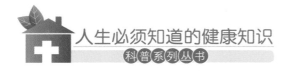

骨髓、淋巴结等网状内皮组织及其他脏器的淋巴组织中并大量繁殖扩散，第3～7天时发生第二次大量的病毒血症。血液中受病毒侵犯的主要为单核白细胞。病毒在 T 细胞、B 细胞中也都繁殖良好。机体的上皮细胞和内皮细胞都可受病毒感染，引起炎症和坏死。受感染的组织广泛，包括肝、脾、胸腺、淋巴结、皮肤、眼结膜，整个呼吸系统从上呼吸道直到肺部等，此时临床症状达高峰（前驱期）。随呼吸道卡他症状出现1～3天后，口腔黏膜出现柯氏斑(Koplik'spots)，即口腔黏膜斑，口腔颊黏膜出现沙粒样小疙瘩，继而皮肤发生斑丘疹。此时麻疹病毒在入侵细胞内增生，破坏细胞，引起炎症，出现明显的临床症状 （第 11 ～ 14 天），症状也可由于炎症产物引发过敏所致。

如何消灭引起麻疹的罪魁祸首

麻疹病毒在体外不容易存活，对热、干燥、紫外线及脂肪溶剂如乙醚、氯仿等极为敏感，故煮沸、日照及一般消毒剂均可灭活，所以在家要经常晾晒被服。该病毒在 56℃ 30 分钟即可杀死，在 pH7 时病毒生存好，而 pH ＜ 5 或 pH ＞ 10 均不能存活。随患者飞沫排出体外的麻疹病毒在一般室温下其活力至少可维持 34 小时。若病毒悬浮存在于含有蛋白质的物质如黏液中，则其存活时间可延长，因蛋白质可保护病毒不受热和光的影响，受蛋白质保护的麻疹病毒可在 -70℃下保存活力 5 年以上。

"红孩子"得的是什么病

一天，一位妇女抱着一个 10 个月的男孩来医院看病。小男孩全身皮肤充血，布满小疹子，而面部没有疹子，发热 1 天了，喉咙发红，扁桃体肿大。这个孩子得的是猩红热。环口苍白圈、杨梅舌、皮肤划痕症阳性、鸡皮疹等是猩红热的临

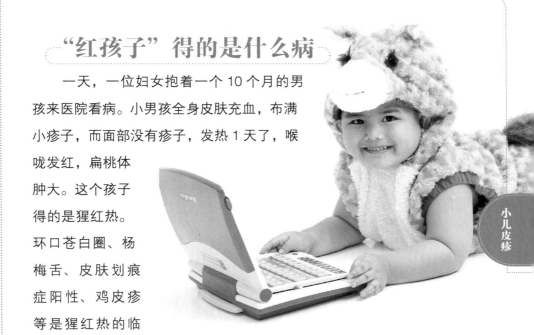

小儿皮疹

床特征。猩红热是由 A 组链球菌感染引起的。链球菌致热外毒素就是以前说的红疹毒素，可导致出现猩红热样皮疹。

A 组链球菌感染中最常见的是链球菌咽炎和扁桃体炎，其他还有皮肤及伤口链球菌感染。咽炎、扁桃体炎的发病年龄以 5~10 岁儿童多见，急性渗出性咽炎中，小儿占发病总数的 20%~40%。小儿急性咽炎中 15%~30% 由化脓性链球菌引起，而成年人中仅 5%~10%。冬季呼吸道感染多，而夏季皮肤感染发病较多。被 A 组链球菌感染的患者，在感染的急性期或恢复期 1~3 周内，口咽部、鼻腔和唾液中含有大量的细菌，可通过密切接触或咳嗽、打喷嚏、谈话等飞沫传播。患者及带菌者是主要的传染源。无症状的带菌者，也可以通过上述方式把细菌传染给易感者。几年来，猩红热发病人数明显增加，特别是上学的儿童。

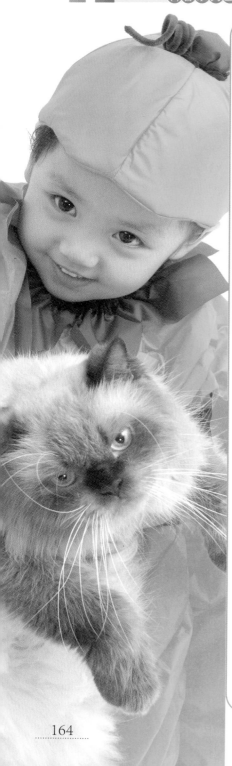

肠道病毒与疹子的亲密关系

　　肠道病毒群属于 RNA 病毒属的小 RNA 病毒科，包括脊髓灰质炎病毒、柯萨奇病毒、埃柯病毒以及 1986 年以来新发现的肠道病毒 68~72 型（从 68 型开始新鉴定的型别统称为肠道病毒，不再划入柯萨奇病毒或埃柯病毒，包括引起重症手足口病肆虐的肠道病毒 71，即 EV71）。这些病毒与人类疾病密切相关，尤其是小儿。临床症状复杂多变，大多属于轻症，但重症可引起无菌性脑膜炎、脑炎、瘫痪性疾病、心肌炎、神经源性肺水肿，会危及生命。在成人中也可流行，甚至引起死亡。除肠道病毒中的脊髓灰质炎病毒外，大多数可以引起皮疹。

　　有症状的患者及无明显临床症状的轻型或隐匿性感染者都是重要的传染源，尤其是轻型或隐匿性感染者为传播病毒的主要传染源，因为在肠道病毒流行时有明显症状者与隐匿性感染者之比大约为 1:130，在疾病早期即可从其粪便中分离到病毒，病程第 1 周阳性率达高峰，以后下降，一般持续排毒 2 周，甚至长达 2~3 月。传播途径一般是人与人之间经粪口传播，早期也可通过呼吸道传播，间接经过手、衣物、玩具等传播也不容忽视，尤其是集体儿童机构如幼儿园、学校等。可见，手卫生是多么重要。

手足口病的流行情况如何

肠道病毒感染引起的手足口病，在世界上传播很广，不断的引起流行及散发病例。发生流行时其范围可大可小，严重程度也大小不同。2010年4月11日国家卫生部例行新闻发布会发布，截至4月11日，全国累计报告手足口病例192344例，比2009年同期上升了38.26%。专家预计手足口病高峰在4~7月。

2010年4月，广东、河南、广西、浙江、江苏、安徽、四川、湖北、湖南等10个省区手足口病发病例数占了全国近80%病例，广东以3万多发病例数居全国首位，包括死亡报告1例，全国共有14个省份报告有死亡病例，报告死亡病例94例。2010年4月我国手足口病已经进入了流行期，随着气温变暖，疫情会进一步上升。对于个人和家庭来说，手足口病最关键的就是预防，要注意家庭及周围环境的卫生，讲究个人卫生，婴幼儿、儿童，包括大人，饭前、便后和外出后都要用肥皂、洗手液洗手，不喝生水、不吃生冷的食物，居室通风，勤晒衣被。成年人经常护理手足口病的患儿，有的也可以得病。在发热门诊我们曾经见过数个年轻的父母，孩子的手足口病好了，自己又得上了，尽管没有小儿的严重。所以再次提醒大家注意手卫生。

手足口病传播的途径

传播途径有以下几种。

（1）消化道传播：进食被患者粪便污染的食物而传播。患者的粪便在数周内

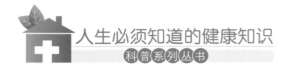

仍具传染性。

（2）接触传播：直接接触患者破溃的水泡及被病毒污染的水源，可通过唾液、疱疹液、粪便等污染的手、毛巾、手绢、牙杯、玩具、食具、奶具以及床上用品、内衣等传播；经被污染的医护人员的手及触摸被污染的医院的医疗设备器械等。

（3）呼吸道传播：患者咽喉分泌物及唾液中的病毒，可通过空气飞沫传播。这就是为什么幼儿园一个班有 2~3 个手足口病儿童时要封班，因为幼儿园的玩具等都是大家共用的，被一个小朋友的手污染了的玩具或其他物品，其他小朋友再用时极易被传染上，更何况呼吸道传播也很强。

防止患风疹——室内通风是关键

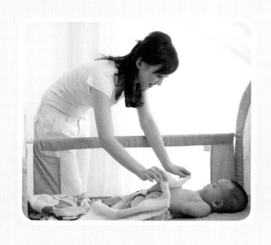

冬春季节风疹病毒比较活跃，发病率比较高，多见于小儿及学龄儿童。由于 6 个月以下婴儿可以从母体中获得抗体，因此很难得病。在流行期间，各个年龄儿童均可患病，传染性强。风疹病毒一般经过口腔、鼻子、眼睛分泌物直接传给旁人，或者通过呼吸道飞沫传播。风疹病毒不耐热，在室温中很快失去活性，低温 -60℃仍然可以存活。风疹病毒易被干燥和高压灭活。所以，在风疹流行期间，要多注意室内通风换气，不要与患病的孩子接触。

药疹之谜

药物性皮炎又称药疹，是指药物经各种途径进入体内，如口服、注射、吸入或塞入等，引起的皮肤或黏膜的反应。严重者可伴有全身损害。药疹可由变态反应和非变态反应产生，后者指药理学可以预测到的，常与剂量有关，而前者与药理作用无关，见于少数个体，通过变态反应机制而发生。通常讲的药疹亦指前一类药疹，主要指药物过敏所引起者。

药物变态反应指以药物为变应原而引发的变态反应。其发生机制与变态反应相同。某些药为完全抗原，如破伤风抗毒素、百白破疫苗等，多数药物是非蛋白质，称为半抗原。当它进入人体与体内组织蛋白（又名载体蛋白）以共价键结合为不可逆的稳定半抗原－蛋白复合物，变为完全抗原，能激发机体产生特异抗体。此类抗原抗体产生变态反应表现在皮肤及黏膜上，即造成药物性皮炎。以后每遇到同样的药物，即使少量也可出现皮疹。药物性变态反应的表现不属于药物的药理作用，与剂量或毒性反应无关。发病只限于少数致敏状态的人群。有一定的潜伏期。以皮肤发疹型为例，第一次用药后，经过4~20天（平均8~10天）的致敏期，处于潜在性变态反应阶段，无症状。如继续用药，则4~5天后，发生变态反应。如过去用药已经使机体处于变应状态，再次用药，则24小时之内即发生反应。有的个体可以耐受某药达数月至数年之久。一旦体内发生某种改变时，反应可在数分钟至24小时内出现。发生了某

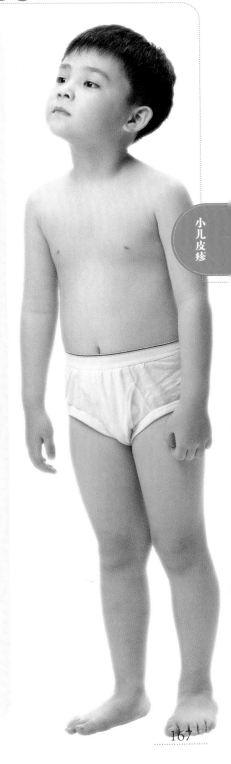

小儿皮疹

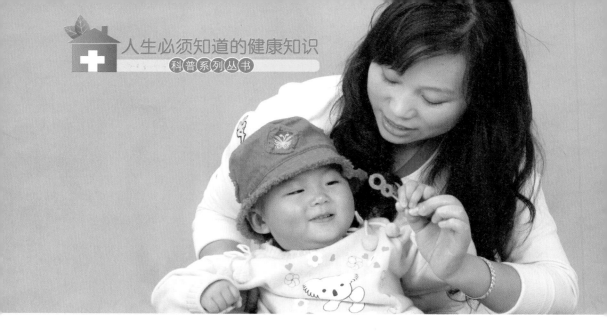

些药物的变态反应，就有可能存在对化学结构相似的药物或其代谢药物发生交叉过敏反应。还可发生多价过敏，即在药物皮炎的极期，对于一些化学结构不同的药物，也发生过敏，因此在药物治疗中应予以注意。所以，患者在就医时，一定要告知医生对何种药物有过敏史。

非变态反应机制也可引发药物皮炎。指药物的固有药理学、毒性反应、不耐受等。患者皮肤接触某些物质（包括药物）后，由于表皮发生特异性敏感作用而出现皮疹，称为接触性皮炎。

警惕血管神经性水肿

一天，一位家长急匆匆抱着一位小患者闯进医生的诊室。孩子左眼肿成一条缝，上眼皮上有一个小针眼的叮咬孔，原来这个小孩在草丛里玩，被蚊子叮咬后几分钟就肿起来了。这就是典型的血管性水肿。血管性水肿，又称巨大荨麻疹，为突然发作的局限性水肿。其水肿发生的病理部位与荨麻疹不同。荨麻疹的水肿主要发生的真皮浅层，消退快。血管性水肿发生在真皮深层，消退迟缓。本病分为部分获得性和遗传性两种。获得性血管性水肿发病诱因与荨麻疹相似，药物、食物、吸入物、感染、蚊虫叮咬以及冷、热等物理刺激均可诱发。

血管神经性水肿大多数发生在夜间，为突然发生的局部组织水肿，好发于口唇、眼睑、头皮、耳廓、包皮以及手足等部位，也可发生在口腔黏膜、舌，甚至咽喉。水肿处皮肤紧张发亮，边界不清，压之无凹陷，呈淡红色、正常肤色或苍白色。可伴有轻度瘙痒、麻胀或胀痛感。水肿一般持续2～3天，也可持续持久，消退后不留痕迹。常与荨麻疹并发，也可单独发生。咽喉受累时，出现胸闷、咽部不适、声嘶、呼吸困难，甚至引起窒息。一般不伴有发热、乏力等全身症状。出现血管性水肿时一定要到医院就诊，以防止病情加重，贻误病情。

小儿皮疹

何为丘疹样荨麻疹

丘疹样荨麻疹又称丘疹水疱性荨麻疹，多见于婴幼儿。多数患儿为过敏体质，与臭虫、蚊虫、蚤、虱、螨虫等叮咬后发生过敏反应有关。皮损发生在远离叮咬的部位。少数患儿与食物导致的过敏有关。有的时候不一定是食物本身引起，而是食物添加剂引起的。皮疹常常分批出现，好发于四肢伸侧，也就是朝向面前的部位，为红棕色直径2~3毫米的丘疹。皮疹的顶端有的似疱疹，但是摸起来比较硬，不易破裂，为实质性浸润。皮疹伴有痒感。本病是婴幼儿常见病，全年均可发生，夏秋季多见。本病易与手足口病、水痘等混淆。

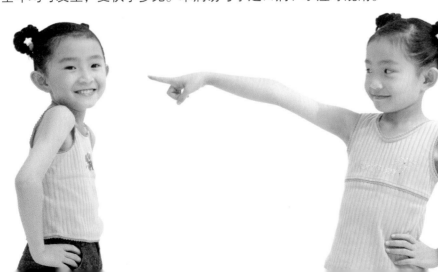

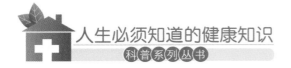
接触性皮炎知多少

一天，一位母亲说起，几天前她6个月大的女儿由于身上总有奶腥味，洗澡后就给身上抹了点香水。谁知不一会孩子就哭闹不止，满脸通红，全身出现红色斑丘疹和风团，这位母亲一看就知道是因为香水过敏，立即又给孩子洗了个澡，折腾半天孩子才没事了。还好这位母亲认识到是皮肤过敏，是很幸运的，要是严重过敏反应更是让人后怕。这就是典型的接触性皮炎。

接触性皮炎是由于皮肤或黏膜直接接触某些外界变应原物质（过敏性物质）后，在接触部位所发生的急性炎性反应，小儿并不少见。

能引起接触性皮炎的物质较多，通常分为化学性、植物性及动物性三大类。

（1）化学性：某些外用药，如抗生素软膏、硫黄软膏、水杨酸软膏、樟脑、薄荷、酒精、碘酒、红汞、清凉油、高锰酸钾、扑粉、痱子粉等。某些中药，如五虎丹、京红粉软膏（内含有汞），还有一些化学原料、镍、铬等金属及其制品、机油染料（尤其是某些衣料内含有的偶氮染料）、农药及灭虫剂如六六六、敌敌畏等。其他，如来苏尔、橡皮膏、塑料玩具、药皂、洗衣粉，以及香脂、香水、彩妆、染发剂等化妆品都可引起本病。

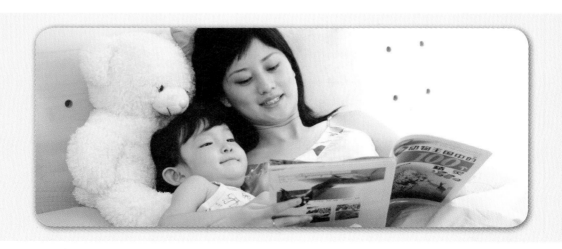

（2）植物性：如漆树、除虫菊、荨麻、野葛、银杏、无花果、猫眼草等。

（3）动物性：如动物的毛、羽毛、毛虫的毒素、动物的皮革等。

对儿童皮炎做斑贴试验，有资料统计，前 7 位致敏原分别为：硫柳汞、氯化钴、硫酸新霉素、硫酸镍、对叔丁基苯酚甲醛树脂、甲醛及芳香混合物。提示其发病与接触杀菌剂、各种玩具及护肤化妆品有关。

接触性皮炎按发病的机制可分为两类。

（1）原发刺激：是指接触物本身具有强烈的刺激性，任何人接触后均可能发生皮炎。发病的时间和反应的程度与刺激物的性质、浓度和接触的时间长短有关。一般指强酸、强碱、去污粉等化学物质引起的皮炎。

（2）变态反应：接触物本身不具有强烈的刺激性，不是每个人接触后均能发病，仅有少数人接触后皮肤、黏膜上发生急性皮炎。这是由于接触物质属于小分子半抗原，与表皮蛋白结合后，形成完全抗原，获得了抗原性，引起 IV 型变态反应。首次接触后，需经 4~5 天以至 21 天的潜伏期，才发生敏感作用。以后再度接触，则在 12~72 小时之后即可出现皮炎。

关爱生命，注意新生儿脓疱病

新生儿脓疱病是以薄壁疱疹内含混浊或脓性浆液为特征的疾病，多由金黄色葡萄球菌感染引起。疱周围常有红晕。小疱疹直径大约 1 毫米，长在脸部时需

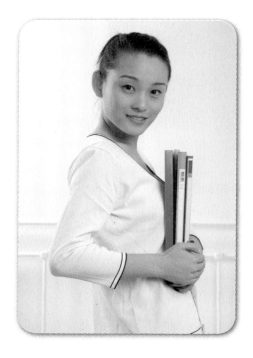

要与粟粒疹区别。后者不是疱疹，它中间是皮脂，是因为皮脂腺堵塞所致。疱疹直径大的直径到数毫米，疱易破溃，露出糜烂的创面，常常覆盖脓痂，脱痂后不遗留瘢痕。脓疱扩大至1厘米时叫做天疱疮。另外，不满月的孩子感染李斯特菌时可以出现出血性疱疹或脓疱。铜绿假单胞菌（绿脓杆菌）感染时，疱疹发展很快，疱疹中心有坏死性孔样溃疡，疱疹根部发硬。金黄色葡萄球菌感染时引起新生儿剥脱性皮炎，先出现在脸部，尤其是口及眼睛周围，1~2天后蔓延至躯干及四肢，全身皮肤大片红斑，上面有松弛性大疱，起皱的皮肤稍微用力即可大片脱落，暴露出新鲜创面，好像烫伤一样，故本病又名金葡菌烫伤样皮肤综合征（简称SSSS综合征），创面渗出液体结痂，可以有大片痂皮脱落。新生儿各种脓疱疹严重时都有发热、吃奶差、精神萎靡等症状，严重时可以并发败血症，甚至危及生命。新生儿脓疱病多见于不讲卫生的父母，因此一定要给新生儿洗澡，因为新生儿的皮脂腺较厚，皮肤娇嫩，很容易感染。

什么是黄水疮

黄水疮是一种接触传染性脓疱病。疱疹多见于脸部口周和鼻子周围。皮损初期是红斑或成簇的小疱疹，继续发展成为脓疱，破损后形成脓痂。病变可以向周围蔓延，也可以因为抓挠传播到全身其他地方。病程大约1周，痊愈后不留瘢痕。

揭开小儿皮疹的面纱

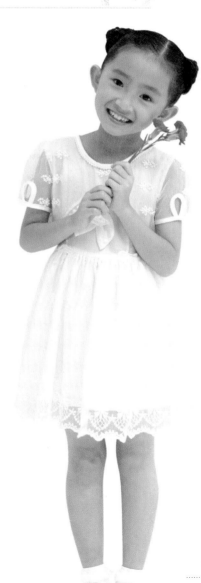

小儿皮疹

湿疹之忧

小张不久前喜获贵子，满月后的这几天他可不省心了，因为儿子老闹，特别是吃奶、排便、出汗后，面部有许多小疹子，热时疹子发红。医生去他家看了小宝宝后对他说，别担心，小宝宝仅仅是患了湿疹，用点药就好了。数天后，小张的儿子好多了，现在儿子更好玩了。

湿疹是过敏引起的疾病，常见于婴幼儿。皮疹表现多种多样，有的是红斑、丘疹、丘疱疹及疱疹，常常对称，脸部多见，特别是眉毛上，有的可见黄色结痂，有的在腋下、大腿根部，严重者全身都有。湿疹皮肤瘙痒，抓挠后可以形成糜烂，有的有渗出，有的干燥结痂有鳞屑。湿疹可以反复出现，一般1岁左右自愈。

湿疹大多数是在出生后1~3月，6月以后逐渐减轻，1岁半以后大多数患儿逐渐自愈。一

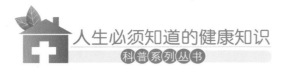

部分患儿可持续到幼儿或儿童期，病情轻重不一。

湿疹与皮疹不同。皮疹多见于面部、双颊、头顶部，以后逐渐蔓延至颏、颈、肩、臀、四肢，甚至可以蔓延至全身。初期为散发或群集小红丘疹或红斑，逐渐增多，可见小水疱，黄白色鳞屑及痂皮，可有渗出、糜烂及继发感染。因为瘙痒，患儿经常烦躁不安，夜间哭闹，影响睡觉，由于湿疹的病变在表皮，预后不留瘢痕。

临床上按湿疹发病过程分为三期。

（1）急性期：起病急，皮肤表现为多数群集的小红丘疹及红斑，基底水肿，很快变成丘疹及小水疱，疱破后糜烂，有明显的黄色渗液或覆以黄白色浆液性痂，厚薄不一，逐渐向四周蔓延，外围可见散在的小丘疹。面部皮肤可有潮红及肿胀。摩擦部位如腋下、腹股沟、肛门周围等处可以受累，常合并擦烂。如果护理不当或继发感染，可导致湿疹泛发全身，这个时候小儿经常夜不能睡，烦躁不安，合并感染时可有低烧。

（2）亚急性期：因为治疗不当或由于湿疹本身演变而来。此期渗出、红肿、结痂逐渐减轻，皮损以小丘疹为主，有时有白色鳞屑，或残留少量丘疱疹及糜烂面。此时痒感减轻，可持续很长时间。

（3）慢性期：多由急性期、亚急性期湿疹演变而来，也可以一开始就是慢性期表现。反复发作，多见于1岁以上的婴幼儿。皮损以皮肤粗糙、肥厚、丘疹、鳞屑及色素沉着为主要表现，极少数可发生苔藓样化。分布在四肢，尤其腋窝、腹股沟处多见，如果发生在手或脚关节的地方或其他关节部位，可发生皲裂伴有疼痛。如果治疗不当，或在一定因素诱发下，随时可以进入急性期，自觉瘙痒难忍。

婴幼儿湿疹皮损分为三型。

（1）脂溢型：多见于1~3月的小婴儿，前额、颊部、眉间皮肤潮红，被覆黄色油腻性鳞屑，头顶部可有较厚的黄浆液痂。严重时，颏下、后颈部、腋及腹股沟可有擦烂、潮红及渗出。其母孕期常常有脂溢性皮炎或较严重的痤疮。患儿

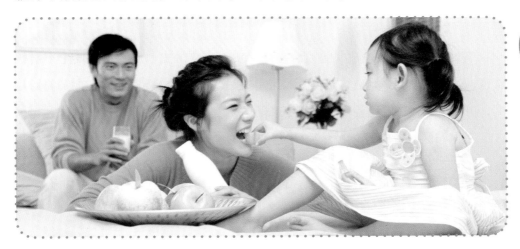

一般在6个月后改善饮食时可以自愈或减轻。

（2）渗出型：多见于3~6月肥胖的婴儿。先出现于头面部，除口鼻周围不易发生外，两颊部可见对称性小米粒大小红色小丘疹，疹间有小水疱及红斑，基底浮肿，片状糜烂渗出，黄浆液性结痂较厚。因为小儿瘙痒，常见抓后出血，有黄棕色软痂皮。剥去痂皮后露出鲜红糜烂面，呈颗粒状，表面易出血。如不及时治疗，可向躯干、四肢及全身蔓延，可发生继发感染。

（3）干燥型：多见于6个月~1岁小儿，可以一开始就是干燥型表现，或出现在亚急性期以后。皮损表现为丘疹、红肿、硬性糠皮样鳞屑及结痂，无渗出，常见于面部、躯干、四肢的侧面。

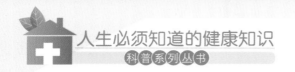
以上三型湿疹可以同时存在，相互转化或重叠。三期皮疹也可以发生于任何一型湿疹。

怎样判断婴幼儿湿疹

根据发病年龄、皮疹的多形性表现，瘙痒和反复发作，不难诊断。

耳后、腹股沟、肛周、颈、颏部的急性期湿疹应与擦烂鉴别。后者多发生在肥胖婴儿，好发于夏季，因湿热、流涎、腹泻及不注意局部皮肤清洁所致。

有时需要与接触性皮炎鉴别。接触性皮炎有接触史，皮肤损害发生于接触部位，边界清楚。怀疑有接触因素时可用斑贴试验鉴别。但在新生儿期及婴幼儿期，斑贴试验往往既不易表现亦不够准确。

在尿布区域或肛周、腋下等处发生湿疹时，须与尿布皮炎及念珠菌感染相鉴别。尿布皮炎位于尿布区域、会阴及股内侧，有境界清楚的弥漫性红斑、丘疹、

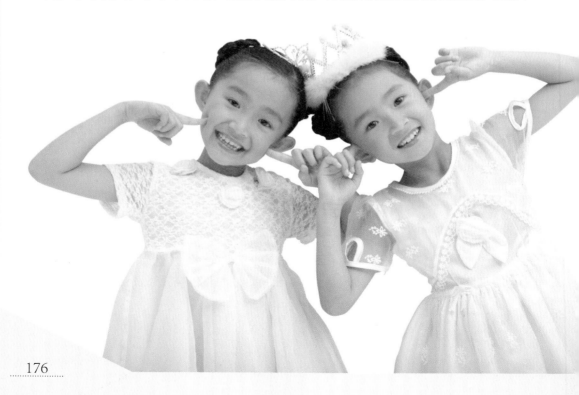

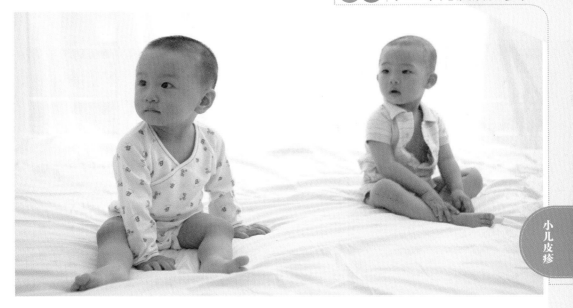

丘疱疹及鳞屑。勤换洗尿布，选择干爽型纸尿裤，保持尿区域的清洁干燥即可治愈。念珠菌感染则为淡红色斑片及扁平小丘疹，边缘隆起，边界清楚，边缘可有少量鳞屑。很容易查到真菌，同时常合并鹅口疮、口角炎等。

较大儿童会得湿疹吗

一位同事的儿子10岁了，皮肤科诊断她的孩子患了湿疹。她惊奇地说，不可能。其实，儿童期患湿疹也很常见，只是大家不太认识。儿童时期所见湿疹，大多数属于干性，可由婴儿湿疹迁延、转化而来，也可在儿童期首次发病。多是由多种内外因素所诱发。慢性病灶如扁桃体炎、龋齿及寄生虫病常为诱发病因。

儿童期所见湿疹大多属于干性，或系婴儿期迁延未愈的病例转变为慢性病变。皮疹为较大、较隆起的棕红色丘疹，表面粗糙，可融合成棕褐色苔藓样斑块。前者多见于四肢伸侧，后者则好发于肘窝、腋窝、颈部两侧及腕、背等处。经过搔抓，常有少许渗液、表皮剥脱及抓痕。经久不愈的苔藓样斑块，越受刺激，皮肤越变厚，并在其周围出现少许散在性丘疹，时感奇痒。当患儿并发其他变态反

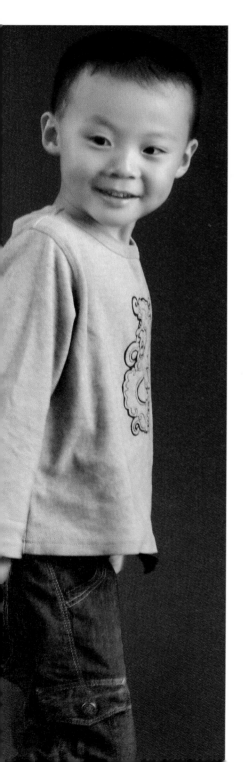

应性疾病，如支气管哮喘或过敏性鼻炎时，或有家族遗传史者，则为特异性皮炎，又称遗传过敏性湿疹。儿童期湿疹常伴有剧烈瘙痒，常使患儿任性、脾气急躁和性格孤僻。

引起药疹的常见药物

一天，一名患儿刚输完阿奇霉素，全身出现风团，伴有瘙痒，医生立即给予口服扑尔敏，肌注地塞米松。半小时后，患儿全身风团消失。该患儿用药后出现的风团即属于药疹范畴。药疹形态多种多样，可以是斑疹、丘疹或风团、多形红斑等。引起药疹最常见的药物有青霉素类、头孢菌素类、磺胺类药物、巴比妥类及解热镇痛药物，其次是抗血清、抗癫痫药物、抗结核药物、呋喃类、酚噻嗪类以及奎宁和某些中草药。青霉素类药物中常见的是阿莫西林，氨苄青霉素等。判断是否是药疹，首先是用药史，既往有无类似情况，如苯巴比妥可以引起固定性药疹，第一次出现药疹的地方，下次用该药后皮疹会再次出现于同样的部位，而且皮疹奇痒难忍。药疹一般用些抗过敏药物治疗，停药后数天痊愈。

水痘的临床表现有哪些

水痘的潜伏期为 10~21 天，一般为 14~16 天，也就是说如果接触水痘病人超过 21 天还未患病，这个人就不会得水痘了。

水痘在出疹子之前，有的有发热、头痛，四肢酸痛，呕吐、腹痛等症状。小儿皮疹和上述症状可以同时出现。皮疹一般先在躯干、头部面部出现，最后才到四肢，特点是向心分布。皮疹最开始的时候是粉红色小斑疹，数小时内变为丘疹，再经过数小时变为疱疹。从斑疹—丘疹—疱疹—开始结痂（见图），短者仅 6~8 小时。皮疹发展迅速是其特点之一。开始时水疱 2~5 毫米，基底部有一圈红晕，像"玫瑰花瓣上的露水"，当水疱开始干时红晕也消退。皮疹往往很痒。疱疹壁薄，容易破，压之无坚实感，数天后，水疱从中心开始干瘪，最后结痂，痂疹 1~2 周脱离。水痘皮损表浅，无继发感染的病人，不遗留瘢痕。

水痘皮疹分批发生，在前一批皮疹损害逐步演变愈合的过程中，新一批的疱疹又再次出现，导致红斑、丘疹、疱疹和结痂等各阶段损害可在同一时间内并存于同一患者。尤其是在发疹第 2~3 天，同一部位常常可见到各阶段的皮疹，此为水痘皮疹的重要特征。随着患者体内免疫力的逐渐增强，皮疹逐渐减少。最后一批出现的皮疹可在斑丘疹期停止发展，并就此消退，患者痊愈。口腔、咽部

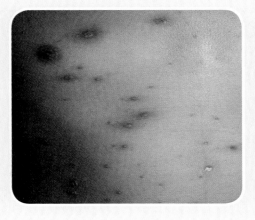

水痘 1

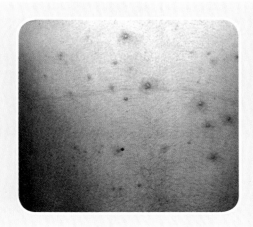

水痘 2

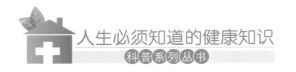

或外阴等黏膜也常常见到皮疹，并且迅速变成水疱，随即破裂形成小的溃疡。

根据患者的临床特点，可将水痘划分为以下类型。

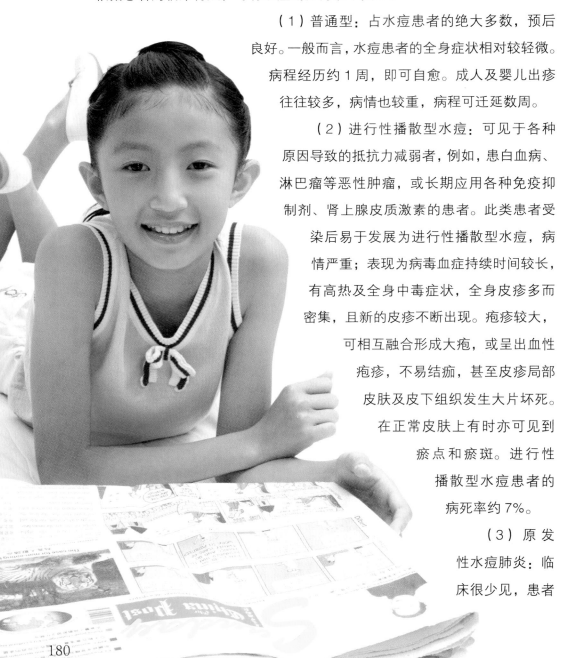

（1）普通型：占水痘患者的绝大多数，预后良好。一般而言，水痘患者的全身症状相对较轻微。病程经历约1周，即可自愈。成人及婴儿出疹往往较多，病情也较重，病程可迁延数周。

（2）进行性播散型水痘：可见于各种原因导致的抵抗力减弱者，例如，患白血病、淋巴瘤等恶性肿瘤，或长期应用各种免疫抑制剂、肾上腺皮质激素的患者。此类患者受染后易于发展为进行性播散型水痘，病情严重；表现为病毒血症持续时间较长，有高热及全身中毒症状，全身皮疹多而密集，且新的皮疹不断出现。疱疹较大，可相互融合形成大疱，或呈出血性疱疹，不易结痂，甚至皮疹局部皮肤及皮下组织发生大片坏死。在正常皮肤上有时亦可见到瘀点和瘀斑。进行性播散型水痘患者的病死率约7%。

（3）原发性水痘肺炎：临床很少见，患者

多系成年人。原发性水痘肺炎出现于病程的第1病日至第6病日，但病情轻重不一。轻者无明显症状；重症可有高热、咳嗽、胸痛、咯血、呼吸困难及发绀。胸部体征不明显，或有少量干、湿啰音及哮鸣音；X线胸片可见双肺弥漫性结节状阴影，肺门及肺底处较显著。水痘肺炎的病理过程大体上与皮疹同步，常随皮疹消退而好转；但少数重症水痘肺炎患者临床症状消失后，X线阴影仍可持续存在2~3个月方能消散。

（4）水痘脑炎：较少见，常见于免疫低下者，病情重。患者在出疹后3~8天发生脑炎的临床表现，亦有少数见于出疹前2周至出疹后3周。一般为5~7岁幼儿，男多于女。临床特征和脑脊液检查特点与其他病毒性脑炎相似。起病缓急不一，早期可无发热及脑膜刺激征，常见头痛、呕吐及感觉异常，或伴有共济失调、眼球震颤、眩晕及语言障碍等小脑症状；严重者可有惊厥、瘫痪、昏睡或昏迷。病后可有精神异常、智力迟钝及癫痫发作等后遗症。水痘脑炎病程为1~3周，病死率5%~25%。凡以昏迷、惊厥起病者预后差。

（5）其他：重症水痘感染患者可导致肝组织灶性坏死，肝细胞及胆管上皮细胞内有典型的核内包涵体，临床表现为水痘肝炎，患者出现肝脏肿大、肝功能异常，可伴有黄疸。水痘并发肾炎、间质性心肌炎等亦有报告，严重的心律失常可致患者猝然死亡。此外，妊娠早期感染水痘，可能引起胎儿畸形；孕妇妊娠后期感染水痘，可能引起胎儿先天性水痘综合征，病情极其危重。

为什么患水痘时少用阿司匹林退烧

瑞斯综合征常发生于水痘后期，伴有呕吐、不安、激惹，进一步发展为脑水肿。由于患水痘时应用阿司匹林可能引发该病，特别是欧洲人较多见，所以外国人认为水痘感染时禁用阿司匹林退热。在我国虽然报道病例较少，但在确诊水痘之后，现在退烧药物种类很多，最好避免用阿司匹林退烧。

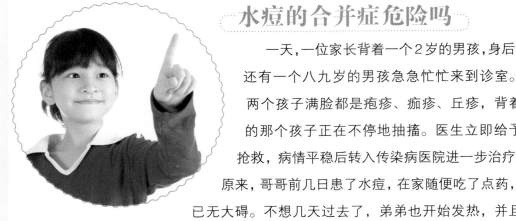

水痘的合并症危险吗

一天，一位家长背着一个2岁的男孩，身后，还有一个八九岁的男孩急急忙忙来到诊室。

两个孩子满脸都是疱疹、痂疹、丘疹，背着的那个孩子正在不停地抽搐。医生立即给予抢救，病情平稳后转入传染病医院进一步治疗。

原来，哥哥前几日患了水痘，在家随便吃了点药，已无大碍。不想几天过去了，弟弟也开始发热，并且出现了抽搐。水痘较重的患者会伴发水痘脑炎，如果抢救不及时有时会危及生命。水痘脑炎一般发生在发病后的第3～8天，少数见于出疹前2周或出诊后3周，病死率高达5%～25%。水痘的并发症还有继发感染，是较常见的并发症，常见的致病菌是金黄色葡萄球菌及化脓性链球菌，包括局部化脓感染、蜂窝组织炎、急性淋巴结炎、丹毒、败血症等。另外，还有原发性水痘肺炎，多见于成年患者，免疫力低下的病人。

水痘应与哪些疹子相鉴别

重症患者及并发细菌感染时，须和下列疾病鉴别。

（1）脓疱疮：好发于鼻唇周围或四肢暴露部位，视为疱疹，继成脓疱，然后结痂，无分批出现的特点，不见于黏膜处，无全身症状。

（2）丘疹样荨麻疹：水肿性红色丘疹，如绿豆大小，扪之较硬，甚痒。分布于四肢或躯干，不累及头部或口腔，不结痂。

（3）带状疱疹：疱疹沿一定的神经走向分布，不对称，不超过躯干的中线，局部有显著的灼痛。

（4）天花：重症水痘与轻型天花相似，但目前天花已绝迹。

（5）其他病毒感染：单纯疱疹病毒感染下也可引起水痘样皮损。这类播散性的单纯疱疹病毒感染常继发于异位皮炎或湿疹等皮肤病，确诊需依赖病毒分离结果。近年来发现肠道病毒，尤其是柯萨奇病毒 A 组、肠道病毒 71 等引起的手足口病，通常发生于肠道病毒活跃季节。

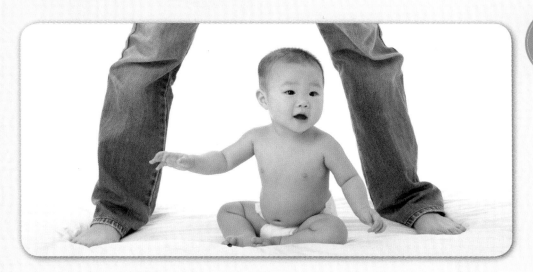

你会识别带状疱疹吗

带状疱疹在患病之前仅有轻微的症状，如发热、乏力、全身不适、食欲不振，局部淋巴结疼痛及患处皮肤烧灼感，感觉过敏或神经痛等。皮疹典型的表现是皮肤上出现成簇而不融合的粟粒疹，大的如黄豆样的大丘疹，丘疹继而变成水疱，疱液澄清，疱壁紧张，周围绕有红晕。皮损沿外周神经分布，排列成带状，这是带状疱疹的特征表现。各簇水疱群间的皮肤是正常的。如果没有局部感染，数天后水疱干涸结痂，痊愈后短时间内留有暂时性色素沉着，一般不遗留瘢痕。由于每个人的免疫力不同，临床表现也不同，也同时有不同的命名。对有神经痛而无皮疹的患者称为无皮疹带状疱疹；仅有红斑丘疹而不发展成为水疱的称为顿挫性；发生大疱的称为大疱性；出血的称为出血性；坏死明显的为坏疽性；皮损因为病毒经血源传播的称为泛发性；累及内脏如肺、肝、脑部时称为带状疱疹肺炎、肝炎、脑炎。带状疱疹的另一特征表现是神经痛，常常出现在出疹前或出疹时，并且疼痛会逐渐加剧。儿童痛感会不明显或不痛，而老年患者呈阵发性加剧，有时难以忍受，而且在皮损消退后疼痛还会持续数月或

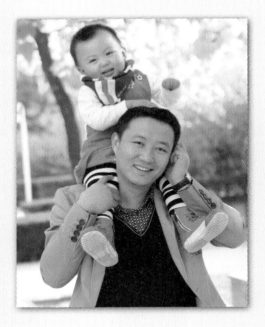

更久。带状疱疹病毒最易侵犯肋间神经。本病病程一般 2~3 周。如果有泛发者或复发者，考虑是否有免疫功能缺陷。应该注意是否伴有免疫缺陷疾病或恶性肿瘤的可能性。

　　根据单侧沿外周神经分布的成簇水疱性皮损并伴有神经痛，诊断比较容易，但本病应该与单纯疱疹相鉴别，后者常常分布于皮肤黏膜交界处，与外周神经分布无关，容易复发，而且痛感不明显。带状疱疹前期，以及无皮疹出现时即无疹性带状疱疹，有时易误诊为肋间神经炎、胸膜炎或急腹症等。

痛苦难挨的麻疹病程

　　麻疹的潜伏期比较规则，大约 10 天左右，但感染严重或经过输血传播的可以缩短到 6 天。成年人较幼儿长。接受被动免疫或接种麻疹疫苗的人仍可以发病，潜伏期可以延长到 21~28 天。在潜伏期也可以有低烧或一过性皮疹。

典型的麻疹病程可分为以下三个期。

（1）前驱期：从发病到出疹3~5天，主要表现是发热和上呼吸道卡他症状。小儿发热体温很高，也可以不太高，有的可伴有惊厥，年龄较大的儿童或成人可以头痛、头昏、乏力。流涕、刺激性干咳、眼睛发红、流泪、怕光等卡他症状逐渐加重。精神不好、厌食，肺部可以听到啰音，有的病人伴有腹泻。在起病第2~3天，双侧近臼齿颊黏膜处出现细沙样灰白色小点，周围绕有红晕，医学上叫做口腔黏膜斑（麻疹黏膜斑，Koplik spots），这些是本病的早期表现，黏膜斑可以逐渐增多，相互融合，也可以在下牙内侧及牙龈黏膜，偶尔可以在上颚看到黏膜斑，一般持续16~18小时，有时延长至1~2天，大约于出疹后1~2天黏膜斑消失。小儿麻疹口腔黏膜斑比成人少见，成年人患麻疹时3/4的人会出现口腔黏膜斑。

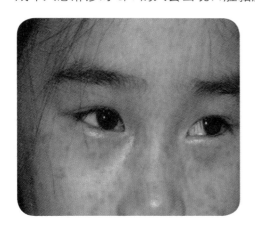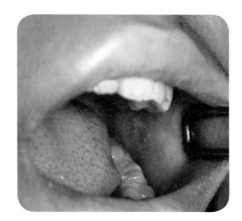

麻疹眼　　　　　　　　　　　　　　口腔黏膜斑

（2）出疹期：起病3~5天后，全身症状及上呼吸道症状加重，体温高达40℃，精神萎靡不振，爱睡觉或烦躁不安。常在黏膜斑后1~2天出现皮疹，先在耳朵后边或发际出现皮疹，迅速发展到面部，1天内可以自上而下蔓延到胸、背、腹及四肢，2~3天遍及全身，直到手心脚底。此时疹子基本出齐，头面部的皮疹开始消退。皮疹 2~5 毫米，初期是淡红色，散在，以后逐渐密集呈鲜红色，继续转变成为暗红色。疹子之间的皮肤是正常的。出疹时全身淋巴结、肝脾可以肿大，有的肺部可以听到啰音。皮疹大约延续 5 天。成年人出疹期全身中毒症状比较重，皮疹可以融合成片。

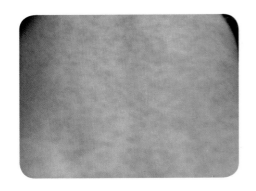

麻疹皮疹 1

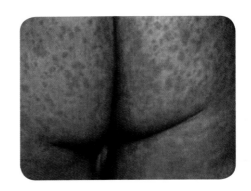

麻疹皮疹 2

（3）恢复期：皮疹出齐后按照出疹顺序逐渐消退，留有棕色色素斑，伴有糠麸样脱屑，可以持续 2~3 月。随着皮疹消退，全身症状好转，热退，精神及食欲好转，咳嗽也逐渐减轻。整个病程 10~14 天（发病过程见表 1）。

表 1　麻疹发病过程

临床分期	接触麻疹患者后	空气中飞沫带麻疹病毒
潜伏期	第 1 日	呼吸道或眼结膜上皮细胞中麻疹病毒侵入和繁殖
	第 1～2 日	局部淋巴组织内病毒繁殖扩散
	第 1～3 日	第一次病毒血症（由单核白细胞携带）
	第 2～5 日	局部及远处单核巨噬细胞系统内病毒广泛增生，上呼吸道上皮细胞内继续繁殖
前驱期	第 3～7 日	第二次大量病毒血症
	第 7～11 日	全呼吸道、眼结膜、皮肤及其他脏器病毒繁殖
出疹期	第 11～14 日	血液及全身各脏器内病毒量达高峰，临床症状明显
恢复期	第 13～17 日	随抗体增加，全身病灶内病毒量迅速下降而消失，症状减轻而恢复

成人也会患麻疹吗

数年前，有一位朋友前来就诊，说是发热，腹泻 2~3 天，眼睛痛、发红，全身有皮疹，口腔黏膜斑很明显，考虑是麻疹。近年来成年人麻疹增多，临床特点是：①出疹时间变化多，有早到患病第 1 天就出皮疹的，也有推迟到发热第 5 天才出皮疹的。②胃肠道症状较多如发热伴有呕吐、进食差、腹泻、腹痛等。③肌肉疼痛、背痛、关节痛的病人较多。④约 3/4 的病人出现口腔黏膜斑，存在时间较长，可达 3~5 天。⑤半数以上的成年人出现肝功能异常，常伴有肝脏肿大。⑥卡他症状中眼痛较多而怕光少。⑦成年人麻疹并发症较儿童多。近年来，麻疹病人增多，2011 年 9 月有一家三口都得麻疹的，开始是 8 个月的孩子，1 周后是妈妈，20 天后是爸爸，因此在护理孩子时一定要注意自我防护。

什么是异型麻疹或称非典型麻疹综合征

现在用的麻疹疫苗有两种，一种是减毒活疫苗，一种是灭活疫苗，国内常接种的是减毒活疫苗。异型麻疹多发生在接种灭活麻疹疫苗以后不久，又接种了麻疹减毒活疫苗，偶尔见于接种上述两种疫苗之一者。临床上急性起病，高烧，伴有头痛、肌肉疼痛、干咳、呕吐，全身中毒症状比较重，而卡他症状比较轻，很少见到口腔黏膜斑。起病 2~3 天皮疹出现在四肢，向心扩散，大多局限于下身，但疹子分布不典型。开始是黄色斑丘疹，以后可以出现瘀点、水疱疹、荨麻疹等，呈现多形性，疹子消退后不遗留斑或痂。呼吸道症状虽不严重，但肺部有时可闻啰音。X 线检查可见肺门淋巴结肿大及肺部片状阴影。此种肺炎可反复延续 1~2 年。有些患者可表现为肝、脾肿大，肢体麻木、无力和瘫痪，也可临床上不出现明显皮疹，而有其他脏器病变症状。本病最重要的诊断依据为恢复期麻疹血凝抑制抗体及补体

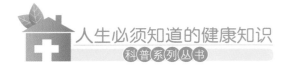
结合抗体滴度急剧上升。有报告异型麻疹患者都未找到致病的麻疹病毒，流行病学资料也指出本病无传染性。在国内这种异型麻疹病人并不常见。

警惕重型麻疹

重型麻疹大多由于患者体质弱，有其他基础疾病如白血病、肿瘤、移植术后、应用了免疫抑制剂。免疫力低下或伴有继发性细菌感染等，可使麻疹病情加重，如中毒性麻疹，因麻疹病毒感染严重，起病不久即出现高热 40℃以上，伴有严重中毒症状，往往神志不清，反复惊厥，呼吸急促，唇指发绀，脉搏细速，皮疹密集，呈暗红色，融合成片。

皮疹可呈出血性，形成紫斑，甚至伴发内脏出血、呕血、咯血、便血等（出血性麻疹），有时皮疹呈疱疹样可融合成大疱（疱疹样麻疹）。有些年幼体弱小儿麻疹，皮疹疏淡，未能出透，未及手足心，或皮疹突然隐没，体温下降低于常温，面色苍白或青灰色（中医称白面痧），四肢厥冷，大多因心功能不全或循环衰竭引起（休克性麻疹），心率快速、脉搏细弱，呼吸不规则或困难。并发重症细菌性（金黄色葡萄球菌）肺炎或其他病毒性肺炎（腺病毒性肺炎）等也常发生心力衰竭，病情重危，病死率高。

轻型麻疹有哪些表现

轻型麻疹大多因体内对麻疹病毒有一定的免疫力所致，如 6 个月前婴儿尚留有来自母体的被动免疫抗体，或近期注射被动免疫制剂，或以往曾接种过麻疹疫苗，以及第二次感染发病者，都可表现为轻症。轻型麻疹潜伏期可延长至 3~4 周，发病轻，前驱期短而不明显，呼吸道卡他症状较轻，口腔黏膜斑不典型或不出现，全身症状轻微，不发热或仅有低中度热。皮疹稀疏色淡，病程较短，很少并发症，但病后所获免疫力，特异抗体上升滴度与患典型麻疹者基本相同。现已证实麻疹也有不少隐性感染或无皮疹型麻疹，只能依据病后血清特异抗体增加来证实。

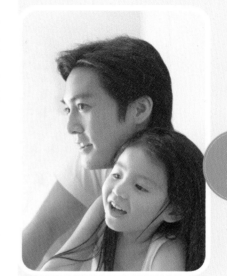

小儿皮疹

孕妇和新生儿患麻疹会有生命之忧吗

易感孕妇患麻疹病情相对较重，有报告称 54% 因原发麻疹肺炎及其他呼吸道并发症住院。孕妇患麻疹虽不像患风疹易使胎儿发生畸变，但常在妊娠早期引起死胎，稍晚可引起自然流产或死产和早产。患麻疹的孕妇分娩前可经胎盘将病毒传给胎儿，使刚出生的新生儿也可发生麻疹，病情轻重不等，但往往无明显前驱症状而发疹较多。故主张给患麻疹母亲所产的新生儿在出生后就采用被动免疫，就是注射特异的免疫球蛋白（麻疹免疫球蛋白），它可以作为特异性抗体，中和体内的抗原。

胎儿可经胎盘获得来自母亲的麻疹抗体，取得被动免疫力。自 20 世纪 60 年代中期国际上广泛采用麻疹疫苗后，育龄妇女由于对麻疹病毒的免疫力大多来自

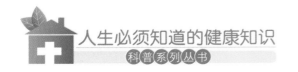
疫苗所诱导，其麻疹保护抗体的滴度大多低于患自然麻疹后获得的抗体滴度，怀孕后通过胎盘传递给胎儿的抗体也少，出生后婴儿麻疹抗体滴度很快下降至保护水平之下，故新生儿和小婴儿麻疹患病率较普种疫苗前有所上升，但病情不重。

免疫力低下患儿得了麻疹无疑是雪上加霜

无论患先天性免疫缺陷或继发性免疫低下，如肿瘤患者、肾上腺皮质激素治疗者、营养不良、免疫力减弱等，若患麻疹，常为重症，病死率也较高。有

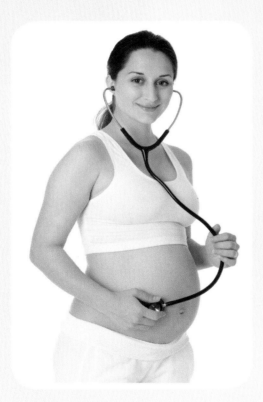

报告肿瘤患者的麻疹常不出现皮疹，而一半以上可发生麻疹巨细胞肺炎，并容易并发脑炎。临床不易得出确切麻疹诊断，只能依靠从受感染组织中找到麻疹病毒抗原。以往未患过麻疹的免疫低下者，特别是细胞免疫低下者，如遇到感染期麻疹患者，应采用特异免疫球蛋白进行足量的被动免疫（不是主动免疫，主动免疫是指预防接种疫苗），而且越早越好，以预防发生麻疹或至少减轻病情。即使已接受过麻疹疫苗者也应如此，不然后果很严重。

麻疹竟然能引发如此多的并发症

　　孩子年龄小，或免疫力低下的孩子，患麻疹后极易发生以下合并症。①肺炎：除麻疹病毒本身可引起巨细胞肺炎外，在疾病的各个阶段均可合并继发性肺炎，且以出疹期多见。病原体可以是金黄色葡萄球菌、肺炎球菌、腺病毒等。并发肺炎时，全身症状加重，体温持续升高，患儿呼吸增快，口唇发紫，肺部可听到啰音，有的并发脓胸、肺气胸、心肌炎、心力衰竭等。严重肺炎是婴幼儿麻疹死亡的重要原因。②喉炎：麻疹患儿常伴有喉炎，出现声音嘶哑、刺激性干咳。重症喉炎常因为合并其他细菌或病毒感染所致，患儿除声音嘶哑外，可伴有犬吠样（狗叫样）咳嗽，易出现喉梗阻、缺氧、口唇发青及吸气性呼吸困难，如不进行紧急抢救如气管插管或气管切开，病情可以迅速发展成为严重喉梗阻进而引发窒息，如不及时治疗即会导致死亡。③心肌炎或心功能不全：重症麻疹因高热中毒症状严重，可以影响心功能，尤其是营养不良患儿或并发肺炎的患儿。④脑炎：麻疹合并中枢神经系统疾病较其他出疹性疾病多，发病率为 0.1% ~0.2%，多发生在出疹后的第 2~5 天，偶尔发生在前驱期，也可在出疹后的 2~3 周。早期可能是麻疹病毒直接引起，而晚期发生多伴有脑组织的脱髓鞘病变，可能与免疫反应有关。常出现高热、肢体瘫痪及呼吸

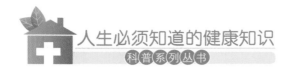

困难，脑膜刺激征阳性，脑脊液检查异常。病情大多危重，可留有强直性瘫痪（肢体比较硬）、智力障碍、失明等后遗症。

麻疹需要与哪些疾病相鉴别

麻疹患儿具有与麻疹病人接触史，即流行病学史，并且有典型的临床表现和典型的麻疹特点，一般诊断不难。麻疹黏膜斑对出疹前的早期诊断很有帮助；上呼吸道的卡他症状及皮疹形态及糠麸样脱屑都有助于诊断。出疹期麻疹需要与其他出疹性疾病相鉴别。

（1）风疹：前驱期短，全身症状轻，无口腔黏膜斑，皮疹散在，无色素沉着及脱屑。

（2）幼儿急疹：多见于婴幼儿，突然高热3~4天，热退时出疹，玫瑰色皮疹是其特点。

（3）猩红热：发热咽痛1~2天后全身出现猩红色针尖大小皮疹，疹子之间的皮肤发红，疹子消退时出现大片脱皮；周围血象白细胞增高，以中性粒细胞为主。

（4）肠道病毒感染：皮疹无特异性，可为斑丘疹、疱疹、瘀点，常伴有咽痛、肌肉疼痛、腹泻、无菌性脑膜炎等。

（5）药物皮疹：每有近期用药史，皮疹多样，停药后皮疹不再发展而消退。

此外，尚需与过敏性皮疹、斑疹伤寒、皮肤黏膜淋巴结综合征（川崎病）等相鉴别。

你也会诊断麻疹

典型麻疹根据流行病史及临床表现不难诊断。易感者在3~4周内有麻疹接触史，表现发热、流鼻涕、咳嗽、眼结合膜充血、畏光、流泪等上呼吸道卡他症状，即应疑及麻疹，如发现柯氏斑（口腔黏膜斑），则可基本确诊。出疹后根据皮疹特点，分布情况也易作出诊断。疹退后有脱屑和色素沉着有助于诊断。出疹期外周血白细胞总数减少为麻疹特点。前驱期患者鼻咽分泌物、痰和尿沉渣中可

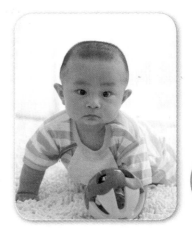

找到融合上皮巨细胞，以免疫荧光法还可查到麻疹抗原，可作为早期诊断依据，从组织培养中分离麻疹病毒阳性率不高。血清血凝抑制抗体、中和抗体和补体结合抗体检测，恢复期滴度较病初上升4倍以上或早期特异IgM增高均有诊断价值。非典型麻疹临床诊断不易，大多需借助抗体测定或分子生物学基因检测，才能确立诊断。

"红孩子"——猩红热患儿的奇妙表现

猩红热除了咽炎及扁桃体炎外，尚有典型的皮疹表现。皮疹一般是在发病后的24小时内出现。典型的是在全身皮肤弥漫充血发红的基础上，广泛散布针尖大小、密集而均匀的点状略微隆起的猩红色皮疹，也可融合成片，用手按压充血减退，触之有细砂样感觉，严重的患者可以有出血疹；用手在皮肤上划过可见到一道白印，即所谓的皮肤划痕症阳性；在皮肤皱褶的地方如颈部、腋窝、肘窝、大腿根部即腹股沟等处，常因压迫摩擦而引起皮下出血，形成紫红色线条，称为"帕氏线"。面部充血潮红，口鼻周围呈白色，称为"口周苍白圈"。皮疹开始

于耳后、颈部、上胸部，在1天内就迅速蔓延至全身，然后以上述出疹顺序消退，2~4天内完全消失，重症患者可持续1周。病程的第1周末或第2周开始脱皮，皮疹严重者脱皮较早，而且明显，多呈片状，在手掌、足底和四肢可见大片状脱皮，面、颈、胸背部多为糠屑样脱皮，脱皮历时3~4周或更长。

病初起时，舌被白苔，舌乳头明显红肿，突出于白苔之外，舌尖及舌前部边缘较明显，称为"草莓舌"。2~4日后白苔脱落，舌面光滑呈牛肉色，舌乳头仍然突起，称为"杨梅舌"。发热多呈持续性，高热39℃或更高，皮疹出现后可略有下降。近年来轻型患者增多。可无发热或短暂低烧，皮疹少而不典型，消退快，多无脱皮或呈碎屑样脱皮，全身中毒症状不明显，咽炎或扁桃体炎不重。

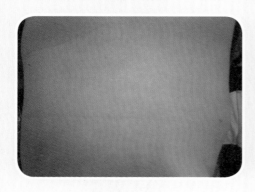

猩红热皮疹

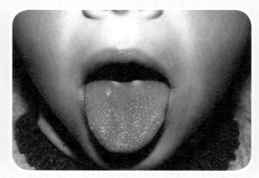

环口苍白圈

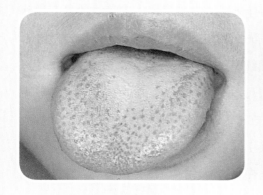

草莓舌

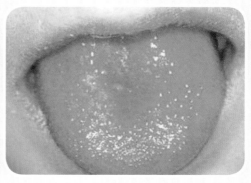

杨梅舌

猩红热常见的并发症有哪些

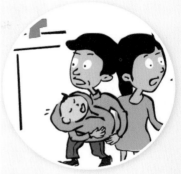

（1）化脓性并发症：感染直接侵袭邻近组织器官或蔓延至管腔，在小儿更是多见。常见有化脓性颌下或颈部淋巴结炎、化脓性中耳炎、乳突炎、鼻窦炎、扁桃体周围脓肿，咽后壁脓肿等。也可引起脑膜炎、脑脓肿等。

（2）迁徙性并发症：细菌经血液播散可产生化脓性关节炎、心内膜炎或脑脓肿、骨髓炎或肝脓肿等。目前，此类并发症由于有效地使用抗生素已经很少见。

（3）非化脓性并发症：由链球菌所致的变态反应性疾病，包括风湿热和急性肾小球肾炎。急性肾小球肾炎多在链球菌感染后第 3 周起病，A 组链球菌感染的某些型别感染与肾炎发病有关，常见的是呼吸道感染菌 12 型和引起脓疱疮的 49 型。所以，患过猩红热的孩子一定在疾病痊愈后注意查尿。

怎样鉴别猩红热样皮疹

（1）药疹：可呈猩红热样皮疹，有服药史及一定的潜伏期，无咽炎、扁桃体炎或"草莓舌"，中毒症状轻。

（2）麻疹：起病初起有明显的卡他症状及口腔麻疹黏膜斑，起病急，发热 4 天后出疹，为斑丘疹，分布广泛，皮疹之间皮肤正常，出疹子后体温更高。

（3）风疹：发热 1 天就出疹子了，为浅红色斑丘疹，耳后枕部淋巴结肿大，咽部症状轻，无"杨梅舌"。

（4）金黄色葡萄球菌感染：由于该菌也释放红疹毒素，也可呈猩红热样皮疹，鉴别主要依靠病原学检查如细菌培养。

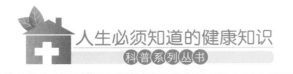

风疹危险有多大

几天前，老李的孙子全身出疹了。医生询问病史后告诉他放心吧，他的孙子得的是风疹，发热一天后全身出现 2 毫米大小的疹子，先从面部、颈部出疹子，以后逐渐波及躯干和四肢，分布很均匀，但比猩红热皮疹大，疹子之间有正常皮肤，前胸后背疹子比较稀疏，而面部和四肢有融合成片的疹子。2 天之后老李的孙子病好了，因为风疹就是几天病程，如果不合并感染不用治疗也会痊愈。风疹是由风疹病毒引起的常见急性传染性疾病，主要表现为发热、斑丘疹、耳后淋巴结肿大，病情较轻，预后良好。但是，如果是孕妇感染风疹病毒，后果就比较严重，因为会影响胎儿正常发育，出生后也会遗留许多脏器病变，比如心脏畸形、耳聋、眼睛损伤、发育障碍及神经系统畸形等，智力、行为、运动方面的障碍是风疹脑炎所致，可以造成永久性的智力障碍，是先天性风疹的一大特点。

风疹的典型表现有哪些

（1）风疹的潜伏期（即从被感染到发病所用的时间）：长短不一，一般 2~3 周。前驱期（即从发病到出疹子之前的时间）一般 1~2 天，症状不严重，常见的咳嗽、流涕、咽痛、声音嘶哑、头痛、眼眶后疼痛、结膜炎、食欲不振及发热等，部分病人在软腭上及咽部附近可见玫瑰色或出血性斑丘疹，大小如针尖或稍大。

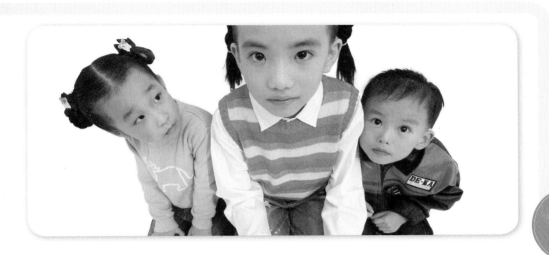

（2）出疹期：于发病1~2天出现，迅速由面部、躯干波及四肢，但手掌、足底大都无皮疹。皮疹呈浅红色，稍稍隆起，大约2毫米，分布均匀，但比猩红热皮疹大，疹间有正常皮肤，躯干部皮疹稀疏，面部及四肢往往融合。颈部、腕部及手指、脚趾可见稀疏的斑丘疹。皮疹于1~4天隐退，无脱屑或仅有细小脱屑。出疹期可伴有轻至中度发热以及上呼吸道感染症状，随着疹子消退而消退。如体温持续不降或退而又升，应该考虑并发症及继发感染。耳后、颈后、枕后淋巴结肿大，可有轻度触痛，淋巴结不融合。皮疹出现后淋巴结肿大在一周内消退，也有持续数周者。脾脏常有轻度肿大。出疹期白细胞正常或略低，淋巴细胞在1～4天内减少，其后增高，得病一周内血沉增快。

风疹的鉴别诊断

风疹的症状极不一致，确诊比较困难，尤其是散发病例和非典型病例。风疹的皮疹形态介于麻疹和猩红热之间。风疹、幼儿急疹、川崎病也有相似之处，川崎病发热5天以上，除皮疹外还有特殊表现，双眼充血但无分泌物，口唇干裂，甚至出血，四肢末端坚实性肿胀，还可有颈部淋巴结肿大等临床表现。幼儿急疹仅限于幼儿期，高热，发热3～4天后热退疹出。药疹无发热及卡他症状，应询问出疹前是否用过苯巴比妥、磺胺类药物或抗生素药物等。传染性单核细胞增多症有时也出现皮疹，同时伴有咽峡炎、浅表淋巴结肿大、检查嗜异凝集试验、EB 病毒抗体、白细胞分类出现异形淋巴细胞等可资鉴别。柯萨奇病毒 A 组 2、4、9、16 等型，B 组 1、3、5 型和埃柯病毒 1、2、3、4、6、9、14、16 型等肠道病毒感染往往发生类似皮疹，应根据流行病学及血清抗体检查进行鉴别。

风疹与麻疹、猩红热的皮疹鉴别

风疹的皮疹形态介于麻疹和猩红热之间，这三种疾病鉴别见表 2。

表 2　风疹、麻疹、猩红热的鉴别

鉴别途径 ＼ 皮疹类型	麻疹	风疹	猩红热
常见症状	卡他症状严重，高热，上呼吸道感染明显，咳嗽较重	发热半天到 1 天，卡他症状轻微发热甚至有的不发热	发热大约 1 天，喉咙疼痛明显，常见高烧
麻疹黏膜斑	有	无	无
皮疹	暗红色斑丘疹，形态不整齐，先见于面部，自上而下逐步出现，发热 3 ～ 4 天后出疹，皮疹 2 ～ 5 天出透	淡红色斑丘疹，较麻疹小，分散或融合，先见于面部，24 小时内发便全身，第 3 ～ 4 天或更早消退	皮肤弥漫充血，上有鲜红色斑丘疹，先见于颈、胸、面部无皮疹，但可见口周苍白圈。发展较快，2 ～ 3 天发遍全身，第 6 ～ 7 天或更久隐退，有时较短
淋巴结	全身淋巴结肿大	耳部、枕部淋巴结肿大	颌下或颈部淋巴结常明显肿大
色素沉着	有	无	无
脱屑	糠秕样	细糠秕样或无	大块脱皮
杨梅舌	无	无	杨梅舌，常剥脱
血象	白细胞减少，发疹期内淋巴细胞减少	白细胞大都减少。发疹期内，淋巴细胞较多	白细胞增高，中性粒细胞增高明显

幼儿急疹到底是怎么回事

幼儿急疹是婴幼儿常见的一种发高热、出皮疹的疾病。多发生于春秋季，无性别差异。典型的临床表现是：①发热1～5天,高热,体温可达39℃或更高。②热退后出疹，皮疹为红色斑丘疹，分布于面部和躯干，可持续3～4天，部分患儿软腭上可有特征性红斑。③其他症状：包括眼睑水肿、前囟门隆起、咳嗽、腹泻、惊厥等。典型体征除皮疹外，有些患儿颈部淋巴结肿大。幼儿急疹患儿，白细胞计数明显减少，淋巴细胞增高，最高可达90%以上，淋巴细胞包括非典型淋巴细胞。

何为手足口病

手足口病是由肠道病毒 [以柯萨奇 A 组 16 型 (CoxA16)、肠道病毒 71 型 (EV71) 多见] 引起的急性传染病，多发生于学龄前儿童，尤以 3 岁以下年龄组发病率最高。病人和隐性感染者均为传染源，主要通过消化道、呼吸道和密切接触等途径传播。主要症状表现为手、足、口腔等部位的斑丘疹、疱疹。少数病例可出现脑膜炎、脑炎、脑

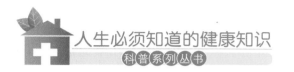

脊髓炎、肺水肿、循环障碍等。多由 EV71 感染引起，致死原因主要为脑干脑炎及神经源性肺水肿。

引起手足口病的罪魁祸首是什么

引发手足口病的肠道病毒有 20 多种，主要为小 RNA 病毒，柯萨奇病毒 A 组（CoxA）中的 16、4、5、7、9、10 型，柯萨奇病毒 B 组（CoxB）中的 2、5、13 型，埃可病毒和新肠道病毒以及肠道病毒 71 型均为手足口病较常见的病原体，最常见为 Cox A16 及 EV71。

手足口病的诊断标准是什么

国家卫生部 2010 年 4 月制定了新的手足口诊断标准。

（1）临床诊断病例：①在流行季节发病，常见于学龄前儿童，婴幼儿多见。②发热伴手、足、口、臀部皮疹，部分病例可无发热。极少数重症病例皮疹不典型，临床诊断困难，需结合病原学或血清学检查做出诊断。无皮疹病例，临床不宜诊断为手足口病。

（2）确诊病例：临床诊断病例具有下列之一者即可确诊。①肠道病毒(CoxA16 、EV71 等)特异性核酸检测阳性。②分离出肠道病毒，并鉴定为 CoxA16、EV71 或其他可引起手足口病的肠道病毒。③急性期与恢复期血清 CoxA16、EV716 或其他可引起手足口病的肠道病毒中和抗体有 4 倍以上的升高。

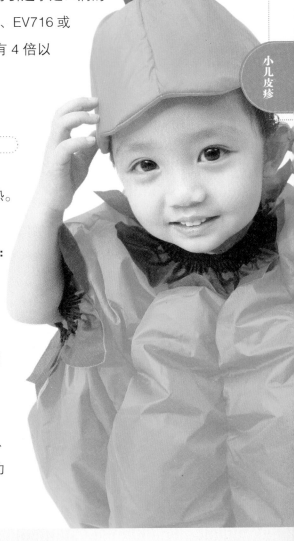

小儿皮疹

手足口病临床分哪几类

1. 普通病例

手、足、口、臀部皮疹，伴或不伴发热。

2. 重症病例

（1）重型：出现神经系统受累表现。如：精神差、嗜睡、易惊、谵妄；头痛、呕吐；肢体抖动，肌阵挛、眼球震颤、共济失调、眼球运动障碍；无力或急性弛缓性麻痹；惊厥。体征可见脑膜刺激征，腱反射减弱或消失。

（2）危重型：出现下列情况之一者。①频繁抽搐、昏迷、脑疝。②呼吸困难、发绀、血性泡沫痰、肺部啰音等。③休克等循环功能不全表现。

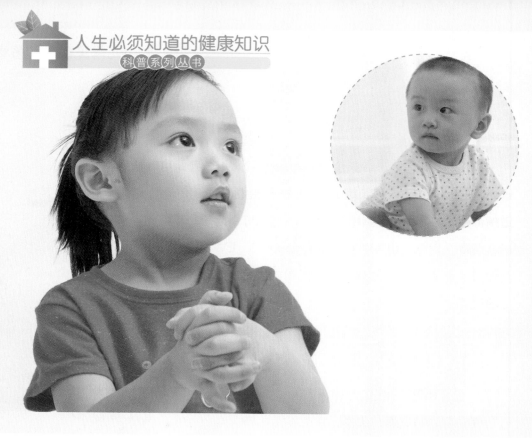

　　家长一定要注意孩子的精神。如果孩子在手足口病流感期间出现精神萎靡不振、爱睡觉、乏力等，一定尽快到医院就诊，以免耽误病情。

手足口病应该与哪些疾病相鉴别

　　（1）出疹性疾病：手足口病普通病例需要与丘疹性荨麻疹、水痘、不典型麻疹、幼儿急疹、带状疱疹以及风疹等鉴别。可根据流行病学特点、皮疹形态、部位、出疹时间、有无淋巴结肿大以及伴随症状等进行鉴别，以皮疹形态及部位最为重要。最终可依据病原学和血清学检测进行鉴别。

　　（2）其他病毒所致脑炎或脑膜炎：由其他病毒引起的脑炎或脑膜炎如单纯疱疹病毒、巨细胞病毒 (CMV)、EB 病毒、呼吸道病毒等，临床表现与手足口病合并中枢神经系统损害的重症病例表现相似，对皮疹不典型者，应根据流行病学史尽快留取标本进行肠道病毒，尤其是 EV71 的病毒学检查，结合病原学或血清学检查做出诊断。

（3）脊髓灰质炎：重症手足口病合并急性弛缓性瘫痪 (AFP) 时需与脊髓灰质炎鉴别。后者主要表现为双峰热，病程第 2 周退热前或退热过程中出现弛缓性瘫痪，病情多在热退后到达顶点，无皮疹。

（4）肺炎：重症手足口病可发生神经源性肺水肿，应与肺炎鉴别。肺炎主要表现为发热、咳嗽、呼吸急促等呼吸道症状，一般无皮疹，无粉红色或血性泡沫痰；胸片加重或减轻均呈逐渐演变，可见肺实变病灶、肺不张及胸腔积液等。

（5）暴发性心肌炎：以循环障碍为主要表现的重症手足口病病例需与暴发性心肌炎鉴别。暴发性心肌炎无皮疹，有严重心律失常、心源性休克、阿斯综合征发作表现；心肌酶谱多有明显升高；胸片或心脏彩超提示心脏扩大，心功能异常恢复较慢。最终可依据病原学和血清学检测进行鉴别。

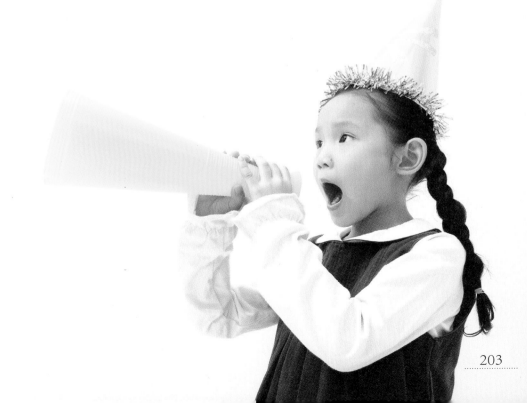

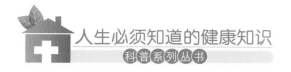
如何识别重症手足口病

基层医务工作者特别是乡村医生、个体诊所医生对手足口病的认识仍不足，特别是早期识别重症病例的能力不足，造成病例转诊延迟。尤其是3岁以下的患儿，有可能在短期内发展为危重病例，重症病例的早期识别具有以下特征：

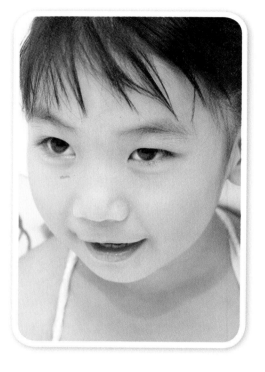

（1）持续高热不退；

（2）呼吸、心率增快；

（3）高血压或低血压；

（4）精神差、呕吐、肢体肌阵挛、肢体无力、抽搐；

（5）出冷汗、末梢循环不良；

（6）外周血白细胞计数明显增高；

（7）高血糖。

肠道病毒71感染占实验室诊断死亡病例的96.43%。北京市2008年报告手足口病例18488例，其中重症病例119例，重症病例中有2例死亡，均为2岁以下儿童。

手足口病如何就诊

轻微症状者可在当地就近医疗机构就诊，不用往大医院跑。如孩子有手足口病的症状，出现发烧、呕吐、睡觉有惊吓等状态，就应住院治疗。如出现呼吸加快、心率加快等重症状态，须到三甲医院治疗，一般每个市、州都有三级甲等医院。手足口病及时发现、就医、隔离，大部分患儿一两周内可治愈，没有后遗症。

手足口病的诊疗流程

手足口病的门诊医师在接诊中会仔细询问病史，着重询问周边有无类似病例以及接触史、治疗经过；体检时会注意皮疹、生命体征、神经系统及肺部体征。

（1）临床诊断病例和确诊病例按照《传染病防治法》中的丙类传染病的要求进行报告。

（2）普通病例在门诊治疗，患者及家属在病情变化时随诊。

（3）3岁以下患儿，持续发热、精神差、呕吐，病程在5天以内应留观。留观期间密切观察病情变化，尤其是心、肺、脑等重要脏器功能，根据病情医生会给予针对性的治疗。

（4）留观期间出现符合住院病例条件，应该立即住院治疗。48小时内病情好转可解除留观，具备以下情况之一者应住院治疗。①嗜睡、易惊、烦躁不安、抽搐。②肢体肌阵挛、无力或瘫痪。③呼吸浅促、困难。④面色苍白、出冷汗、心率增快或减慢（与发热程度不相称）、末梢循环不良。具备上述第3、4条之一者应收入重症监护室ICU救治。

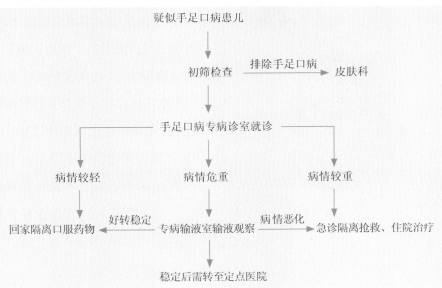

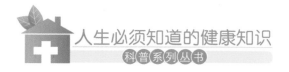
警惕重症手足口病

肠道病毒 71 感染侵犯神经系统，主要表现为急性无菌性脑膜炎、脑干脑炎、脊髓灰质炎样麻痹等，多发生于 5 岁以下，1 岁以上小儿。并发中枢神经系统感染患儿可引发神经源性肺水肿、肺出血，进而发展为以呼吸衰竭为主的全身多脏器功能障碍综合征，甚至多脏器衰竭而死亡。大量尸检和组织病理学研究的证据表明，肠道病毒 71 引起的肺水肿是神经源性肺水肿。

神经源性肺水肿也称中枢性肺水肿。神经源性肺水肿在临床上以急性呼吸困难和进行性低氧血症为特征，类似于急性呼吸窘迫综合征 (ARDS)，但在早期仅表现为心率增快、血压升高、呼吸急促等非特异性临床表现，胸部 X 线检查也常无异常发现或仅有双肺纹理增粗模糊，使得早期诊断较为困难；待出现皮肤苍白、湿冷和濒死感、双肺湿啰音、白色或粉红色泡沫痰、严重低氧血症或胸部 X 线检查双肺大片浸润影时虽易明确诊断，则已属晚期，救治成功率很低，病死率可高达 90%。重症手足口病大部分死亡病例是因为合并神经源性肺水肿。

得了手足口病不必惊慌

手足口病并非全由肠道病毒 EV71 所致。引起手足口病的病毒在不同地区、不同时期会产生变异，比如以往在上海地区流行的导致手足口病的病毒是柯萨奇 A16 型，其所致病情轻微，属于自限性疾病。而 2008 年安徽阜阳流行的手足口病是以 EV71 型病毒感染为主。肠道病毒生长与其他病毒一样，都有其最适合生长的环境因素，如温度、湿度等。所以，即使孩子被诊断为手足口病，也不

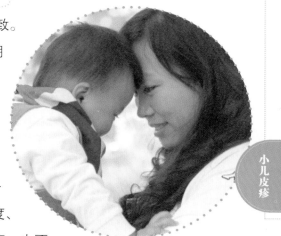

小儿皮疹

必过于惊慌，需配合医生进行必要的治疗和检查。只有在临床诊断基础上，分离出 EV71 病毒、EV71 核酸检测阳性或 EV71IgM 抗体检测阳性，才能确诊为肠道病毒 EV71 感染。就是检查出来是 EV71 感染，也不是所有病例都是重症。

五花八门的药疹表现

药物性皮炎（药疹）的临床现象是多种多样的。一方面，不同的药物可引起同样的皮疹；另一方面，一种药物又可以引起多种皮疹。

（1）固定性药疹：在国内常见，指在同一部位反复以同一形式出现的药物皮炎，是药疹中较常见的。典型皮损为圆形或椭圆形的水肿性紫红色斑，边缘清楚，其上可有小水疱（像烫伤一样），奇痒难忍，可出现糜烂及红斑。每次发生在原部位并逐渐扩大，也可在其他部位有新生皮损发生，偶遇皮损广泛的病人可伴发热、呕吐、食欲不振等全身症状。常由磺胺药物、巴比妥类、吡唑酮类、解热止痛类药物、酚酞及抗生素中四环素、青霉素、奎宁等药物引起。

（2）荨麻疹型药疹：指由药物引起的荨麻疹，其典型皮损为大小不等风团，

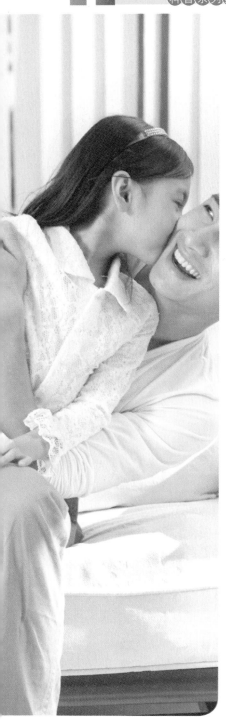

常常自头面部迅速波及全身，可伴有低热、腹痛、胸闷等，部分可伴有血管神经性水肿，常由青霉素、痢特灵、链霉素、四环素以及磺胺类、疫苗、酶类、胰岛素等药物引起。破伤风抗毒素可引起迟发性荨麻疹，在注射7天左右才发生。③麻疹性红斑：为散在或密集的红色斑丘疹，或针头至米粒大小丘疹。躯干、四肢皮疹明显。④猩红热样斑疹：初起为大小不等片状红斑，从头部开始，迅速融合，向躯干、四肢发展，剧烈瘙痒，1～3周后，发生糠秕样或片状鳞屑，常由磺胺类、解热止痛类、吡唑酮类药物以及链霉素、苯巴比妥、青霉素、链霉素、保泰松、对氨基水杨酸钠、灰黄霉素等引起。⑤严重的药物皮炎：如大疱性表皮松解型及剥脱性皮炎型，常伴有肝、肾等内脏损害，全身不适及高热，全身中毒症状严重。常由解热止痛药、长效磺胺，其次为苯巴比妥、苯妥英钠、青霉素及卡马西平等药物引起。⑥过敏性休克：是药物过敏的一种严重反应，青霉素发生较多。常于注射药后1～60分钟或更短的时间内发生，有时发生在做青霉素皮试时。发病急，患儿面色苍白、头晕、气憋、胸闷、四肢麻木，全身皮肤潮红或出冷汗、血压下降、神志不清，神志昏迷。呼吸困难、抽搐、口唇发绀，常由上呼吸道血管性水肿或气管痉挛所致，严重者可窒息死亡，必须立即进行抢救。

少见的类型有：玫瑰糠疹样、痤疮样、苔藓样药物性皮炎、脱发、色素沉着、紫癜或湿疹样型药物皮炎。住院治疗的小儿药疹以荨麻疹型最为常见。其次为麻疹或猩红热样皮疹型药疹。重症药疹排在第三位，以后依次为多形性红斑、固定红斑性及紫癜性等。致敏药物以抗生素最为常见，其次为解热镇痛药、磺胺药、预防注射剂及抗癫痫药等。

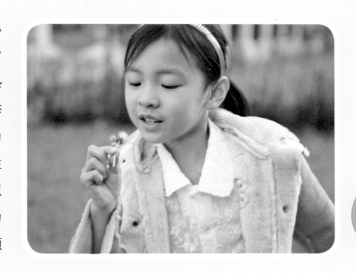

小儿皮疹

　　药疹是儿童时期许多疾病的皮肤症状，如麻疹、猩红热、紫癜、风疹、多形红斑等。对原因不明的皮疹常须考虑药物性皮炎的可能。必须准确地了解服药史、潜伏期及皮疹的发展过程，否则难以确诊。依据服药史、潜伏期、临床表现和发展过程进行综合分析，必要时需通过客观的实验方法，确定致敏药物的种类。常可选用皮肤划痕及皮内注射实验、斑贴实验，方可做出诊断。

引起药疹的药葫芦

　　常引起药物性皮炎的药物有四大类：

　　（1）解热止痛药，其中以吡唑酮类和水杨酸类发病最多，如阿司匹林、索米痛、安乃近；

　　（2）磺胺类药，以复方磺胺甲基异噁唑引起的居多；

　　（3）抗生素，以青霉素类引起的最多，特别是氨苄青霉素；

　　（4）镇静安眠及抗癫痫类，如苯巴比妥、苯妥英钠。

　　其他药物如痢特灵、血清制品，近年来中药引起的药物过敏也逐渐受到重视。下表所示为各种药物的典型皮疹。

表3　各种药物引起的典型皮疹

药物	皮疹类型
青霉素	过敏性休克、荨麻疹、血管性水肿，麻疹样、猩红热样疹
链霉素	固定性药疹、多形性红斑、剥脱性皮炎、斑丘疹及结节性红斑
磺胺	固定性药疹、麻疹样猩红热样疹、大疱表皮松解、荨麻疹样、结节性红斑、剥脱性表皮炎、紫癜
阿司匹林	固定性药疹、荨麻疹、血管性水肿、多形红斑、紫癜
痢特灵	荨麻疹多环形，中间皮肤为紫癜色，眼睑水肿，或涉及掌面及脚底的红色丘疹
颠茄及阿托品	猩红热样疹及紫癜
苯巴比妥	固定性药疹、猩红热样疹、麻疹样、多形性红斑样、湿疹样、大疱表皮松解
氯霉素	肛门瘙痒、血管性水肿
非那西丁	固定性药疹、荨麻疹、多形性红斑、血管性水肿
普鲁卡因	多形红斑、荨麻疹、瘙痒
砷	红斑、着色、角化、带状疱疹、疱疹、脓疱、溃疡、荨麻疹、剥脱性皮炎、可因声门水肿或剥脱性皮炎致死
铋	齿龈着色、口腔炎、红皮症、猩红热样疹、红斑、荨麻疹及瘙痒
溴	痤疮状、结节状、增殖型、少数呈大疱
水合氯醛	红斑、少数呈荨麻疹、丘疹、水疱及紫癜
洋地黄	猩红热皮疹、红斑、湿疹样疹、紫癜
碘	痤疮样、结节、水疱
汞	齿龈着色、口腔炎、猩红热或湿疹样疹
鸦片	红斑、荨麻疹
酚	固定性红斑、偶见渗出性
奎宁	红斑、猩红热样疹
水杨酸	红斑、紫癜
士的宁	猩红热样疹
血清（包括白喉及破伤风抗毒素）	红斑、荨麻疹、偶见麻疹样、风疹样或猩红热样疹
免疫抑制剂	脱发、口炎、皮肤指甲色素沉着

荨麻疹的临床表现有哪些

　　荨麻疹临床表现的红斑与风团并不平行，典型病例为先出现红斑，然后出现风团。风团可出现于红斑中心，并向周围扩展。临床上所见的荨麻疹有时仅有红斑而无风团，有时仅见风团而无红斑。前者多见于婴儿及幼童，而后者多见于年长儿童及成人。

　　荨麻疹可在身体任何部位发生，常伴有剧烈瘙痒感。皮疹数量一般较多，多数数分钟至数小时内自然消失，因此严重抓痕及继发性感染比较少见。本病极易复发，时隐时现。如果消化道受累，可出现恶心、呕吐、腹痛及腹泻等症状。支气管及喉头受累，则出现咽喉发堵、胸闷、气促、呼吸困难，甚至窒息。有些患儿还可合并手足、眼睑、甚至整个面部水肿。慢性荨麻疹的病程可长达数月，甚至数年。一般以超过 2～3 个月者称为慢性。此外，本病可有各种类型，如急性、慢性、寒冷性、局部热性、日光性、水源性、压迫性、胆碱能性、荨麻疹性血管炎、血清病型、皮肤划痕症及血管性水肿等。

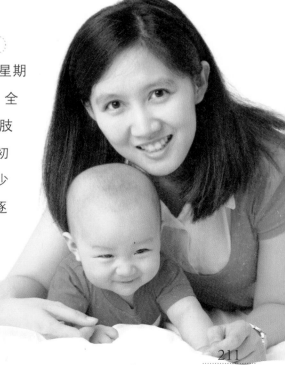

如何识别丘疹样荨麻疹

　　丘疹样荨麻疹皮疹分批出现，可绵延数星期到数月。丘疹直径为 2～3 毫米，大小相仿，全身各处均可发现，大都丛集一起，常见于四肢伸面，尤其是下肢多见，两侧不一定对称。初起时为淡红色丘疹，继而其顶部出现疱疹，少有结节感，较硬，但厚而不易破，7～10 天逐渐干燥，留下暂时性的色素沉着或轻度结痂。由于痒感加重，可导致患儿哭闹不安，无其他症状。若抓破继发感染，局部化脓，附近淋巴结可明显肿大。

小儿皮疹

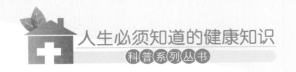
临床上需要与水痘鉴别。水痘分布以躯干较多、四肢较少，同时可见丘疹、疱疹及痂疹等各期皮疹。水痘有流行，发病前往往有与水痘病人接触史，有的患儿伴有发热。丘疹样荨麻疹则多见四肢，大小均匀，大多是 3 岁以下小儿，无传染病流行史。

什么是接触性皮炎

接触性皮炎皮损的特点是局限于接触部位，多为境界清楚。如果接触物为气体或粉尘，则皮炎多发生在身体的暴露部位，如面部、颈、四肢、全手背等，呈弥漫性，而无一定的鲜明界限。皮损的性质、形态、范围及严重程度，取决于接触物的性质、浓度、接触方式及每个人的过敏程度。一般轻型皮损表现为局部潮红、发生红斑，轻度水肿，并有少许密集的丘疹。重型则出现皮肤肿胀，有大小不等的表浅水疱，甚至可发生糜烂及坏死，并有血液或浆液性分泌物渗出。患儿烦躁不安，伴有痒感或灼痛感。痒感大多剧烈，有时发生在皮疹出现之前。少数病人因搔抓将接触物质带到全身，引起全身泛发性急性皮炎，此时可发生高热、恶心和头痛，并可引起继发感染。皮疹大多在 1～2 周内消退。但如有关接触物质继续存在，则皮疹持续不退。反复搔抓可使皮炎转为慢性，局部表现为色素沉着及苔藓样变。

夏天儿童在草丛或树下玩耍，由于植物或昆虫毒毛刺激，可发生颈、背及四肢部位的皮炎；由于尿布粗糙、不干爽或大小便后未及时更换，会导致婴幼儿臀部、外阴、股部等尿布区出现红斑、丘疹、

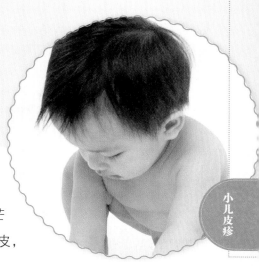

小儿皮疹

丘疱疹及糜烂，称为尿布皮炎。

玩具表面的涂料能引起口周皮炎。

玩游戏机及汗液刺激能引起指端皮炎。

胶鞋及足底多汗，可引起足底浸渍皮炎。

秋冬等干燥季节，因经常用舌舔口唇及口周围皮肤，而在口周出现一圈红斑、脱皮及放射状小裂口舌舔皮炎。

吃芒果后，某些儿童由于吃芒果，口周接触芒果及芒果汁刺激，而在口周出现红斑、丘疹及脱皮，伴有瘙痒或轻度疼痛芒果皮炎。

西红柿汁、菜汤及口水等也可刺激口周皮肤而常见接触性皮炎。

除了直接接触外源性抗原可导致接触性皮炎外，在个体已致敏状态下，当口服、静点、皮肤穿透或吸入半抗原时还可以通过循环系统到达皮肤而发生皮肤炎症性疾病，此称为系统性接触性皮炎。近年来，人们越来越重视皮肤的速发型接触反应（ICR），这是接触性皮炎的一种特殊类型，即接触致敏原后，短时间内出现暂时性风团样红斑，随后出现湿疹样反应。引起速发型接触反应的原因很多，其中芒果、香蕉、西红柿、橘子、猕猴桃、苹果、黄瓜等食物为常见的原因。诊断速发型接触反应，一般靠局部接触史，临床症状及皮肤诊断实验，如摩擦、应用点刺，划痕等实验。

本病皮肤损害的表现，外观与湿疹无明显区别，确诊诊断主要依靠几点：①有变应原接触史，接触物与皮疹有直接关系；②无遗传及家族史；③病变多局限于接触部位，境界清楚；④除去原因后，损害较快消退，若再接触可再发病；⑤斑贴试验用来查找致敏因素，并用于接触性皮炎的诊断。在小儿作斑贴试验时因慎重，要注意适当的浓度，以免引起皮炎再发。

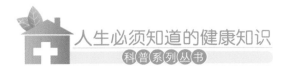

针对小儿皮疹，正确施治

治疗婴幼儿湿疹要综合施治

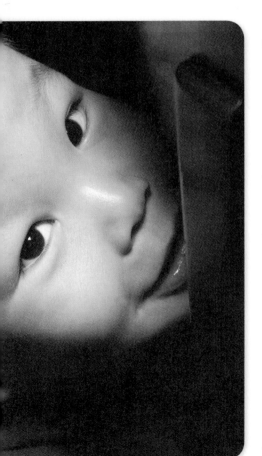

首先要明确病史，查找诱发因素，予以纠正，应采用全身、局部、中医及西医综合治疗。

（1）饮食管理：首先，避免喂过量的食物以保持正常消化。如疑牛奶过敏，可长时间煮沸，使其蛋白变性，以减轻其抗原性，必要时可用配方奶或豆浆代替牛奶。如疑对鸡蛋过敏，可单用蛋黄，或从少量蛋白开始，逐渐加量（即脱敏疗法）。喂母乳的母亲可酌情少进食可疑过敏物如鸡蛋、牛羊肉等。

（2）抗组织胺类药物：2岁以内婴幼儿宜选用：扑尔敏、非那根、苯海拉明等单一或轮流内服，有较好的止痒和抗过敏效果，并有不同程度的镇静作用。2岁以上患儿宜选用第二代无明显镇静作用的抗组织胺药，如仙特敏、特非那定及氯雷他定等。

（3）皮质类固醇激素：无论口服还是静脉注射，都能很快控制症状，有明显的抗炎止痒作用，但停药后易复发，不能根治，且长期应用后有依赖性和各种不良反应，故应酌情慎用。泛发急性湿疹其他疗效效果不佳者，可短期口服泼尼松（强的松），病情好转后逐渐减量。

（4）抗生素：仅用于因继发局部或淋巴结等感染、白细胞增高和体温增高的病儿，一般采用青霉素肌注或头孢类药物、阿奇霉素等口服。

治疗湿疹不能随便用药

湿疹的局部治疗：原则上是按照病期分别选择药物治疗。

（1）急性期：采用 1%～3% 硼酸溶液，或 0.1% 呋喃西林溶液，或生理盐水等作开放式冷湿敷，每次 15～20 分钟，每日 2～3 次。湿敷面积不超过体表面积的 1/3，以防患儿着凉或药物吸收。一般湿敷 2～3 天即可见轻，湿敷后外用 40% 氧化锌油，有感染时外用 1% 氯霉素氧化锌油或百多邦涂抹。

皮损以红肿、丘疹为主，无渗出时，

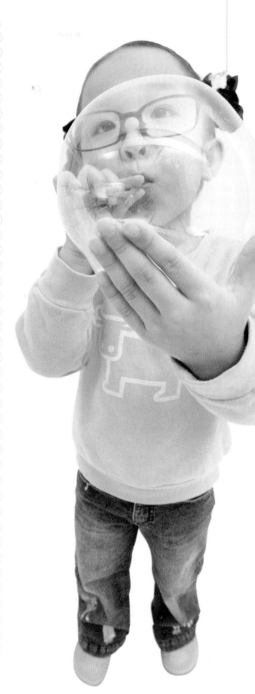

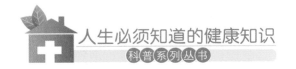
除用上述溶液作清洗外，可外用炉甘石洗剂、炉甘石呋喃西林洗剂、雷佛诺尔氧化锌软膏或 40% 氧化锌油等。

（2）亚急性期：用 1%～3% 硼酸溶液或生理盐水外洗，无渗出时同急性湿疹外用药及外用维生素 B6 软膏、氧化锌糊剂。常配合少量短期外用皮质类固醇霜剂，如 0.5%～1% 氢化可的松霜，0.1%17- 丁酸氢化可的松霜（商品名：尤卓尔），0.1% 的糠酸莫米松（商品名：艾洛松）或丙酸倍氯美松等。

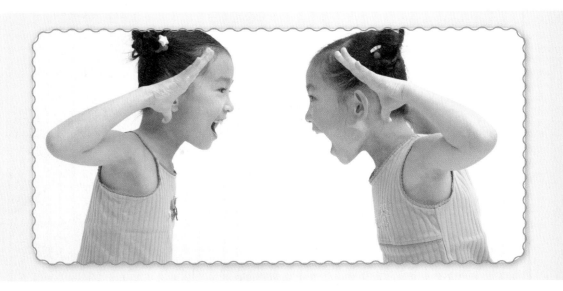

（3）慢性期：外用非激素软膏与外用激素软膏配合交替使用。可用中强效局部外用激素，但不宜封包，以防激素不良反应及皮肤萎缩。

中医治疗：中医认为本病多因饮食失调，内蕴湿热，外受风湿热邪所致。临床上分干性（丘疹性）、湿性（糜烂性）两型。常反复发作，并多伴有胃肠道消化障碍症状。临床治疗多用内外兼治法，内服药以清热、解毒、凉血、渗湿为主，婴儿湿疹尤需健胃消导。婴儿湿疹外用药根据干性、湿性及不同分期，予以同上处理。

如何明明白白治疗湿疹

（1）病因治疗：应回避致敏原。较大儿童常可能的致敏物，如室尘、羽毛、兽毛、毛织品、花粉等，应设法避免接触。如有慢性病灶，如扁桃体炎，也可考虑切除。疑与蛔虫有关的病例，可每隔 3～6 个月给 1 次打虫药。

（2）对症治疗。①外用药为主。同婴儿湿疹治疗。对于顽固性皮损，用 2/3 糠馏油软膏或普连膏加中强效局部外用皮质类固醇激素类药膏混合外涂，必要时加塑料薄膜覆盖，绷带包扎，每隔 1～2 次封包 1 次。一般不超过 1 周，即改外用。②内用药。抗组织胺类药物：扑尔敏、非那根、苯海拉明等单一或轮流内服，有较好的止痒和抗过敏效果。第二代无明显镇静作用的抗组织胺药：盐酸西替利嗪（商品名：仙特明），2 岁以上儿童，每次 5 毫克，每日 1 次；12 岁以上儿童，每次 10 毫克，每日 1 次。氯雷他定（商品名：开瑞坦），服药剂量同仙特明。息斯敏及特非那定与大环内酯类或咪唑类药物同服时，会增加心脏的毒副作用，导致心电图异常如 Q-R 间期延长，应予注意。有继发感染时，酌情应用抗生素。适量用维生素 C 及钙剂是必要的。

发生在肛周的儿童期湿疹，常由蛲虫所致，称为蛲虫性湿疹。治疗应以驱虫为主，辅以外用湿疹软膏。

（3）瘙痒及干燥的处理：有效控制皮肤干燥和瘙痒是治疗慢性湿疹，尤其是异位性皮炎患儿的一个重要环节。润肤剂对皮肤干燥有效，并可减轻瘙痒。患儿应在温热水中沐浴，每次 15 分钟左右，沐浴后 3～5 分钟，皮肤潮湿时外用

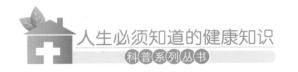
润肤剂，此时皮肤透皮吸收作用较强。每日或隔日 1 次，以纠正皮肤干燥，缓解瘙痒症状。

治疗水痘能用激素吗

治疗水痘禁用激素。由于其他疾病应用激素的患者，在病情允许的情况下，应该尽快减到生理剂量或尽快停药。有一位纯红细胞再生障碍性贫血的女孩，在应用足量泼尼松（强的松）治疗期间，突然有一天全身出现了水痘，我们立即给予泼尼松（强的松）减半量，几天后把激素减完了，2 周后水痘痊愈，又给予原来方案治疗纯红细胞再生障碍性贫血。水痘的一般治疗是：患者应该隔离至皮疹全部结痂为止，一般不少于病后 2 周。在患病期间，勤换衣服，勤剪指甲，保持皮肤清洁，防止抓破皮肤引起继发感染。局部可以涂擦炉甘石洗剂或百多邦（莫匹罗星）。抗病毒治疗：阿昔洛韦（无环鸟苷）是治疗水痘常用药物，也可以局部涂擦喷昔洛韦。

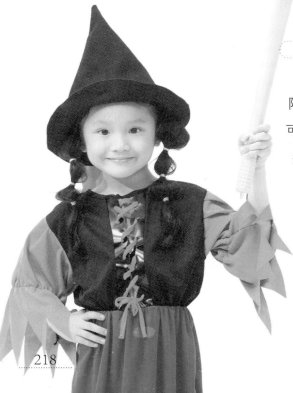

治疗水痘的多重性

水痘为良性自限性疾病。患病后应隔离患儿，注意护理，预防并发症，发热可卧床休息，口服抗组胺药可控制剧烈瘙痒。有高热者可酌情给予退热剂。

病情严重者及有并发症者以及 2～12 岁儿童，早期用阿昔洛韦每天每千克体重 20 毫克，可减轻病情，促使皮疹很快结痂，缩短病程。青少年患者可口服阿昔洛韦每次 800 毫克，每天 5 次，5～7 天；伐昔洛韦 300 毫克，每天 2 次，

7 天；或喷昔洛韦 50 毫克，每 8 小时 1 次，7 天。对阿昔洛韦耐药者可用膦甲酸每天每千克体重 400 毫克静脉点滴，每 8 小时 1 次，直至治愈。对重症大疱型出血型、坏疽型新生儿水痘，亦可早期静脉滴阿昔洛韦、阿糖腺苷、干扰素等。

局部外用 1% 喷昔洛韦软膏、1% 含酚炉甘石洗剂，有继发感染者外用红霉素软膏或莫匹罗星（百多邦）软膏。水痘性角膜炎可用 0.1% 碘苷（疱疹净）眼药水或利巴韦林（病毒唑）眼药水点眼。

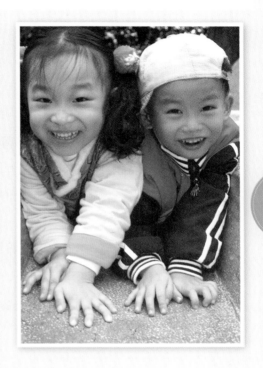

中医疗法 中医治则法宜清热疏风、除湿解毒。方用桑叶 10g、菊花 5g、牛蒡子 5g、杏仁 10g、赤芍 10g、板蓝根 10g、金银花 10g、连翘 10g、生薏米 10g、车前草 10g。发热者加芦根、生石膏；毒热重、脓疱多者加大青叶、黄连、公英；大便燥结者加大黄；病之后期出现口干、舌红无苔等伤阴者加生地、元参。病情较轻者可服化表丸、银翘解毒丸或忍冬藤 30g，水煎服。

水痘会有后遗症吗

只要水痘未继发严重细菌感染，普通型水痘预后良好，愈后局部亦不会留下瘢痕及色素沉着。但是，免疫功能低下，继发严重细菌感染的水痘患者，新生儿水痘或播散性水痘肺炎、水痘脑炎等严重病例，病死率可高达 5%～25%。水痘脑炎的幸存者还可能会留下精神异常、智力落后、癫痫发作等后遗症。

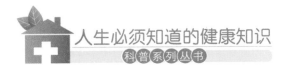
治疗带状疱疹要三管齐下

带状疱疹的防止主要是抗病毒、消炎、止痛和局部对症处理。

（1）全身疗法，抗病毒药物：阿昔洛韦口服或静滴，口服伐昔洛韦或静滴阿糖胞苷，肌注聚肌胞等；止痛剂：可以选用吲哚美辛、卡马西平、西咪替丁，严重者给予普鲁卡因局部封闭；免疫调节剂可以应用转移因子、干扰素、胸腺肽、丙种球蛋白等，可以减轻症状，缩短病程。带状疱疹免疫球蛋白是一种特异性高价球蛋白，疗效显著，但药源稀少，价格昂贵。激素应用可以缓解老年患者或眼睛受累者的疼痛，缩短病程。

（2）局部疗法：以干燥、消炎为主，疱疹未破时可以涂擦硫黄炉甘石洗剂或阿昔洛韦软膏；如果疱疹已经破裂，可以用3%硼酸液湿敷或新霉素软膏等。

（3）物理疗法：氦氖激光照射、紫外线照射及频谱电疗等均有一定的消炎、止痛效果。

幼儿急疹需要治吗

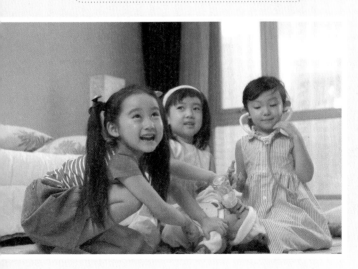

幼儿急疹一般无特殊治疗，因为该病是由病毒感染引起的。人类疱疹病毒6型感染不需要特殊治疗，但如果感染严重，危及生命，则应该给予抗病毒治疗，更昔洛韦对人类疱疹病毒6型感染有效，而齐多夫定或阿昔洛韦则无效。人类疱疹病毒7型感染目前尚无特效抗病毒药物。患幼儿急疹时，应注意饮食清谈，高热时对症处理，既往有高热惊厥的孩子要防止抽搐，必要时预防应用镇静药物。

怎样治疗普通型手足口病

治疗普通手足口病患儿，一般比较简单。

（1）一般治疗：注意隔离，避免交叉感染。适当休息，清淡饮食，做好口腔和皮肤护理。

（2）对症治疗：发热等症状采用中西医结合治疗。一般给予蒲地兰消炎口服液、双黄连口服液、维C银翘片、利巴韦林，重症给予丙种球蛋白及对症处理等。

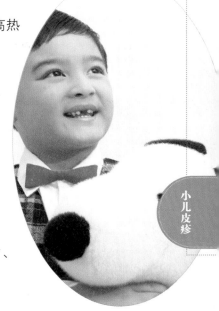

小儿皮疹

积极抢救合并神经源性肺水肿的重症手足口病患儿，减少死亡

重症手足口病合并神经源性肺水肿时死亡率高，抢救治疗原则为以脱水降颅压、大剂量糖皮质激素和静脉用丙种球蛋白冲击，以及呼吸循环支持治疗为主的综合治疗。主要采用20%甘露醇，必要时加用呋塞米（速尿）以增强脱水效果。激素用甲基泼尼松龙，每天每千克体重10～20毫克。静脉注射免疫球蛋白每千克体重1克，应用2～3天。对于已经出现神经源性肺水肿的病例，应积极给予机械通气治疗。

在机械通气治疗中，根据儿童的病理生理特点，应多采用经口气管插管，通气模式以压力控制为主，通气参数（呼吸频率、呼气末正压、吸氧浓度、吸呼比和支持压力等）的设定与调整应以保证患儿充分的氧合和避免并发证的发生为前提条件。推荐小儿患者呼吸机初调参数：吸入氧浓度80%～100%，吸气压

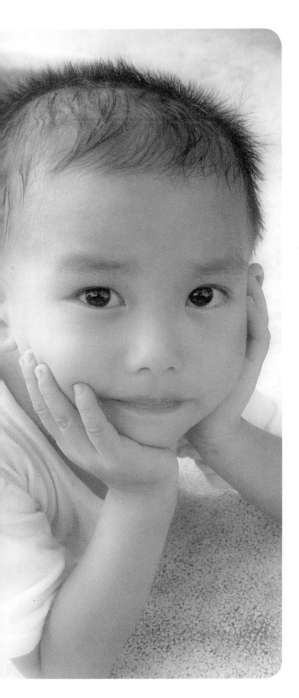

力 1.18～1.96 千帕（12～20 厘米水柱），呼气末正压 0.392～0.785 千帕（4～8 厘米水柱），呼吸频率 20～40 次／分钟，潮气量每千克体重 6～8 毫升。以后根据动脉血气指标进一步调整。

此外，根据流行性出血热和人禽流感的治疗经验，对于重症手足口病患儿可以尝试特异性免疫血清疗法。

综合治疗重症手足口病

1. 神经系统受累治疗

（1）控制颅内高压：限制入量，积极给予甘露醇降颅压治疗，每次每千克 0.5～1.0 克，每 4～8 小时一次，20～30 分钟快速静脉注射。根据病情调整给药间隔时间及剂量。必要时加用呋塞米（速尿）。

（2）酌情应用糖皮质激素治疗，参考剂量：甲基泼尼松每天每千克体重 1～2 毫克；氢化可的松每天每千克体重 3～5 毫克；地塞米松每天每千克体重 0.2～0.5 毫克，病情稳定后，尽早减量或停用。个别病例进展快、病情凶险可考虑加大剂量，如在 2～3 天内给予甲基泼尼松龙每天每千克体重 10～20 毫克（单次最大剂量不超过 1 克）或地塞米松每天每千克体重 0.5 ～ 1.0 毫克。

（3）酌情应用静脉注射免疫球蛋白，总量每千克体重 2 克，分 2 ～ 5 天给予。

（4）其他对症治疗：降温、镇静、止惊。

（5）严密观察病情变化，密切监护。

2. 呼吸、循环衰竭治疗

（1）保持呼吸道通畅，吸氧。

（2）确保两条静脉通道通畅，监测呼吸、心率、血压和血氧饱和度。

（3）呼吸功能障碍时，及时气管插管使用正压机械通气，建议呼吸机初调参数如上题。根据血气、X 线胸片结果随时调整呼吸机参数。适当给予镇静、镇痛。如有肺水肿、肺出血表现，应增加 PEEP，不宜进行频繁吸痰等降低呼吸道压力的护理操作。

（4）在维持血压稳定的情况下，限制液体入量（有条件者根据中心静脉压、心功能、有创动脉压监测调整液量）。

（5）头肩抬高 15 ～ 30 度，保持中立位；留置胃管、导尿管。

（6）药物应用：根据血压、循环的变化可选用米力农、多巴胺、多巴酚丁胺等药物；酌情应用利尿药物治疗。

（7）保护重要脏器功能，维持内环境的稳定。

（8）监测血糖变化，严重高血糖时可应用胰岛素。

（9）抑制胃酸分泌：可应用胃黏膜保护剂及抑酸剂等。

（10）继发感染时给予抗生素治疗。

3. 恢复期治疗

（1）促进各脏器功能恢复。

（2）功能康复治疗。

（3）中西医结合治疗。

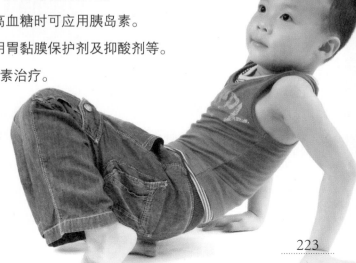

治疗风疹很简单

风疹无特效治疗。在发热期间，应该卧床休息，给予流食或半流食。可给予清热解毒的中药。如有高热、头痛，先见于面部、咽痛等，给予对症处理。

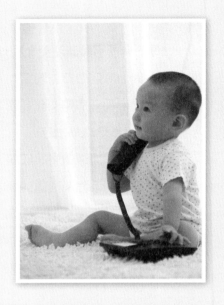

治疗麻疹有特效药吗

至今尚未发现特异性的抗病毒药物来治疗麻疹，故治疗重点是加强护理，对症处理和防止并发症。

（1）护理及对症处理。注意休息，单间隔离，保持空气新鲜，保持室内温度及湿度。衣服不宜过厚，眼耳鼻口皮肤均应保持清洁。饮食富含营养易消化，补充各种维生素及矿物质。急性期多喝白开水，恢复期食欲好转后可适当加餐。高热时可适当给予退热药物，咳嗽剧烈时给予止咳药物，体弱病重者可给予丙种球蛋白注射，少量输血或血浆。

（2）中药治疗。根据出疹前期和出疹期及病情加减药物。

（3）并发症治疗。合并细菌感染时加用抗生素，一般给予对症处理，如高热时给予降温，惊厥时用止惊药物，昏迷时加强护理。

治疗"红孩子"——猩红热患儿，消炎就行了

A 组链球菌感染引起的猩红热应接受抗生素治疗，而且要完成足够的疗程，以达到完全清除病灶内细菌的目的，从而防止并发症的发生。抗生素有许多种，但仍然以青霉素为首选。①青霉素及同类药物，对婴幼儿可以用阿莫西林混悬液代替青霉素，疗程均为 10 天。②对青霉素过敏的患者用红霉素、阿奇霉素等药物。③对青霉素过敏的患者也可以应用第一代或第二代头孢菌素，疗程 10 天。

药物性皮炎的分级治疗

首先停用可疑药物及其结构相似的药物，并加速药物的排泄，如多饮水，静脉输液，必要时可用利尿剂，尤其对有水肿的患儿。

轻型药疹可采用抗组织胺类药物、大量维生素C，适当用钙剂，必要时可少量短期口服泼尼松（强的松）每天每千克体重1毫克。

重型药疹（即大疱表皮松解型、剥脱性皮炎型及重症多形红斑型等）应于早期静脉滴注氢化可的松每天每千克体重6～10毫克（或地塞米松每天每千克体重0.3～0.5毫克），维生素C每天0.5～1克，并用与致敏药物无关的有效抗生素预防感染。2～3天皮损好转后，则改成口服泼尼松（强的松）病逐渐减量，一般用药7～10天。

不能进食者，可静脉输液，但要注意电解质平衡。

密切观察有无新药疹发生。眼部及口腔护理十分重要。如眼部受累，坚持每日用生理盐水或3%硼酸水清洗眼部，减少分泌物，白天用利福平眼药水及醋酸可的松眼药水交替点眼，每间隔1～2小时点眼一次，夜间用金霉素眼药膏治疗，如有假膜需每日用玻璃棒剥假膜，并注意有无角膜溃疡，及时治疗以防止睑球粘连及失明。口腔受累时可用淡盐水漱口，或用盐水棉球清洁，每日3次，并在局部涂抹冰硼散及金霉素鱼肝油。

药物引起过敏性休克救治要及时、技术要熟练

过敏性休克患儿，应立即注射1:1000肾上腺素，并静脉输入葡萄糖液及氢化可的松，必要时地塞米松也可以加入糖液内静推或快点。升压剂、氧气吸入则与其他休克病人抢救相同。有的药物引起重症药疹时，凝血及抗凝血之间的平衡被打破，当肝肾功能障碍时，要注意血栓前状态，警惕播散性血管内凝血的发生。过敏体质的病人用药后最好在医院观察数分钟到半小时，无异常反应再回家。

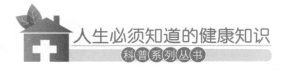
如何治疗和护理药疹皮损

无明显渗出的创面，可外用炉甘石洗剂或含薄荷的洗剂止痒。渗出较多时可用生理盐水溶液外洗或湿敷后扑大量的扑粉或消毒滑石粉，慎用灯烤（5～10分钟，每日1～2次）。脱痂时可用消毒石蜡油及硼酸软膏外涂，使痂皮松软后，再小心地、轻柔地用消毒剪刀逐渐剪除痂皮，切忌用手撕，以免出血。床单、被套最好无菌消毒，每日更换一次，或用消毒大纱布覆盖创面，以预防继发感染。有条件的可住单间，床边隔离，预防创面感染，注意保暖及室内通风，定时紫外线消毒。

如何治疗瘙痒之痛——荨麻疹

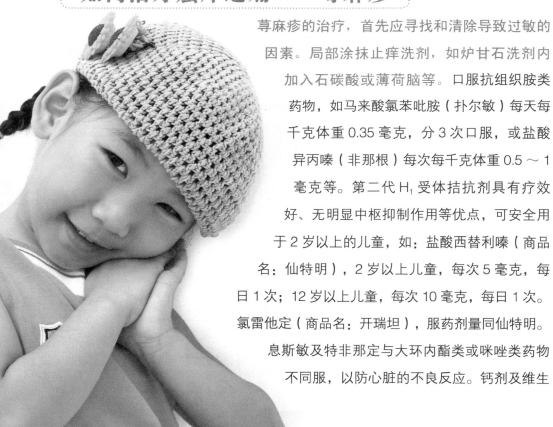

荨麻疹的治疗，首先应寻找和清除导致过敏的因素。局部涂抹止痒洗剂，如炉甘石洗剂内加入石碳酸或薄荷脑等。口服抗组织胺类药物，如马来酸氯苯吡胺（扑尔敏）每天每千克体重0.35毫克，分3次口服，或盐酸异丙嗪（非那根）每次每千克体重0.5～1毫克等。第二代H_1受体拮抗剂具有疗效好、无明显中枢抑制作用等优点，可安全用于2岁以上的儿童，如：盐酸西替利嗪（商品名：仙特明），2岁以上儿童，每次5毫克，每日1次；12岁以上儿童，每次10毫克，每日1次。氯雷他定（商品名：开瑞坦），服药剂量同仙特明。息斯敏及特非那定与大环内酯类或咪唑类药物不同服，以防心脏的不良反应。钙剂及维生素 C 可降低毛细血管的通透性，使症状缓解。H$_2$ 受体拮抗剂（如：甲氰咪胍、雷尼替丁）与 H$_1$ 受体拮抗剂联合应用，可治疗腹痛明显的急性荨麻疹。出现支气管痉挛或喉头水肿的患儿可用 1:1000 肾上腺素液 0.1～0.3 毫升（或每次每千克体重 0.01 毫升）皮下注射。对顽固性病例可酌情应用泼尼松（强的松）口服或氢化可的松静脉滴入，但不能作常规用药。有些慢性病例可用酮替芬治疗。赛庚啶可

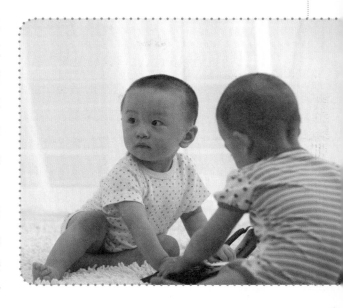

用于慢性或寒冷性荨麻疹的治疗。对常规药物治疗效果不好的慢性荨麻疹，根据变应原皮试结果，给予相应的脱敏治疗，往往可取得一定疗效。自身免疫性荨麻疹治疗困难，给予静脉注射免疫球蛋白或血浆透析可使症状缓解。

中医疗法：祖国医学称此病为"风疹块"或"培瘟"，认为由风、湿、热、郁结肌肤所致。风热型（急性荨麻疹）治以辛凉解表清热宣肺法，用荆防方加减。风寒型（慢性荨麻疹）治以风寒束表，肺卫失宣，用麻黄方加减。

如何治疗危及生命的血管性水肿

首先应该去除病因，避免再接触。口服抗组胺药，如马来酸氯苯那敏、苯海拉明、氯雷他定或西替利嗪等。局部外用具有止痒保护作用的药水，如炉甘石洗剂，或用 3% 硼酸湿敷局部，每日 3 次，每次 20 分钟。出现喉头水肿症状时，应立即注射肾上腺素，同时吸氧及静滴皮质类固醇激素。有窒息危险时，应立即切开气管。

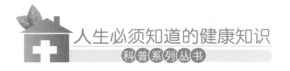

丘疹样荨麻疹的治疗和预防

用抗组胺药物，如马来酸氯苯那敏（扑尔敏）、苯海拉明、氯雷他定（息斯敏）、特非那定等对症治疗。必要时适当口服钙剂。局部外用止痒剂如炉甘石洗剂、石炭酸、氧化锌洗剂及皮质激素霜剂（0.025% 地塞米松冷霜）等。如已化脓，除了涂擦龙胆紫或利凡诺、氧化锌糊膏，并适当应用抗生素软膏如莫匹罗星（百多邦）。必要时口服抗生素 2～3 天。为防止复发，注意勤换内衣，勤晒被褥，必要时烫洗或用灭虫剂处理褥垫，预防螨虫叮咬。并可 3～6 个月口服一次驱虫药物。粉尘螨皮试阳性的患儿，可用粉尘螨注射液脱敏治疗，可取得满意疗效。本病易反复，但预后多良好，但应该防止继发感染。

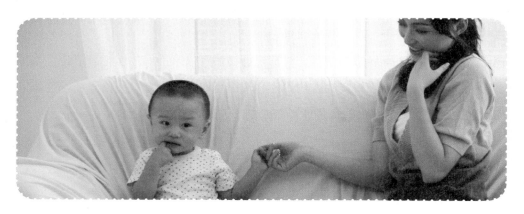

接触性皮炎的分层治疗

首先要去除病因并避免再次接触，这是治疗接触性皮炎有效方法之一。其二为局部治疗，方法与婴儿湿疹基本相同，可按急性期、亚急性期及慢性期的治疗原则，对症处理。有大疱时，无菌穿刺抽液。有继发感染时，则选用抗生素软膏，必要时可内服抗生素。严重有泛发或大片水疱渗出时，可系统用口服皮质类固醇，以早服、足量、短程为原则。可用抗组织胺类药物、钙剂及口服中药。中医治疗为清热、凉血、祛风、除湿。

预防小儿皮疹
从细节做起

让我们远离风疹

因本病症状多轻，一般预后良好，故似乎不需要特别预防，但先天性风疹危害大，可造成死胎、早产或多种先天畸形，因此预防应着重于先天性风疹。

1. 隔离检疫

病人应隔离至出疹后5天。但本病症状轻微，隐性感染者多，故易被忽略，不易做到全部隔离。一般接触者可不进行检疫，但妊娠期、特别妊娠早期的妇女在风疹流行期间应尽量避免接触风疹患者。

2. 自动免疫

国际上经过十余年来广泛应用风疹减毒疫苗，均证明为安全有效，接

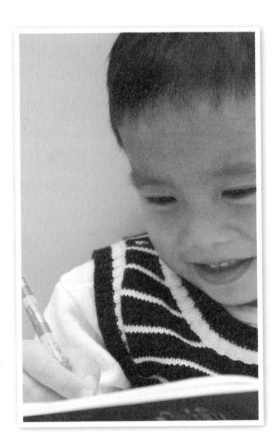

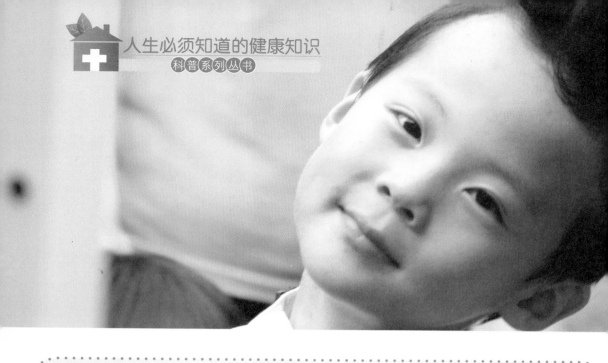

种后抗体阳转率不低于 95%，接种后仅个别有短期发热、皮疹、淋巴结肿大及关节肿痛等反应，免疫后抗体持久性大多可维持在 7 年以上。接种对象方面不同国家尚不统一，例如美国主张 1 岁至青春期的青少年，特别是幼儿园和小学中的儿童为主要免疫对象，因为小儿风疹发病率最多，且可传播给孕妇等成人。青春期及成年妇女也应接种，先天性风疹已明显减少。尽管目前关于风疹疫苗病毒株对人体、胎儿的影响了解得不够，但活疫苗的弱病毒确能通过胎盘感染胎儿导致胎儿畸形，因此孕妇不宜接受此类活疫苗。风疹早已与麻疹、腮腺炎疫苗联合使用，取得了良好的效果。目前我国也已制成风疹减毒活疫苗，被纳入计划免疫范围，重点免疫对象中包括婚前育龄妇女，含高中、初中毕业班女生。

免疫球蛋白预防风疹的效果至今尚不肯定。

水痘患儿的生活护理有哪些要求

水痘患儿的病情一般比较缓和，很少有并发症，无须特殊治疗，常可在 7～10 天内自然痊愈。但要精心护理，防止感染。发热出疹期要卧床休息，给患儿多喝水，并供给营养丰富、容易消化的食物，如牛奶、鸡蛋、水果、蔬菜等，忌吃辛辣鱼虾等食物；预防受凉感冒；常洗手洗脸，勤换衣，保持皮肤清洁；注意衣物和用具的清洁消毒，讲究卫生。居室要经常通风，温湿度要适宜。剪短指甲，避免小儿抓伤皮疹而引起感染。如果瘙痒严重，可擦炉甘石洗剂止痒，也可口服扑尔敏等药物；疱疹破溃可涂龙胆紫，已有感染可局部涂一些消炎软膏如匹多莫得；切忌使用肤轻松、强的松一类的激素软膏，以免造成泛发水痘。如出现持续高烧、咳嗽、头痛、胸痛或疱疹密集，色红赤，疱液混浊以及已经发生弥漫性脓疱、蜂窝组织炎或淋巴结炎的患儿，则需送医院住院治疗。

为预防水痘传染，对患儿应隔离至皮疹全部结痂为止，对接触过水痘患者的孩子最好也要隔离观察 3 周。免疫力低下者可在接触水痘患者 4 天内注射丙种球蛋白。流行期间尽量少带孩子去公共场所。

总之，水痘是水痘－带状疱疹病毒引起的急性传染病，儿童多见。近年来，成年人发病也不少见，传染性很强，主要传播途径为飞沫。水痘患者应严格隔离，休息，吃营养丰富易消化的饮食。皮肤破损处用 2%～5% 碳酸氢钠湿敷，禁忌手抓，感染处涂抹抗生素软膏，禁用肾上腺皮质激素。

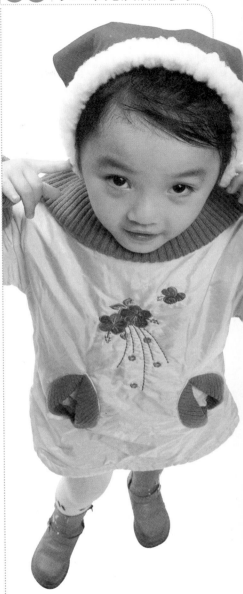

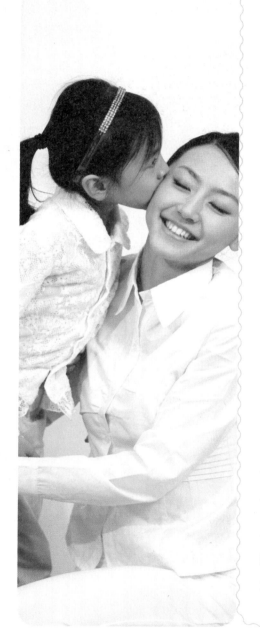

远离水痘

患者应隔离至全部疱疹干燥结痂为止。在集体机构中，对接触病人的易感者应留验3周。被病人呼吸道分泌物或皮疹内容物污染的空气、被服和用具，应利用通风、紫外线照射、曝晒、煮沸等方法消毒。国外有报道对免疫缺陷、孕妇和母亲现患水痘的新生儿可应用水痘特异性免疫球蛋白（VZIG）预防。胎盘球蛋白或水痘痊愈期血清（水痘消失1个月内收集）仅限于体弱者或原有慢性疾病者应用；胎盘球蛋白效果不肯定。

因一般水痘症状较轻，过去认为不太需要水痘疫苗预防。后来发现白血病患者易死于水痘并发症，因此特为白血病患者使用水痘疫苗并取得了较满意的效果。近年由于并发A组链球菌感染使水痘患儿的病情危重，病死率高，因此美国已于1995年实行凡没有患过水痘的婴儿、儿童、少年和成人必须接种水痘疫苗预防水痘的措施。国内水痘疫苗属于计划外疫苗，但是没有患

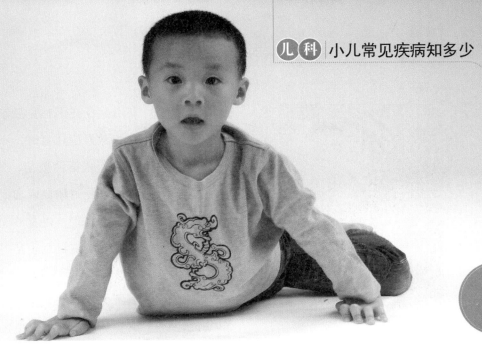

过水痘的孩子最好进行接种。接种水痘疫苗后并不是 100% 不得水痘，但是大部分人可以预防，少部分人即使患了水痘，也比一般患者病情轻。

麻疹预防

提高免疫力是预防麻疹的关键，对易感人群实施计划免疫十分重要。如发现麻疹患者，应该采取隔离治疗，防止传播流行。

（1）自动免疫。易感者都应该接种麻疹减毒活疫苗，初种年龄不宜小于 8 个月，以防止来自母体的抗体中和疫苗病毒，造成接种失败。我国目前定于 8 个月初种，4 岁时加强 1 次。一年四季都可为易感者普种麻疹疫苗，流行地区最好在流行季节前 1 个月完成普种麻疹疫苗。一般接种疫苗后反应轻微，5 ～ 14 天后可有低热数日，偶尔有稀疏的淡红色皮疹。易感者在接触患者后 2 天内，若立即接种麻疹疫苗，仍可防止发病或减轻病情。麻疹流行时如果 80% 的人接种了疫苗，形成一种免疫屏障，可于 2 周内控制麻疹大范围的流行。有发热和急、慢性疾病的患儿，应暂缓自动免疫接种；有过敏体质的，活动性结核、恶性肿瘤、白血病、

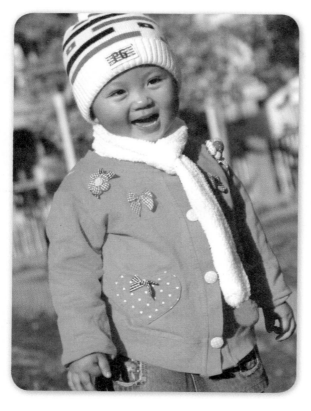

艾滋病及先天性免疫缺陷的患儿和激素应用者时，不应该接种麻疹减毒活疫苗；凡是近8周内接受过输血或血制品及被动免疫制剂，以及4周内接受其他病毒减毒活疫苗的人，均应该推迟接种，以免影响疗效。

（2）被动免疫。体弱多病及免疫力低下易感染者如接触麻疹患者，5天内进行被动免疫，可免于发病，5～9天进行则仅能减轻病情。所以，上述人群接触麻疹患者后应该尽快进行被动免疫，防止发病。被动免疫就是肌注丙种球蛋白或胎盘球蛋白，3周后又接触麻疹患者需再肌注。

（3）综合预防措施。发现麻疹患者应立即作疫情报告，并呼吸道隔离至疹后5天，有并发症者延至10天。凡接触患者的易感儿应检疫3周，并根据情况给予自动免疫或被动免疫。接受免疫制剂者，应延长检疫至4周。在麻疹流行期间，应大力宣传患儿不出门，医药送上门，易感儿不串门。集体机构应加强晨间检查，对疑似患者应隔离观察。

预防猩红热有哪些要求

由于Ａ组链球菌感染与风湿热的密切关系，风湿热心脏病或风湿热患者宜预

防应用抗生素以防止风湿热复发。青霉素是首选
药物。对青霉素过敏的患者可给予红霉素，长期
服用。如果不能长期应用的，可定期做咽拭子培
养，发现 A 组链球菌感染时则应该按照急性链
球菌感染给予青霉素或红霉素治疗一个疗程。对
猩红热患儿应该隔离治疗以控制传染，隔离期 6
天，咽拭子培养转阴，无并发症的可以出院，也
可以家庭隔离。幼儿园或学校发生猩红热流行时，
对急性咽炎或扁桃体炎患者，均应按猩红热治疗，
对易感人群中密切接触者检疫 7 ~ 14 天，也可
以给予青霉素预防用药。对带菌者也应该用青霉
素治疗，直至培养转阴，以控制传染，这对于幼
儿园的工作人员更为重要。

消灭手足口病的源头

　　引起手足口病的病毒是肠道病毒，有共同
特性，在 56℃以上高温会失去活性；对紫外线
及干燥敏感；甲醛、氯化物、酚等化学物质可
抑制其活性。对乙醚有抵抗力，20% 乙醚，4℃
作用 18 小时，仍然保留感染性；耐酸，在 pH 3.5
仍然稳定；75% 酒精，5% 来苏儿对肠道病毒
没有作用；对去氯胆酸盐等不敏感。故多晒太阳、
室内通风、手卫生至关重要，用一般的酒精消
毒不行，必须用含氯消毒剂。

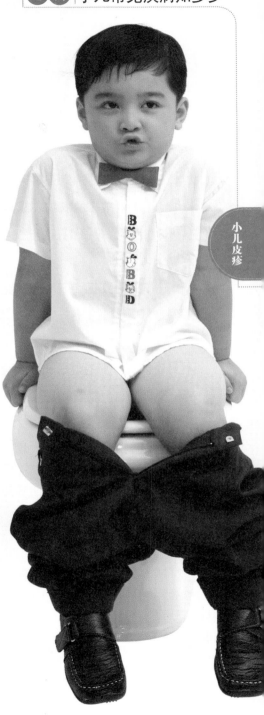

小儿皮疹

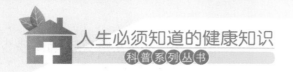

在手足口病流行期间家长如何预防孩子得病

（1）家长和孩子都要勤洗手。

（2）孩子不要吃生冷食物，多喝开水，吃熟食。

（3）家中要注意开窗通风。

（4）对孩子的衣物、床具、衣被及时晾晒，孩子的玩具表面也须定期消毒。

（5）幼儿园每日做好晨检，有条件最好上、下午各一次。

（6）家中有患儿的家长，注意隔离，不要让孩子与别的小朋友一起玩耍。

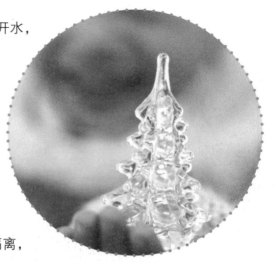

在公共场合如何预防手足口病

为了避免手足口疫情高发期间更多幼童遭受病痛折磨，2010 年北京市卫生局和市教委曾经联合部署防控措施，要求全市托幼机构、中小学校做好晨、午检工作。一旦发现疑似手足口病患儿，及时通知家长带孩子到医院就诊。教室和宿舍等场所要保持良好通风，指导儿童养成正确洗手等良好的卫生习惯；要求幼儿园定期对玩具、儿童个人卫生用具、餐具等物品进行清洗消毒等。另外，疾控专家曾经向儿童家长发出健康提示：注意家庭及个人卫生，"洗净手"、"喝开水"、"吃熟食"、"勤通风"、"晒衣被"。在手足口病流行期间，尽量不带孩子到人群密集、空气流通差的公共场所，避免交叉感染。

如何预防重症手足口病

手足口病是常见病、多发病，易感人群大，且可反复感染，病毒型别多，隐性感染者多，排毒时间长，传播途径复杂，无有效的疫苗预防，基层医疗机构缺乏有效的实验室诊断手段；重症病死病例发病机制不明，早期症状识别难度大，无特效药物。少数病例的症状不典型，缺乏特异性的体征——皮疹，早期不易识别。新的优势毒株肠道病毒 EV71 具有嗜神经性，患者感染该病毒后易出现重症脑干脑炎及神经源性肺水肿，发展成重症病例，甚至死亡，其危害远大于柯萨奇病毒 A16 和其他肠道病毒感染。基层医务工作者特别是乡村医生、个体诊所医生对手足口病的认识不足，特别是早期识别重症病例的能力不足，造成病例转诊延迟。少数黑诊所、药店内无证坐堂行医、截留病人，延误抢救时机。同时，多数患儿多属农村留守儿童，看护人多为爷爷奶奶，卫生条件较差，对手足口病防控意识淡薄。所以如果怀疑孩子得了手足口病，应尽快到正规医院就诊，医生会根据病情甄别普通及重症患者，给予相应治疗和建议，以免延误治疗。

（本章撰稿　马伏英）

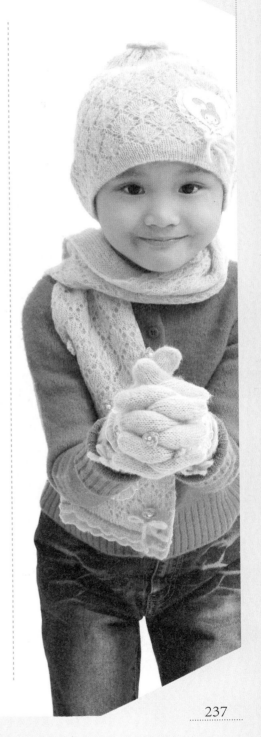

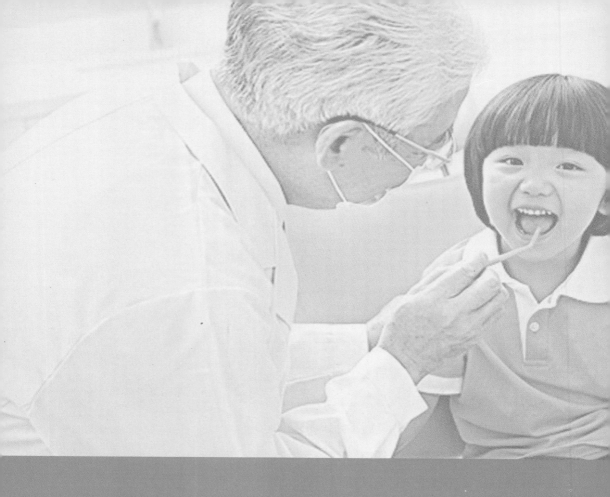

XIAOER XINJIYAN

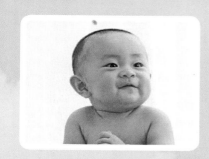 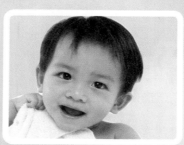 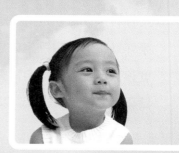

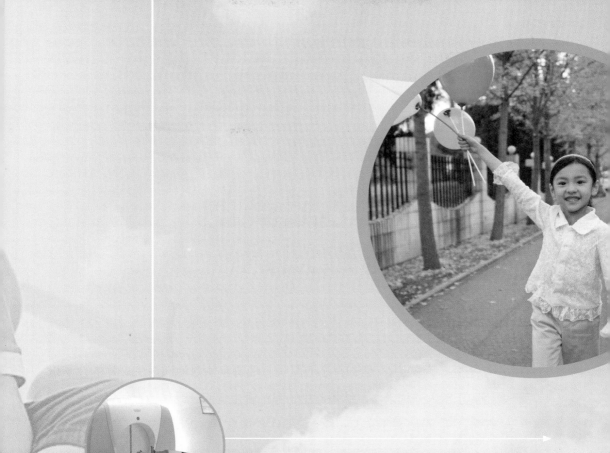

小儿心肌炎

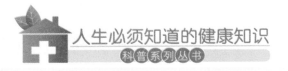

 # 小儿心肌炎的基础知识

小儿心脏病知多少

　　小李子今年六岁了，但却得了心肌炎。他母亲焦急地问医生，她的儿子以后还能否和正常人一样求学、结婚、生子吗？医生询问了具体情况后说，小李子可以和正常人一样，只要注意休息，防止反复感染，正规治疗，注意定期复查，就可以完全恢复。

　　心脏病是一个宽泛的概念，顾名思义就是指心脏本身的病变，包括许多疾病。心脏从外至内分别是心包、心肌、心内膜、心脏瓣膜、心脏本身的血管等所发生的病变，例如炎症、结核、肿瘤、血管的硬化堵塞、心肌的缺血、坏死、瓣膜关闭不全或狭窄（不能完全打开）、心脏跳动节律的改变、传导束的某一部位不能将信号下传（传导阻滞）等所导致的一系列表现均称为心脏病。心血管病是指除心脏疾病外，还包括周围血管的疾病，有静脉的也有动脉的，如血栓、闭塞、破裂、炎症等。

你知道小儿心血管疾病包括哪些吗

常见的心血管疾病有心肌炎、心肌病、心包炎、心内膜炎、先天性心脏病、肺动脉高压、心脏瓣膜病、心律失常、二尖瓣脱垂、心力衰竭、风湿热及风湿性心脏病，洋地黄中毒、心源性猝死、心神经官能症、全身性疾病所导致的心脏病等。

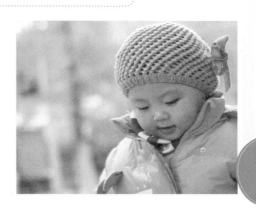

小儿心肌炎

哪些因素"指挥"心跳

心脏具有自动节律即自觉跳动，这并不是说它就不受大脑和神经系统的支配了。在日常生活中，许多人都曾经体会过，当精神紧张或恐惧时心跳会加快，面色会变红或变白，这就是因为心脏的活动也受神经的支配。支配心脏的神经有两种，一种为交感神经，另一种为副交感神经（又称迷走神经），后者抑制心脏的兴奋性，使心率减慢；交感神经的作用则使心脏的兴奋性增强，使心率加快。正常情况下，这两种神经的作用相互制约，达到一种平衡，使心率维持在正常范围。心脏的神经控制是由中枢神经系统来完成的。此外，还有一些体液因素调节着心率，像一些内分泌因素的肾上腺素、甲状腺素，能使心跳加快加强。某些电解质如钾、钙也影响心脏。体温也影响心跳。体温升高可使心跳加快：体温每升高 1℃，心率增加 15～20 次/分钟。总之，心脏的活动是受神经、体液和环境等因素调节的。

心脏病患者常见的症状、体征有哪些

心脏病的共同症状有活动时心慌、气短；到一定程度（肺淤血或大量胸水、腹水、心包积水等）时，不能躺平，头须垫高，甚至端坐呼吸、腹胀、下肢出现

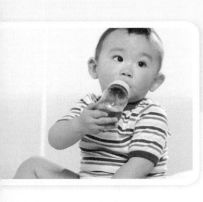

水肿（水肿是症状也是体征）等症状。个别患儿可有胸闷、咯血、疲劳、眩晕、晕厥、青紫、心慌等症状。不同的症状有不同的病因，或者是存在多种病因及不同的病理改变（同一症状也可由的多种病因引起）。在判断心脏病时，应和判断其他疾病一样，认真分析症状的发生、发展、表现特征，并和体征结合起来进行综合分析。要注意的是婴儿特别是新生儿不会诉说自己的不适，家长要注意观察孩子与同龄的孩子有啥不一样的地方，比如吃奶费力，需要吃一会歇一会，吃奶时出汗多、小婴儿喜欢大人竖着抱等。家长要注意患儿在活动时如进奶、哭闹时是否有虚弱的表现、有无青紫等。

所谓"体征"是指医生客观检查发现的身体的异常表现。如口唇发紫、较大儿童半坐位、水肿、颈静脉怒张、心脏扩大、心脏杂音、肝脏肿大等。

小儿气短就是得了心肌炎吗

气短又称呼吸短促、呼吸困难，是一种自觉症状。任何人在感觉到呼吸困难或呼吸费力时就表明有气短。因此，气短只有在神志清晰时才能感觉出来。心肌炎患儿的气短常和心慌同时出现，其气短的程度不同代表着不同的心功能状态。有心脏病的小婴儿在进奶、哭闹等活动时会出现气短、呼吸快、出汗等。有呼吸道疾患时也会感到气短。气短并不是心脏不适固有的症状。

感到心慌就是得了心脏病吗

心脏病患者的心慌常和气短同时出现，大多在体力活动时出现。心悸常为心慌的同义词，在临床上混同用。心慌或心悸常来自以下几种情况。

（1）心率增快，快于平时的正常范围，较大儿童心率 60～100 次／分，一旦超过 100 次／分，就会感到心慌。一般 10 岁以下儿童的心率大致可以用一个简单的计算公式来判断，即（10 - 年龄）×5 + 75，有的人平时心率偏慢，习惯了这种情况，常见于运动员或经常爱运动的人。

（2）心律不齐，正常心律规则跳动时不会感到心慌，一旦心律不齐，如期外收缩（早搏）、心房颤动或阵发性心动过速时就可以感到心悸，但少部分人在正常情况下也会有心慌的表现，并不一定就是得了心脏病。

（3）有时心动过缓（较大儿童少于 60 次／分），也可感到心悸。

（4）心率仍在正常范围，但由于交感神经张力增高，心脏收缩有力，患儿又敏感，也会感到心慌。心慌或心悸病因各不相同，有的是器质性心脏病所致，有的是心脏神经官能症，需加以鉴别。表 1 为各年龄正常心率平均值和范围。

表 1　各年龄心率平均值范围　　　　　　　　　（单位：次／分）

年龄	平均值	最小～最大值
出生～	127	88～158
2 天～	116	85～162
8 天～	146	115～172
1 月～	139	111～167
4 月～	130	105～158
7 月～	125	109～154
1 岁～	119	85～187
3 岁～	109	75～133
4 岁～	101	71～133
6 岁～	92	68～125
8 岁～	89	64～123
11 岁～	82	52～115
男 12～14 岁	77	58～102
女 12～14 岁	87	55～109

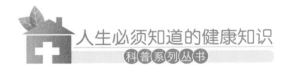

感到疲劳就是患心肌炎了吗

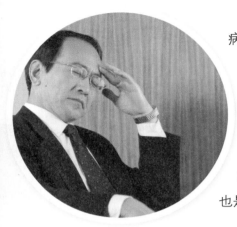

疲劳也称乏力，是疲软无力的意思，为极常见的病理生理现象。疲劳的原因很多，有心源性和非心源性的两大类。正常人体力活动过度后也会感到疲乏，休息数分钟后即可恢复。心肌炎患者在心功能减退时，由于心排血量减少，周围的骨骼肌缺血、缺氧，则感到酸软无力，出现疲乏症状。右心衰竭时，血液向右心室回流不畅，导致肢体肿胀，骨骼肌水肿也是乏力的原因。

有早搏就是得了心肌炎吗？何为心律失常

心律失常是指心脏跳动的起搏、传导、速率、节律发生异常。心律失常为心脏病中的常见并发症。心律失常有功能性和器质性两种，前者为神经因素和(或)药物引起的，并不是心脏有什么毛病；后者来自心肌缺血、损伤、电解质紊乱和其他因素。心律失常十分常见，大多数心律不齐或速率改变靠心脏听诊或摸脉搏可以发现，最常用的简便易行的确诊方法是心电图检查。只有小部分传导障碍需

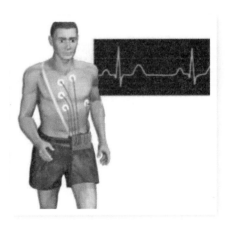

靠"希氏束"电图确诊，就是将几条电极由周围血管插入心腔内部所记录的心电图，专业性较强。因为早搏的原因很多，休息不好、饱餐、进食咖啡、喝茶等也可有早搏出现，偶尔有早搏出现也是正常的表现。有早搏并不是说一定患了心肌炎。心肌炎诊断有严格的标准，反过来，就是诊断为心肌炎，也不一定有早搏，没有早搏的心肌炎也很多。

近年来有关早搏病因研究的进展如何

（1）早搏与心肌炎的关系。1988年，尤乃祯对59例原因不明的青壮年早搏患者行心内膜心肌活检（EMB），发现符合心肌炎诊断标准的30例，占50.85%，而组织学正常者仅10例（16.9%）。1994年，秦保贵对45例室性期前收缩患儿EMB检查结果发现，心肌病35例（77.8%），心内膜弹力纤维增生症5例（11.1%），心肌炎3例（6.7%），正常2例（4.4%）。Wiles的研究结果显示心肌病变是不明原因室性期前收缩的主要原因。对53例无原因早搏患儿检查血液柯萨奇B病毒（CoxB）IgM滴度>1∶128者16例（30.2%），磷酸肌酸激酶同工酶（CK-MB）升高者15例（28.3%），显示部分不明原因早搏与心肌炎有一定的关系。

（2）早搏与自主神经功能的关系。1994年，钱永如对68例早搏患儿（其中心肌炎30例，无器质性心脏病38例）检查血浆儿茶酚胺（CA）、肾上腺素与去甲肾上腺素，结果显示心肌炎并早搏47%与自主神经功能有关，无器质性心脏病患儿中74%与自主神经功能有关。对心肌炎并早搏和无器质性心脏病并早搏各20例，测24小时尿中儿茶酚胺、肾上腺素与去甲肾上腺素（因血中上述三指标受当时情绪影响较大，结果不稳定）。结果显示早搏患儿儿茶酚胺升高的占86.7%，并且升高程度与早搏次数呈正相关。以上研究结果显示自主神经参与了早搏的发生与发展，但并不能证明自主神经功能紊乱是早搏的病因。Welth和Geathweid两位学者曾分别报告早搏引起交感神经活性增加，儿茶酚胺增多。用心得安治疗早搏无效，也间接证明自主神经功能紊乱不一定是早搏的原因。

（3）左室假腱索（条索）与早搏。20世纪80年代后期，有学者发现室性期前收缩患儿有左室假腱索，因此认为左室假腱索是室性期前收缩的病因之一。左室假腱索是在心脏左室内长了一条多余的肌肉，并不影响心脏功能，也无病理意义。1998年Sawa用超声心动图检查179名健康人发现左室假腱索127例（71%），有室

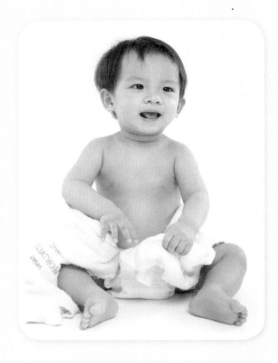

性期前收缩 48 例 (27%)，二者同时存在的 40 例，其中有左室假腱索的室性期前收缩病例中多源性、联律性室性期前收缩和室速的发生率以及早搏次数均较无假腱索的室性期前收缩病例高，并发现较粗的假腱索（>2毫米）和纵行假腱索与室性期前收缩发生显著相关。用超声心动图检查 286 例无早搏正常小儿，发现左室假腱索的 113 例，占 39.5%，这些儿童均无早搏，同时检查 108 例室性期前收缩患儿，有假腱索的 34 例（31.1%），多数患儿无假腱索。1996 年有报道彩色多普勒心肌显像技术 (CDFI) 对室性期前收缩起搏点定位的研究，30 例室性期前收缩患儿，6 例起搏点在左室假腱索与室间隔连接处，14 例起搏点在左室间隔中下部，6 例在右室壁，1 例在左室壁。研究结果显示少数室性期前收缩患儿与左室假腱索有关，多数无关。

引起小儿心脏早搏的罪魁祸首有哪些

引起小儿期前收缩的病因较多，常见的主要包括功能性和器质性两大类，具体原因如下。

（1）器质性心脏病。各种心肌炎、心肌病，无论是急性期或心肌炎恢复期，都可出现期前收缩。风湿性心瓣膜病、心力衰竭及心源性休克等，由于心肌缺血、缺氧而引起各种期前收缩。

（2）全身性疾病。呼吸道疾病、肝胆系统疾病及中枢神经系统疾病都可引起期前收缩。如扁桃体炎、流行性感冒、内分泌疾病、甲状腺功能亢进、肾上腺疾病；电解质紊乱及酸碱平衡失调、低血钾症、低血钙症、酸中毒及碱中毒等。

（3）药物因素。洋地黄、奎尼丁、普鲁卡因酰胺等致心肌中毒性损害，肾上腺素、异丙基肾上腺素、多巴胺、利血平等因剂量稍大使心肌兴奋。另外，麻醉剂等药物均可致期前收缩。

（4）手术。特别是心脏手术或心脏插管检查手术、低温麻醉、体外循环术等。

（5）功能性因素。劳累、精神紧张、失眠、体位突然改变以及饱食等都可引起期前收缩。另外，还有不少期前收缩患者，经仔细检查都未发现心脏或其他疾病及明显诱因。这可能是由自主神经功能紊乱所引起的，有相当部分的患者是原因不明的。

小儿室性早搏最常见的有哪几种情况？有室性早搏就是有心脏病吗

（1）有人应用动态心电图检测年龄 ≤ 15 岁儿童的室性早搏发生率：新生儿为 18%，1 岁婴儿为 6%，4 ～ 6 岁学龄前儿童为 8%，9 ～ 12 岁学龄儿童为 14%，13 ～ 15 岁儿童为 27%。说明健康儿童发生室性早搏以新生儿和青少年时期多见。

（2）左室假腱索亦为引起无症状性室性早搏的原因之一。目前认为，左室假腱索产生期前收缩可能与其存在的自律细胞及左室假腱索对室壁有牵引力等有关，但并非所有的左室假腱索都引起室性早搏。一个患儿有左室假腱索的同时有室性早搏，

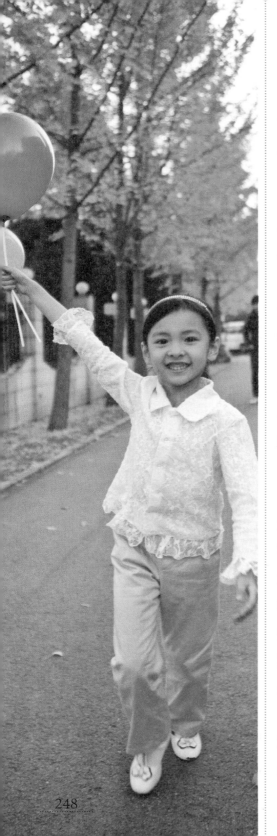

也不能肯定室性早搏是由左室假腱索引起的。左室假腱索引起的室性早搏，药物治疗效果欠佳。

（3）临床上部分室性早搏患儿是在上呼吸道感染就诊时发现的，但不能仅凭上呼吸道感染时有室性早搏就诊断为心肌炎，需要全面检查和观察预后。

（4）先天性心脏病发生室性早搏，大部分可持续存在，此时的室性早搏有危险性，必须积极纠治心脏畸形，必要时抗心律失常。

（5）心肌病、风湿性心脏病时发生室性早搏，往往提示病情加重，并有进一步发生恶性心律失常如室性心动过速、室颤的可能，应积极治疗原发病和抗心律失常治疗。

（6）在心脏手术过程中或术后早期，容易发生室性早搏，可能因低温麻醉、手术刺激或心肌暂时缺血、缺氧所致，可不必治疗，需要密切观察，术后一般可自行消失。少数患者发生频发室性早搏，甚至室性心动过速，需要积极治疗。如手术中心肌缺血时间长，室性早搏可持续存在，或在术后晚期发生，需引起重视，防止病人猝死。器质性室性早搏经正规抗心律失常治疗和原发病治疗，大多预后好，但部分因原发病严重者可发生室性心动过速；功能性室性早搏用药可消失，但停药易复发，最后消失时间达数年之久，但很少发生室性心动过速。

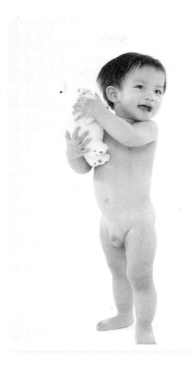

何谓心肌炎

　　心肌炎指的是心肌的炎症，各种病原体包括病毒、细菌、真菌、立克次体等均可引起心内膜炎、心包炎、心肌炎。心内膜炎和心包炎多是由于病原体直接侵入心内膜或心包所致，而心肌的病变大多数是因病原体的侵入所致，但少数是其毒素（细菌死亡、菌体破裂所释放出的毒素）、血管栓塞或免疫反应所产生的损害。另外，细胞毒性药物及某些化学药物（治疗白血病、肿瘤的化疗药物中的蒽环类药物如阿霉素、柔红霉素等）也可以导致心肌损害。

引起病毒性心肌炎的罪魁祸首有哪些

　　病毒性心肌炎 (VM) 是由多种病毒感染所引起的心肌急性或慢性炎症，为小儿时期较常见的心脏病。现已知有 20 余种病毒可引起心肌炎。病毒种类主要是肠道病毒和呼吸道病毒，多数为小 RNA 病毒属。柯萨奇病毒对婴儿和儿童心肌有特异的亲和力，故临床上由柯萨奇病毒引起的心肌炎最常见，约占半数以上，其次为埃可病毒。其他病毒有脊髓灰质炎病毒、流感病毒、副流感病毒、EB 病毒、鼻病毒、腺病毒、合胞病毒、腮腺炎病毒等。轮状病毒是婴幼儿秋季腹泻的主要病原体，除常侵犯胃肠道外，也引起心肌损害和病毒性心肌炎，甚至导致心源性休克或猝死。有研究报道，轮状病毒已成为婴幼儿 VM 常见致病病毒。最近几年来，引起手足口病的肠道病毒，除引起手足口病外，严重患者也可合并病毒性心肌炎。由于轻者可无心肌炎相应症状，易被忽视而延误病情，应引起临床重视。

小儿患上述病毒感染机会很多，但多数情况下不发生心肌炎，当伴有发热、缺氧、剧烈运动、细菌感染、疲劳，应用激素、免疫抑制剂等机体抵抗力降低时，病毒繁殖增快而促使发病。有学者认为链球菌感染是病毒感染时发生病毒性心肌炎的促发因素。

晕厥就是心肌炎吗？有哪几种诱发因素

有一位 14 岁女中学生乘坐公共汽车时，不慎晕倒，父母焦急得很，到处寻医问药，最后诊断为血管神经性晕厥。

晕厥又称昏厥，是一种临床常见的综合征，表现为突然而暂时性的意识丧失，多数患者有暂时失去保持姿势、体位和行动的能力。昏厥与昏迷不同，后者是持久而不易迅速恢复的意识丧失。意识的丧失反映脑部功能障碍，可由循环、代谢、神经精神异常等因素引起。要保持完全清醒有赖于脑的正常活动，血液循环障碍、脑的电生理障碍、代谢方面的紊乱、药物作用等均可引起脑功能突然变化。脑细胞储存能量物质的能力差，依赖于血液中的葡萄糖，这也是脑细胞能量的主要来源。代谢所需的氧也靠血液供应。因此，正常的脑功能取决于适当的脑血流量。脑血流中断 6 ～ 10 秒，意识就丧失。引起晕厥的原因很多，主要可分为下述几种。

（1）心脏因素。包括一过性的心律失常（过速、过缓）、心脏急性一时排血受阻（严重的主动脉瓣狭窄、肺动脉瓣狭窄、肥厚梗阻性心肌病、左房黏液瘤、心包急性填塞等）均可引起短暂性心排血量下降，导致一过性脑缺血，发生晕厥。小儿重症心肌炎引起的恶性心律失常，长 Q－T 综合征引起的尖端扭转型室速等常是致命因素。长 Q－T 综合征一般是家族性疾病，我们曾经见过一个

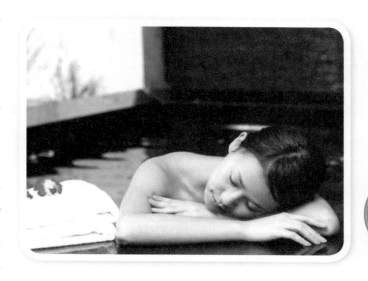

13 岁的女孩，就诊前曾经晕倒过两次，但是发作后均未马上检查心电图，后检查心电图仅仅发现心电图 Q－T 间期延长，检查其全家心电图发现其母亲和弟弟均为 Q－T 间期延长。长 Q－T 综合征患儿发作时很危险，因为可引起尖端扭转型室速，抢救不及时会危及生命。

（2）脑部因素。脑大动脉炎引起的一过性脑缺血、脑动脉痉挛、脑血管畸形破裂引起的脑出血等都可引起晕厥；癫痫发作亦可出现晕厥。

（3）血管迷走性晕厥。又称血管抑制性晕厥（普通昏厥），临床上最常见。神经系统分为交感神经和迷走神经，交感神经兴奋时心率加快，血压升高；而迷走神经兴奋时心率减慢，血压下降。当精神紧张（静脉输液、打针、抽血、听到噩耗、看到出血、受到惊恐、剧烈疼痛等）、疲劳时，或在通风差、空气污浊的环境中久站（如在公共汽车、地铁等），胸腔放液或放腹水所致的胸腹腔压力减低，都可以使迷走神经兴奋，抑制心脏或血管，使心率减慢或血管扩张而晕厥，然后再反射性地心率加快。咳嗽性晕厥、排尿性晕厥也属于此类。在门诊输液室不时会发现有的人晕针了，这就是血管迷走性晕厥。有人夜间上厕所后晕倒在厕

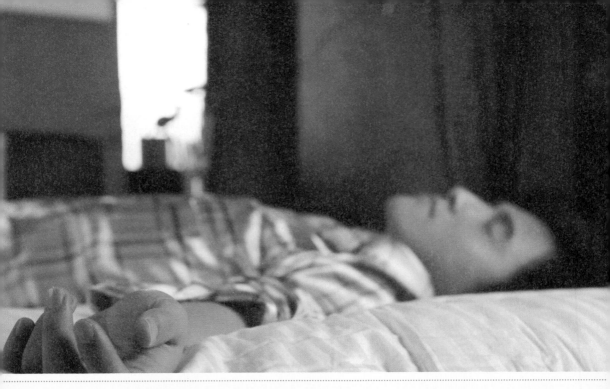

所里，都属于此类。但是并不是所有上述情况发生时均为血管迷走性晕厥，必须做出相应的检查后排除其他可能因素，才能确诊。

（4）体位性低血压：病人由于交感神经功能紊乱，直立时下肢的血管不能及时收缩，血液回流心脏减少，引起大脑急性缺血。例如久蹲之后突然站起来等。

（5）颈动脉窦晕厥：人的颈部动脉上有一感受器，通过感受血液施加到颈动脉壁上的压力大小，来反射性调节心率及迷走神经张力。这一感受器称为颈动脉窦压力感受器。有些人颈动脉窦过于敏感，由于过度地扭头、衣领过高都会刺激颈动脉窦，反射性引起心率减慢、血压下降，也会导致晕厥。

（6）代谢原因：过度换气综合征患者，由于过度换气，低碳酸血症，引起晕厥。发作开始，有胸前紧压感、闷气感、四肢麻木、发冷、并可伴有手足抽搐，以后神志模糊，症状可持续 10 ～ 30 分钟，年轻女性常见，由于生气、恐惧等诱发。严重的低血糖者，可有乏力、出汗、饥饿感和神志不清。晕厥逐渐发生，也不能迅速除去。

晕厥的临床表现有的有先兆症状，有的无先兆症状，突然发生意识障碍、轻度晕厥意识尚清，但不能支持体位，发生虚脱，叫作"晕"，严重的晕厥会发生意识障碍，不省人事，短时间（1～5分钟）好转。

以下情况应怀疑有可以致命的心源性晕厥。

任何原因导致心排出量急剧减少或暂停，致使脑缺血、缺氧而发生晕厥者，均称为心源性晕厥。常见原因如下：①严重瓣膜狭窄，尤其是主动脉瓣狭窄和肺动脉瓣狭窄；②心房黏液瘤；③心室流出道梗阻，常见于肥厚型心肌病；④心包填塞；⑤主动脉夹层瘤压迫颈动脉；⑥心律失常（如长 Q–T 间期综合征）。

警惕猝死

猝死是指突然、快速、意料不到、自然死亡。世界卫生组织起先规定在 24 小时内死亡为猝死，后又定为 6 小时、1 小时内突然、意想不到的死亡为猝死。猝死是不太常见的死亡方式，有心源性和非心源性猝死两大类，心源性的占 90% 以上，尤其是冠心病的死亡至少有 1/2 左右是以此种方式发生。原发性的心脏骤停（原来没有心力衰竭、没有可以致死的心律失常、没有已知的可以导致心跳骤然停止的病因）是猝死的发生原因。原发的心脏骤停，如能及时发现、及时进行心肺复苏，有不少患者可以免于死亡。

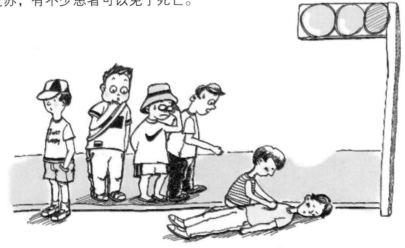

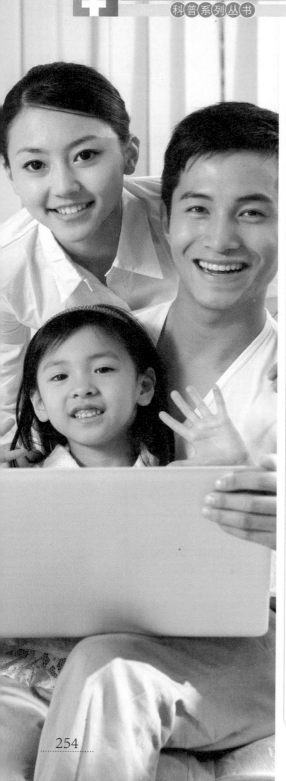

心脏骤停有三种形式：①心跳完全停止，既没有心电图上的心电信号，也没有心肌的机械收缩；②有心电信号，但无心肌的机械收缩（医学上称为心电—机械分离）；③心室颤动，即心肌不能收缩，而是颤动。临床上的原发性心脏骤停80%～90%为心室颤动。上述三种心脏骤停方式，都可以使心脏完全不能排血，停止了向脑和周围各器官供血，引起的临床表现，即突然意识丧失、无脉搏、无血压、听不到心音、呼吸停止或即将停止、皮肤青紫、瞳孔逐渐散大。

心源性猝死的尸体解剖证明，其中75%有冠心病，大多数为严重的冠状动脉粥样硬化或严重的冠状动脉痉挛；20%有其他心脏病（如心肌炎、心肌病、主动脉瓣病变或脂肪心等）；5%的心脏没有发现器质性病变。

猝死的诱因：任何促使冠状动脉痉挛的因素均为猝死的诱因，如过度劳累（体力与脑力）、紧张、恐惧、情绪激动、神经兴奋、饮食不当、酗酒、药物、休克、缺氧、心力衰竭、酸碱中毒等，尤其精神因素与猝死关系密切。心肌炎患者一定要防止剧烈运动，让心脏得以休息。懂得这些病变的基础和诱因，平时生活中应加以注意。

患心肌炎有季节性吗

冬春时节谨防心肌炎。气候变化无常，是病毒侵犯人体的"大好时机"，特别是新生儿及 12 岁以下的儿童很容易被病毒侵犯心脏。临床资料统计，近年来，患病毒性心肌炎的儿童逐年增加。春天既是万物生长的季节，又是各种病原体容易孳生繁殖的时节，加之淫雨霏霏，忽冷忽热，冬春季节患病毒性感冒来儿科就诊的小朋友会比平时多。其中一小部分患儿除了有呼吸道感染常见的发热、咳嗽、咽痛、流涕等症状外，在后期还出现了心慌、头晕乏力、胸闷、胸痛，或者体检时发现心跳明显增快等症状。这时候，家长就要特别注意了，您的小孩有可能合并有病毒性的心肌损害，严重的就是病毒性心肌炎了，需要马上来医院进一步检查治疗。

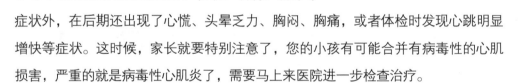

小儿心肌炎

病毒性心肌炎病因学方面有哪些进展

病毒有成千上万种，但不是每种病毒感染都可以引起心肌炎，引起心肌炎的病毒对心肌有很强的亲和性，就是医学上说的嗜心肌性。引起心肌炎的病因很多，肠道病毒特别是柯萨奇 B 组病毒（Coxsackie B，CBV）仍然是传统的主要病原体。利用 PCR 技术发现，日本丙型肝炎病毒感染多见，而在德国微小病毒B19 多见。Kuhl 等报道超过 25% 的心肌炎患者有不少于 2 种不同病毒基因阳性扩增。这些发现表明，在急性和慢性心肌炎患者的病毒病因诊断中，年龄和区域不同，病因也不同。Bowles 等对 624 名经心内膜心肌活检（EMB）确诊为心肌炎（66%）或疑似心肌炎（34%）的患者研究发现，239 名（38%）患者心脏

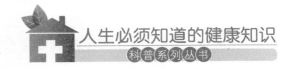
中存在病毒（腺病毒、肠道病毒、巨细胞病毒依次递减）。已证明人类免疫缺陷（艾滋病）病毒（HIV）的嗜心肌感染与局限性心肌炎和左室功能衰竭有关。HIV 感染心肌炎明显比淋巴细胞浸润性心肌炎预后差。巨细胞病毒感染引起的巨细胞性心肌炎（GCM）发病率不高，但病情重、死亡率高。

引起心肌炎和心包炎的疾病之源是什么

表 2　常见病毒引起的临床综合征

临床综合征	主要病毒
急性心肌炎	肠道病毒：柯萨奇病毒 A1、4、9、16、23，柯萨奇病毒 B1 ～ 5，埃可毒 6、9、11、19、22，脊髓灰质炎病毒 疱疹病毒：水痘、带状疱疹病毒，巨细胞病毒，EB 病毒 黏液病毒：流感甲型、麻疹病毒，腮腺炎病毒，腺病毒，狂犬病病毒，风疹病毒，淋巴细胞脉络从脑膜炎病毒，人类免疫缺陷病毒（HIV）
心包炎	肠道病毒：柯萨奇病毒 A1、4，柯萨奇病毒 B1 ～ 5，埃克病毒 1、9、19，脊髓灰质炎病毒 疱疹病毒：单纯疱疹病毒，水痘 - 带状疱疹病毒，EB 病毒 黏液病毒：流感甲、乙型，腮腺炎病毒 ，腺病毒

心肌炎是怎样发生的？有哪些进展

目前对心肌炎发病机制的认识大部分来源于动物模型。已证明三种主要途径：嗜心肌病毒或其他感染因子对心肌的直接损伤，第二步是免疫激活，最后是 B 细胞 CD_4 活化、克隆，导致进一步的心肌损伤，加重局部炎症和循环中抗心肌抗体的产生。所有这三种机制可以在同一宿主（病毒寄生的患者）中出现；根据宿主防御机制不同及感染的病原体不同，其主要的发病机制也不同。

在病毒血症阶段，亲心肌 RNA 病毒如柯萨奇病毒 B（Coxsackie B）、脑心肌炎病毒，经受体介导的吞饮作用进入心肌细胞内，并在细胞内直接翻译，产生病毒蛋白。病毒基因与双链 RNA 结合，持续存在，通过黏附病变细胞或真核生物因子 4 而引起心肌损伤。紧接着是炎症细胞浸润，包括自然杀伤细胞和巨噬细胞，炎性趋化

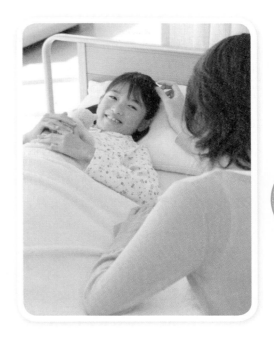

因子表达，特别是白介素 1、白介素 2、肿瘤坏死因子（TNF）和干扰素 γ。TNF 刺激内皮细胞，募集更多的炎症细胞，进一步加重细胞因子产生，引起心肌收缩力降低。细胞因子刺激诱导心肌细胞一氧化氮（NO）合成酶（NOS），NO 在心肌炎发生和发展过程中的作用机制很复杂。NO 通过特殊的病毒蛋白合成酶的靶向作用，抑制病毒复制；过氧化物酶形成，产生巨大的抗病毒效应。细胞介导的免疫反应，对病毒清除起着很大的作用。通过对心肌细胞表面的组织相容复合物 I 抗原的研究证明，细胞毒（CD8+）细胞可降解病毒蛋白片段。低水平的病毒复制，作为对炎症的免疫反应，可以导致持续的心肌损伤，包括凋亡细胞死亡。最近对柯萨奇 - 腺病毒受体（CAR）敲除鼠研究发现，CAR 是柯萨奇病毒引起心肌细胞损伤的第一个遗传受体，消除 CAR 即可阻止病毒进入心肌细胞内，防止心肌炎的发生。

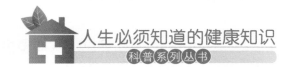
用分子技术可以将心肌炎与原发性扩张性心肌病区分开，利用动物模型，特别是 CVB3 动物模型已证实，在心肌炎的早期、中期和晚期检查出病毒 RNA。当病毒与心肌组织存在共同的抗原，如 CVB3 病毒蛋白与腺苷酸转移酶（ANT）时，一些自身抗原，如心肌肌凝蛋白暴露或释放，通过激活自身反应抗体 T 细胞和诱导抗心肌自身，抗体产生，造成心肌组织持续损伤，形成慢性心肌炎，甚至演变成 DCM。大多数心肌炎患者的病原体被清除，免疫反应下调，心肌炎痊愈；但是少数患者的病原体没有被清除干净，持续存在对心肌自身抗体的免疫反应，导致持续的心肌损伤和心肌炎症，从而导致 DCM 的发生。

引起小儿心力衰竭的原因有哪些

心力衰竭的症状和体征是由于心脏泵血功能不全和为了维持生命功能的病理、生理代偿反应相互影响而形成，有些症状和体征缺乏特异性。对心力衰竭的认识必须从临床、血流动力学及神经体液等方面综合分析，明确心力衰竭的诊断、程度及其病因。心力衰竭发生时的年龄为病因诊断有用的线索（见表3）。由于病因不同，可导致左心衰竭、右心衰竭或全心衰竭。左心衰竭特征为肺循环淤血，右心衰竭以体循环淤血为明显特征。儿科心力衰竭病例常兼有体、肺循环淤血的表现。

表3　小儿心衰的病因

未成熟儿	液体过量，动脉导管未闭，室间隔缺损，肺源性心脏病（支气管、肺发育不全），高血压
足月新生儿	窒息性心肌病，动静脉瘘（脑、肝），左侧梗阻性先心病（主动脉缩窄、左心发育不良），复杂型先心病（单心室、共同动脉干），病毒性心肌炎
婴儿	左向右分流型先心病（室间隔缺损等），动静脉瘘，左冠状动脉起源异常，心肌病，急性高血压（溶血－尿毒症综合征），室上性心动过速，川崎病
儿童	病毒性心肌炎，风湿热，急性高血压，心内膜炎，肺源性心脏病（纤维囊肿），心肌病（扩张型、肥厚型），镰形细胞贫血

小儿暴发性心肌炎的流行病学怎样

外国学者 Gore 和 Saphir 统计 40000 例尸检中，有心肌炎改变者 1402 例（3.5%），心肌炎中病毒性约占 0.38%；Saphir 等统计小儿尸检 1420 例中有心肌炎者占 6.83%。也有学者报道在小儿猝死 90 例尸检中有心肌炎 15 例（17%）。以上报道均无病毒学检查，许多病毒感染为全身性疾病，多有原发主要疾病的表现，而心肌炎常为累及的次要病变。Crist 及 Bell 统计的 385 例中，约有一半为柯萨奇 B 组（CVB），Burch 等在小儿常规尸检 50 例，用免疫荧光法检查心肌组织， 29 例有柯萨奇病毒抗原，其中以 B3 及 B5 为多。据世界卫生组织的报告，在所有报道的肠道病毒中，不到 1% 有心血管方面的表现，而在 CVB 病毒感染中，可高至 4%，重症病例多见于新生儿和婴儿。

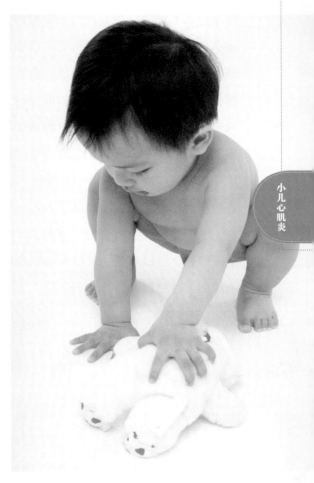

小儿心肌炎

不堪重负——易被忽视的暴发性心肌炎

心脏的血液要流到大血管必须有很大的收缩力，才能把血液泵入大血管。心肌广泛的炎性病变导致心肌的收缩功能减退， 回到心脏的血液不能有效地泵出来，心脏积存的血液增多，使心脏的舒张末期容量增多，心脏逐渐扩大。病程

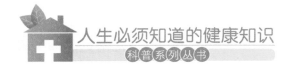
初期心脏收缩力增强，同时心率增快，增加每次心脏跳动向外排出的血量（每搏量），心功能代偿性恢复至正常状态，但心肌病变持续加剧，心肌收缩力进一步减退，心脏不能完成有效泵血，心腔扩大、心排出量减少引起肾血流减少，导致水钠潴留，血容量增多，增加前负荷（血流进入心脏时的阻力）；交感神经系统兴奋使血管收缩以维持血压，但增加后负荷（心脏向外泵血时遇到的阻力）；心室的前、后负荷俱增，使心衰日益加重，心室舒张末容量增加，压力提高；左房压相应提高以能充盈心室，并导致肺静脉淤血，血流后滞于肺循环，引起肺水肿，右心压力随之增高，静脉回流入右心阻力增大，引起肝脏肿大、下肢水肿（右心衰）。心脏每次泵出去的血液量少，不能满足机体需要，只好增加心脏跳动的次数来弥补，所以早期的暴发性心肌炎所致的心功能不全可表现为窦性心动过速，临床上常被忽视而漏诊。

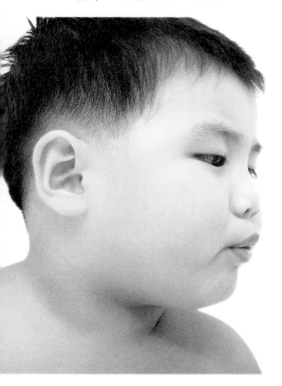

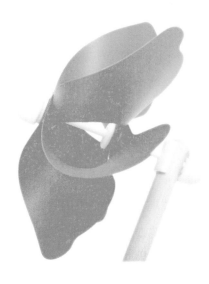

揭开小儿心肌炎的层层面纱

心脏不时地"咕咚一下"是怎么回事

　　有的孩子有时感到心脏咕咚跳一下，有的感到心跳到嗓子眼了，这大部分是早搏引起的。早搏引起的临床症状与其对血流动力学影响的程度有关，发生越早的、越频的早搏，心排出量减少就越明显，临床症状也就更突出。年长儿可有心慌的感觉，同时产生惊慌和恐惧，频发的早搏可感觉胸闷、心前区不适、乏力、头晕。婴儿偶可表现为精神不振、面色苍白、拒乳

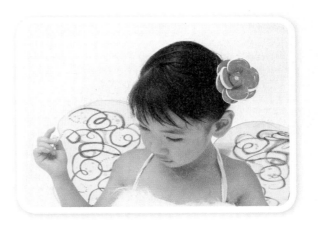

和呕吐等。但多数患者，尤其是偶发的早搏无任何症状，只在体检或做心电图时发现。心脏听诊时可发现心跳不规则，有提早来的心脏搏动，早搏后有较长的间歇。早搏的第一心音多增强，第二心音多减弱，有时由于心室充盈量过少，收缩时不能开启半月瓣，第二心音消失。

　　大多数体检听到的提前心搏都是早搏，但是，单靠听诊是不能判断是室性

261

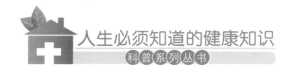
早搏还是房性早搏或其他心律失常。在心房纤颤时，心律不规则，听诊也会听到类似于早搏的心脏搏动，也有脉搏缺失，但其节律完全无规律，心音强弱也绝对不一致，小儿房颤很少见。只有检查心电图，才能明确是哪种早搏或心律失常。

心脏听诊发现的提前心搏是早搏吗

临床医生对患儿进行心脏听诊时，如发现心律不齐有提前的心搏，在大多数情况下可能为早搏，但听诊不能完全排除外房室传导阻滞时的心室夺获或显著的窦性心律不齐等其他情况，此时必须描记心电图才能鉴别。是否为心脏早搏只能依据心电图改变来诊断。

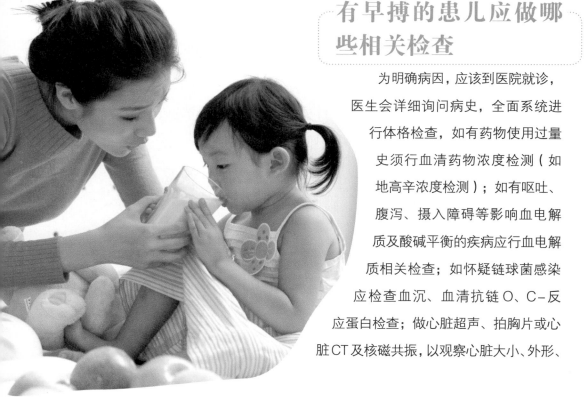

有早搏的患儿应做哪些相关检查

为明确病因，应该到医院就诊，医生会详细询问病史，全面系统进行体格检查，如有药物使用过量史须行血清药物浓度检测（如地高辛浓度检测）；如有呕吐、腹泻、摄入障碍等影响血电解质及酸碱平衡的疾病应行血电解质相关检查；如怀疑链球菌感染应检查血沉、血清抗链O、C-反应蛋白检查；做心脏超声、拍胸片或心脏CT及核磁共振，以观察心脏大小、外形、心内外结构及血液流向等，以明确有无器质性心脏病及心脏结构异常，以及先心病术后心脏内外异常结构纠正状况；如疑似心肌炎时还应做肌钙蛋白和血清酶学检查，检测心肌酶同工酶及肌钙蛋白对评估有无心肌损害有较高的诊断价值；有时候也会行单光子发射计算机断层显像（ECT）检查以了解心肌有无缺血缺氧。

体表心电图由于受记录时间的限制，无法全面反映早搏的情况，这时可以行24小时动态心电图检查，以观察患儿24小时内早搏的情况，这不仅提高了心律失常的阳性诊断率，并能了解24小时的早搏数量、形态以及早搏随时间和活动状态变化的情况，以判断早搏的类型及性质，对疾病的严重程度判断及预后评估意义很大。

室性早搏可分为几种类型

室性早搏可分为以下类型。

（1）偶发室早和频发室早：室性早搏偶尔出现者称偶发室早，反复多次出现≥6次/分钟者称频发室早。

（2）二联律和三联律：室性早搏每隔1个窦性搏动之后出现者称二联律，每隔2个窦性搏动后出现者称三联律。

（3）单源性室早和多源性室早：如联律间期一致，室性早搏形态一致者称单源性室早；联律间期不一致、形态不一致者称多源性室早，后者常提示器质性心脏病，预后较严重。

（4）多形性室早和并行性室早：如联律间期一致，仅室性早搏形态不一致者称多形性室早，常见于洋地黄过量；如室性早搏的联律间期不一致，而形态一致者称并行性室早，常可见不同程度的室性融合搏动，异搏周期常有倍数关系，亦称室性并行心律。

（5）成对性室早和R-on-T室早：室性早搏连续出现二次者称成对性室早；联律间期短，室性早搏发生早，位于窦性搏动T波上面者称R-on-T室早（见图），容易诱发室速或室颤，甚至威胁生命。因为，心脏发生室速或室颤时心脏不能进

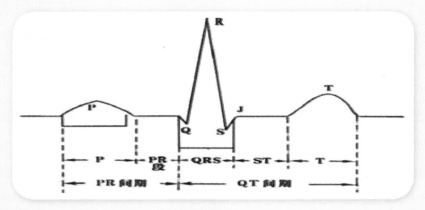

心电图各时段波形命名

行有效的排血，身体得不到含氧血的供给，即会威胁生命。

你会判断室性早搏发生的部位吗

室性早搏发生部位

（1）如 QRS 波群呈左束支传导阻滞（LBBB）图形，则早搏来自右心室或左室间隔，V1 导联 R 波 ≥ 40 毫秒（见图，心电图波形命名），V1 导联从 R 波起始点至 S 波最深点的距离 ≥ 70 毫秒。QRS 波群在 Ⅱ、Ⅲ、aVF 导联直立，QRS 波群较窄而较高大，表示来自右心室流出道，多为良性。QRS 波群在 Ⅱ、Ⅲ、aVF 导联倒置，QRS 波群较矮、较宽，或呈多形性，应疑为右室发育不良。如有缺血性心脏病应疑为来自左室间隔。

（2）如 QRS 波群呈右束支传导阻滞

（RBBB）图形，则早搏来自左心室，其电轴左偏，V1 导联呈 qR 或 R 型，或呈兔耳征（前峰＞后峰），V5 导联 S 波＞R 波。如果 QRS 波群呈右束支传导阻滞 RBBB 图形合并电轴右偏 (RBBB +RAD)，提示早搏来自左前分支，QRS 波群呈右束支传导阻滞 RBBB 图形合并电轴左偏，提示早搏来自左后分支。① QRS 波群在 V3 ～ V6 导联直立，表示来自左心室基底部（二尖瓣附近），QRS 波群在 V3 ～ V6 导联倒置，表示来自左心室心尖部。② QRS 波群在 Ⅱ、Ⅲ、aVF 导联直立，表示来自左心室前壁，QRS 波群在 Ⅱ、Ⅲ、aVF 导联倒置，表示来自左心室后壁。③ QRS 波群在 Ⅰ、aVL 导联直立，表示来自左心室间隔，QRS 波群在 Ⅰ、aVL 导联倒置，表示来自左心室侧壁。

小儿心肌炎

运动试验对病情的判断价值高吗

运动试验（exercise testing) 是通过一定负荷量的生理运动来了解患者心血管系统的生理和病理变化的方法，主要用于检出和评估患者有无心肌缺血和测定心功能状况，判断预后和疗效。运动试验对早搏的判断具有较好的临床价值。运动引起房性或交界性早搏较少，最常见的是室性早搏。运动后室性早搏儿童的心率、收缩压、舒张压变化及其贮备、总运动功能与正常相比，差异无统计学意义，即无临床意义。儿童室性早搏的整体运动功能和心脏储备亦与抗心律失常治疗无关。若运动时部分室性早搏儿童出现室性早搏程度加重，认为可能与心脏基础疾病有关，是运动性晕厥与猝死的原因，表明运动试验对室性早搏儿童的运动风险评估有重要作用。但交感神经功能亢进者，运动后期室性前收缩增加，不一定属病理性，亦可见于健康儿童；而迷走性室性早搏患者运动后早搏增加，则病理性可能性较大。因此，仅以运动试验来评价室性早搏的性质、指导治疗，有失偏颇。

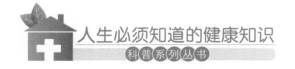
临床上将 24 小时（Holter）动态心电图、运动试验与心内电生理检查结合，才能客观地评估早搏及判断预后。

动态心电图检查有何优势

24 小时动态心电图即 Holter 心电图，是现代临床心电图学的一个重要检查方法。1957 年由 Norman J Holter 首创，故又称 Holter 监测。由于其能获得大量的心电信息，不影响日常活动，迄今的资料几乎无例外地表明，对各种原因引起的心律失常，无论在质和量的方面，Holter 监测的发现率均优于常规十二导联心电图。Holter 监测对早搏的危险分层及评价有重要价值。它可以发现早搏的数量、级别及昼夜变化规律，观察临床症状与早搏的关系及早搏与活动的关系。

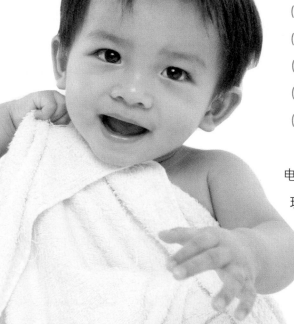

动态心电图可以反映以下几方面情况。

（1）正常小儿心律失常的检出及评价。

（2）对小儿无症状早搏的动态观察。

（3）心源性症状的识别。

（4）在病态窦房结综合征诊断中的价值。

（5）评价永久起搏器的功能。

（6）评价药物治疗心律失常的疗效。

（7）心率变异性分析。

从早产儿到青春期，24 小时动态心电图都适用。它能检出常规心电图未能发现的心律失常，提供以前未能广泛认识的生理情况及复杂的病理情况，能对心律失常进行定量和定性，监测昼夜变化规律，发现一过性或潜在性威胁生命的心律失常。显然，上述系指非固定性心电异常而论，对于固定性、持续性的异常心电图改变，诸如心房或心室肥大、持续存在的心脏传导异常和心律失常等，常规心电图应用价值还是肯定的，尤其适用于需即时做出心电图诊断的心脏急诊。此外，Holter 心电图对 P 波的识别、不完全性束支传导阻滞的检出有时不及常规心电图。因此 Holter 既不同于常规心电图，也不能完全取代常规心电图，而是两者互相补充的检查方法。

普通心电图与 24 小时动态心电图比较有啥不同

普通心电图是以 25 毫米每秒的走纸速度做的（见图），横坐标代表时间，两条纵线间（1 毫米）表示 0.04 秒（即 40 毫秒），当标准电压 1 毫伏 =10 毫米时，两条横线间（1 毫米）表示 0.1 毫伏。同步十二导联心电图对心律失常特别是早搏的诊断较三导联或单导联心电图具有明显优势，具体表现在以下方面。

（1）可同时在十二导联上描记同一心动周期的心电信号，对单源或多源早搏的识别、定位及心律失常分型等较单导联心电图有显著优越性。

（2）可同步整体观察十二导联同一心动周期的波形，大大提高测量的准确性，降低了目前存在的心电图测量的变异性。

（3）可以使 P、QRS、T 波时限及 P–R、Q–T 间期等基本测量参数实现标准化的建立。

根据同步十二导联心电图早搏的 QRS 波形态、时间、电轴等可大致推测出早搏起源部位，方法简单、迅速。但根据电生理研究结果显示，起源于同一部位的冲动由于传导路径改变，可产生不同形态的 QRS 波，为此仅通过体表心电图

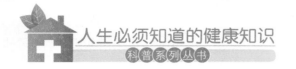

上早搏的基本形态判定早搏起源部位，具有一定局限性，可能出现一些误判，故确切定位有赖于心内电生理检查。

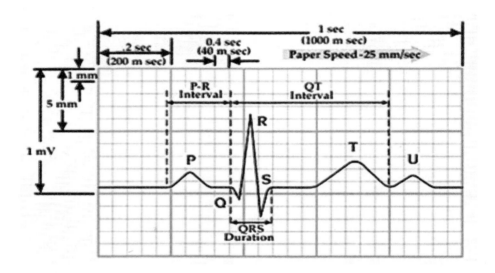

正常心电图各时限及波幅

mm= 毫米，mV= 毫伏，sec(s)= 秒，m sec(ms)= 毫秒

发现早搏就是得了心肌炎吗？应该进一步做何检查

单凭一份心电图检查并不能说明是否患了心肌炎。若想对早搏做出正确的病因诊断或定性诊断，医生除了详细地询问病史、进行全面的体格检查外，通常还需要进行与心血管病变有关的常规化验（包括心肌酶谱、肌钙蛋白、血钾、钠、钙等离子检测）以及辅助检查（常规体表心电图、24 小时动态心电图、心脏超声、心脏三位片等），如有原发病（基础病变）还需要对其进行相关的检查，如拍胸片、心脏超声等检查。然后，对上述资料进行综合分析，避免过分强调某一单项化验或检查结果的诊断价值。对早搏患儿一般要常规化验心肌酶谱。实际上心肌酶谱

的改变是非特异性的。许多疾病和情况都可引起心肌酶谱总活性的升高，不应只根据其中某一项或几项心肌酶升高就考虑有心肌损害（心肌受累），进而诊断为心肌炎。在分析心肌酶谱化验结果时应重点看 CK-MB 及 LDH1 等同功酶的改变，如明显增高并复查无误，则诊断价值较大、特异性较强，同时要注意肌钙蛋白的检查。心肌损害时不仅心肌酶谱发生改变，体表心电图也会出现相应的改变，如 ST 段下移或上移、T 波低平或倒置、异常 Q 波、低电压、各种传导阻滞等。如心电图只有单源、偶发早搏而无其他改变，则诊断价值较小。心肌损害时在心电图上可出现早搏等心律失常，但仅有早搏并不意味就存在心肌损害。

临床上需注意不要随意将儿童不明原因的早搏归因于"心肌炎"或"心肌炎后遗症"，以免给病儿及其家属造成精神、心理上的压力和负担，临床上并不少见青少年由于患有早搏而不能正常上学，家长四处求医，步入无法解脱的恶性循环。但也要警惕存在亚临床心肌炎（疑似心肌炎）的可能。

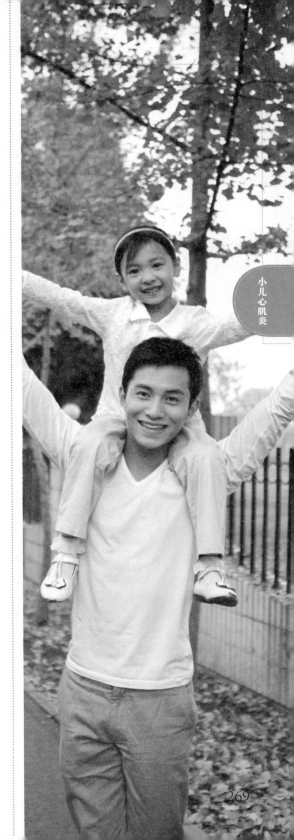

小儿心肌炎

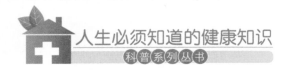
区分病理性及功能性早搏有多大意义

有人报道 193 例室性早搏患儿的临床资料，其中资料完整者 154 例。在 154 例中，有 88 例体表心电图或 24 小时动态心电图出现联律性早搏，其中最后被确诊为心肌炎者 12 例，原发性心肌病者 1 例，其余未见器质性心脏病变；在 154 例中有 11 例患儿在心电图或 24 小时动态心电图上出现过成对室性早搏，其中 6 例还可见短阵室性心动过速。该 11 例最后被确诊为重症心肌炎 2 例，心肌病 1 例，其余 8 例均未见器质性心脏病变。该组研究资料表明，联律性、成对性早搏可发生于无器质性心脏病变的患儿，并非都有病理意义。国内外也有一些文献指出联律性、成对性早搏也可见于健康人。

有不少专家和学者提出了病理性和良性早搏的鉴别要点或指标，这些诊断要点或指标就单项而言其诊断价值是有限的，并不是绝对的。在实际工作中不能只根据其中一两点就诊断为病理性或功能性早搏。就心电图来说，多源性或多形性早搏、连发性早搏、R- on -T 型早搏收缩、房室并存的早搏、伴有心肌损害征象或出现其他类型心律失常的早搏，对诊断病理性早搏意义较大，支持点越多，可能性就越大。

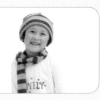

孩子有早搏不一定就是得了心肌炎

早搏是儿童最常见的心律失常。有人报道在无症状的正常人群中，连续 24 小时观察动态心电图，可有 50% 的人出现早搏；连续 48 小时观察，则有 70% ~80% 的人出现早搏。大多数正常人的早搏属于生理性的，对健康不会产生影响。按异位起搏的部位不同可分为室上性（窦性、房性、交界性）及室性早搏。室上性早搏较常见于无器质性心脏病的健康儿童，也见于疲劳、紧张状态和器质性心脏病者。室性早搏可见于器质性心脏病、电解质失常、药物过量如洋地黄和抗心律失常药物等，也可见于无器质性心脏病的健康儿童。

对于早搏有无临床意义可根据以下几个方面来判定。

（1）有无器质性心脏病基础或心外病因如电解质失常等。

（2）有无症状和血流动力学障碍。

（3）是否存在潜在的危险性或诱发致命性心律失常而导致严重后果。

（4）早搏的频数、形态和复杂程度等。

室性早搏可参考 Lown 分级标准来判断。目前多数学者认为，室性早搏的临床意义应综合考虑，无器质性心脏病、无电解质失常、无症状或有轻微症状、无血流动力学障碍的健康儿童的室性早搏常无重要临床意义，有的称之为功能性或良性早搏；症状有时取决于个体对早搏的敏感性，有的患者 24 小时成千上万的早搏却毫无症状，而有的偶发的早搏都可能引起症状，因此单凭有无症状

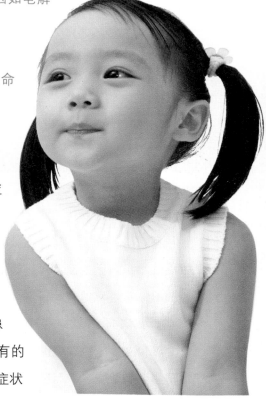

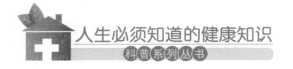

来判定早搏的临床意义不一定可靠和准确。存在器质性心脏病基础、心脏扩大、心功能不全及复杂性室性早搏（多源性、连发性、R-on-T形室性早搏等）者，可造成心排出量进一步下降导致低血压、休克、心力衰竭等血流动力学障碍，或诱发持续性室性心动过速或室颤等恶性心律失常，严重者可致晕厥或猝死，危及患者生命，危险程度很高，临床上应高度重视。

自主神经功能紊乱引起的早搏有多少

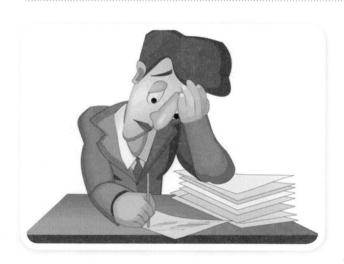

自主神经功能紊乱所致的早搏的临床诊断依据：①小儿在检查时被发现有早搏，而无器质性心脏病依据，心脏解剖及功能正常。②心电图显示室性早搏的QRS时限、提前指数、易损期均正常，ST-T无改变。③心脏自主神经功能试验：交感神经活性增强者体位试验，立位时室性早搏增加；Valsava试验，吸气时诱发室性早搏，屏气时室性早搏减少或消失；阿托品试验阴性；普萘洛尔心得安，试验阳性。迷走神经活性增强结果与之相反。④运动试验，对交感性或迷走性室性早搏有一定鉴别意义，交感性室性早搏运动后室性早搏增加或无变化；迷走性室性早搏运动后室性早搏减少或消失。⑤24小时动态心电图（Holter）检测：室性早搏昼夜发生率符合心脏自主神经活动规律，交感活性增强性室性早搏大部分发生在白昼，尤其在活动量增加时增多，而迷走神经活性增强性室性早搏多数发生在夜间，尤其是深睡时频发。人在活动时交感神经兴奋，心率增快；夜间睡眠时迷走神经兴奋，心率减慢。⑥长期随访，临床经过良好，早搏无变化或自行消失，心电图无改变。

对运动后或心率增快引起早搏变化的临床意义判断时，应注意不同自主神经活性增加心脏负荷运动试验的反应不一。一般交感神经活性增强时，运动后心率加速，早搏也随之增加。

教你如何区分良性早搏和病理性早搏

良性早搏和病理性早搏鉴别要点如下。

（1）良性早搏（功能性早搏）：①无器质性心脏病史，多在体检时偶然发现；②无临床症状，活动不受限，心脏解剖和功能正常；③活动后心率增快时早搏减少或消失，夜间入睡后增多；早搏呈单源性，联律间期固定，无R-on-T现象，无短阵心动过速、QT间期延长、ST-T改变及传导阻滞等其他心电图异常。

（2）病理性早搏（器质性早搏）：①多有先天性或后天性心脏病等基础疾病，或代谢紊乱、药物中毒等病理状态；②联律性或短阵性早搏；③多源性或多形性早搏；④呈并行心律的早搏；⑤室性早搏QRS波群呈宽大畸形；⑥几种早搏并存；⑦早搏后的窦性T波发生改变；⑧过于提前的室性早搏，R-R间期＜0.43秒，尤其R-on-T型早搏；⑨频发早搏；⑩运动后早搏增多或运动负荷试验阳性；⑪心电图有心肌损害征象，如ST-T改变；⑫伴有其他心律失常，如心动

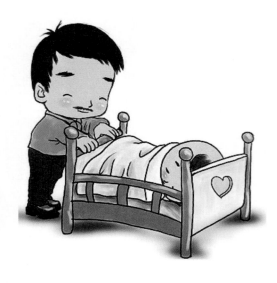

过速、心动过缓、传导阻滞或 QT 间期延长的早搏；⑬起源于左室的早搏。

上述列举的病理性和良性早搏的诊断要点，在临床实践中有些指标的诊断价值并不是绝对的。应根据临床病史资料、详细体格检查、超声心动图、动态心电图、心肌酶谱及同工酶、肌钙蛋白等进行综合分析。有时需要经过较长时间的随访观察才能确定。

室性早搏的 Lown 分级是怎么回事

对于室性早搏的危险性的判断，多采用 Lown 分级标准：0 级，无室性早搏；Ⅰ级，偶发，室性早搏 < 30 次 / 小时；Ⅱ级，频发，室性早搏 > 30 次 / 小时；Ⅲ级，多源性室性早搏；Ⅳ a 级，成对（成联律）室性早搏，反复出现；Ⅳ b 级，连续 3 个或 3 个以上（成串）的室性早搏，反复出现；Ⅴ级，R 波落在 T 波上（即 R-on-T) 的室性早搏。

小儿长叹气就是得了心肌炎吗

有一位 6 岁的小女孩因父母吵架后经常长出气，父母很担心，以为患了心肌炎，到处求医问询。那么，病毒性心肌炎的临床表现到底有哪些？

1. 前驱症状和一般表现

1/3 ～ 1/2 患儿先有上呼吸道感染或胃肠道症状，如发热、胸痛、咳嗽、咽痛、全身不适、皮疹、恶心、呕吐、腹痛、腹泻等，可持续数日至 3 周，然后出现心脏表现，常伴关节痛、肌痛、疲劳、脸色苍白、食欲不振等。

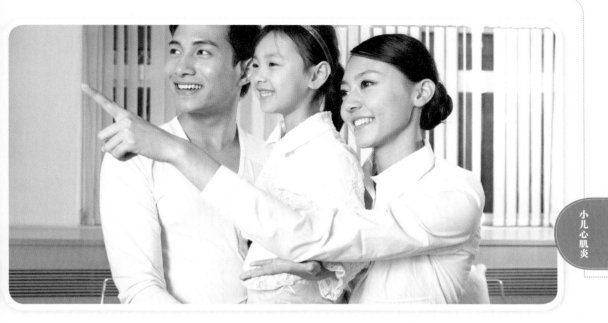

2. 一般表现

心脏症状轻者可无自觉症状，仅表现心电图异常。一般病例表现为精神不振、苍白乏力、多汗、"长出气"等。年长儿可自诉头晕、心悸、气短、胸闷、心前区不适和疼痛。多数患者心尖区第一心音低钝，可闻及第三、四心音及奔马律，心率多增快，也可过缓，心律失常多见。一般无器质性杂音，有时心尖部可闻及Ⅰ～Ⅲ级吹风样收缩期杂音。有心包炎者可闻及心包摩擦音或有心包积液体征。

3. 重症病例表现

重症患儿可出现水肿、活动受限、不能剧烈活动、肺部湿啰音、心脏扩大及肝脾大等心功能不全表现。发病急骤者可发生急性心源性休克、急性左心衰竭、肺水肿、严重心律失常或心脑综合征，甚至发生猝死。出现心源性休克者脉搏微弱、血压下降、皮肤发花、四肢湿冷。

4. 新生儿心肌炎

为病毒性心肌炎的一个特殊类型。母亲患病毒感染尤其是柯萨奇 B 组病毒感染可传播给胎儿。新生儿出生后数小时即可发病。大多在生后 2 周内出现

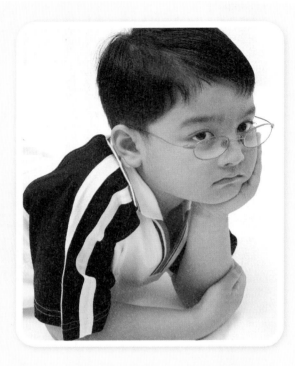

症状，且累及多个脏器，表现为心肌炎、肝炎、脑炎。病初可先有腹泻，吃奶少或突然呕吐、烦躁、不吃，迅速出现面色灰白，嗜睡、气急、发绀，有时伴黄疸，进而出现昏迷、惊厥或休克。体格检查可有心脏增大、心动过速、心音低钝、奔马律，一般无杂音，肝脾大。合并脑炎时脑脊液检查异常，病情进展迅速，可于数小时内死亡。新生儿心肌炎临床症状和体征不明显，病情进展迅速，家长要注意。

小儿心肌炎的辅助检查有哪些

　　患儿来医院就诊时，医生常常能发现这些患儿有心率改变，或者是心率增快，并与体温升高不相称，或者是心率缓慢。另外，常见的是各种心律失常，以早搏最为常见。医生常给予一些检查：①心电图，可表现为各种心律失常。②抽血查生化或心肌酶与同工酶，常常能发现肌酸磷酸激酶 (CK) 及其同工酶 (CK-MB)、乳酸脱氢酶 (LDH)、谷草转氨酶 (AST) 等的升高，血肌钙蛋白有时可以升高。③X线检查，透视下心脏跳动减弱，胸片显示心影正常或增大，多为轻度，有时呈中度或重度增大，呈普大型，左室较明显；有心力衰竭时可出现肺瘀血、水肿；有心包炎时可见心包积液；有时可有少量胸腔积液。④超声心动图检查，重症可见心脏扩大、心脏搏动减弱、室壁运动不协调，心功能减退。轻症者心脏可完全正常。⑤心内膜心肌活检，因为是有创检查，阳性率又不高，目前临床上很少做。⑥心脏放射性核素检查。⑦心脏磁共振检查。

病毒性心肌炎的心电图表现有哪些

本病早期即可出现心电图异常。90% 出现心律失常，最常见者为早搏，其次为传导阻滞，还可有阵发性心动过速、心房扑动、心房或心室颤动等，也可出现 QRS 波低电压、ST 段偏移、T 波倒置、平坦或低平、Q-T 间期延长，多提示心肌受累广泛。无症状的心肌炎一般表现为 T 波低平或倒置。急性症状过后 T 波倒置可持续数月，有心包炎时 ST 段抬高。心电图无明显改变时可查 24 小时动态心电图、高频心电图、心室晚电位、Q-T 离散度等协助诊断。

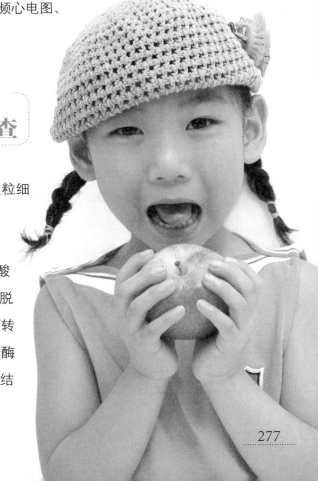

怀疑病毒性心肌炎的患儿需做哪些抽血检查

1. 血常规及血沉

急性期白细胞总数轻度升高，中性粒细胞偏高，血沉可轻度或中度增快。

2. 心肌酶测定

血清谷草转氨酶（AST）、肌酸磷酸激酶 (CK) 及其同工酶 (CK-MB)、乳酸脱氢酶（LDH）、α2 羟丁酸脱氢酶、谷丙转氨酶（ALT），急性期均可升高，但由于酶活力增高易受非心脏因素的影响，故应结合临床进行综合分析。

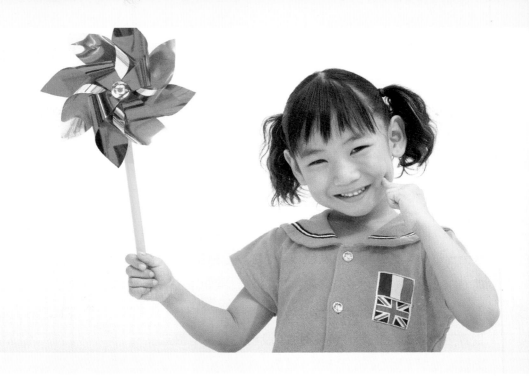

3. 心肌肌钙蛋白 T(cTnT) 或 cTnI

系原肌球蛋白复合物的组成部分，功能为调节肌浆球蛋白与肌纤蛋白相互作用，心肌损伤不久即可测出，并持续 2 周左右，与 CK–MB 不同，只存在于心肌，不存在于其他组织，更具特异性。

4. 血清抗体检查

包括病毒中和试验、补体结合试验及血凝抑制试验，如恢复期血清抗体滴度较急性期有 4 倍以上增高，提示病毒感染。但多数难以及时做出早期诊断。部分患者抗心肌抗体阳性。近年来用 ELISA 法检测柯萨奇 B 病毒特异性 IgM，可以对柯萨奇病毒性心肌炎进行特异性早期的病原学诊断。

5. 病毒分离

疾病早期可从咽拭子、咽冲洗液、粪便、血液、心包液或心肌中分离出病毒。但病毒分离的阳性率低，而且操作复杂，所需时间长，不能应用于早期诊断。

6. 聚合酶链反应（PCR）

这是近年发展起来的一种先进快速DNA体外扩增技术，具有快速、操作简单、结果可靠等优点，灵敏度高，特异性强。在病毒性心肌炎的早期即可通过 PCR 技术检测出病毒核酸，用组织活检及血液标本均可，而组织活检的检出率较血液高。

病毒性心肌炎都要进行心内膜心肌活检（EMB）吗

　　心内膜心肌活检需通过心导管取材，进行电镜或免疫电镜检查，可见组织内有病毒颗粒。可做病理检查为心肌炎诊断提供可靠的病理学依据。但它有一定局限性，因心肌炎时左室病变较重，而活检多通过右心导管取材，有时不能取到病变明显部位。另外，每次取材仅 1～3 毫米，如果不是心肌的弥漫性病变，可能取不到有病变的标本。另外该检查为创伤性，临床难以推广。

小儿心肌炎

　　有学者对不明原因的早搏患儿进行心内膜心肌活检（EMB)，发现 50% 左右存在心肌炎病理改变，认为部分不明原因的早搏存在亚临床心肌炎的可能。因此有的学者建议有条件的医院可对不明原因频发的早搏行 EMB 以明确有否亚临床心肌炎的存在，但也有学者认为 EMB 检查有伪差，不能作为诊断心肌炎的可靠标准。心内膜心肌活检毕竟是有创检查，心内膜心肌炎活检是用一根管子经股静脉进入右心房或右心室，取数块心肌组织标本进行病理检查，因为许多心肌炎病变在左侧，而且受取材块数有限等因素限制，阳性率并不高，所以尽量用无创的检查方法如超声心动图、心脏磁共振等进行判断，如果有危及生命的心律失常，找不到病因又高度怀疑心肌炎时，可在心脏磁共振成像检查时发现异常部位定向引导下进行心内膜心肌活检，这样可以提高阳性率，降低漏诊率。

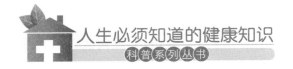
目前临床上对于心内膜心肌活检尚存在很大争议，对治疗方法选择影响不大者不建议活检，新近发病出现难以解释的心力衰竭的患者由于检出率低，也不建议活检。国外研究者对 1230 名伴有不能解释的心肌病的患者进行心内膜心肌活检，发现 111 例为心肌炎患者（占 9%）。参考 Dallas 标准（诊断心肌炎的病理参考标准），国外心肌炎治疗组对 2233 名伴有原发性心力衰竭患者进行心内膜心肌活检，发现心肌炎患者不到 10%。发病最初几周进行心内膜心肌活检，阳性率要大于症状持续数周后。

尽管长期以来心内膜心肌活检是诊断心肌炎的金标准，但是最近初步研究表明，心脏磁共振成像（MRI）是疑似心肌炎患者的重要的非侵袭性检查工具，可以根据心脏靶位（定位）功能和形态异常方面的组织病理特征做出靶位诊断。因为对心肌炎患者心脏的单部位心内膜心肌活检的敏感性约 50%，7 个部位心内膜心肌活检的敏感性可达 90%，如果在增强对比 MRI 定位指导下进行 EMB，诊断率将大大提高。利用对细胞表面抗原如抗–CD3、抗–CD4、抗–CD20、抗–CD28

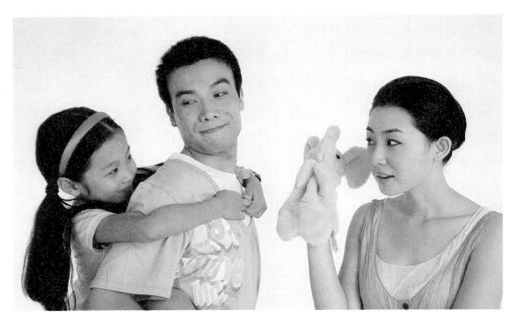

和抗人类白细胞抗原的特殊过氧化物酶染色，作为
心肌炎的诊断标准，比 Dallas 标准更敏感，能
更好地评估预后。

美国当代心脏病大学 (ACC)/ 美国
心脏病协会 (AHA) 心力衰竭治疗指南
把 EMB 检查作为 Ⅱ b 级推荐。通
常对那些常规治疗效果差，迅速发
展为难治性心肌病，或伴有恶性传导系
统疾病的不能解释的心肌病或威胁生命的
室性心律失常患者，才进行 EMB。

小
儿
心
肌
炎

患病毒性心肌炎时，如何 进行心脏放射性核素检查

放射性核素检查是用放射性核素如 99m 锝、201 铊、111 铟等标记的化合
物作为"弹丸"静脉注射，应用扫描仪或 γ 2 相机对各平面心肌进行闪烁显像摄
影，通过扫描可发现心肌坏死区；也可通过计算机程序计算以了解心脏泵功能、
心肌血流灌注、心肌代谢及心室壁运动情况，从而发现心肌炎局部及潜在性心肌
损害，此法安全、可靠、无创且短期内可重复检查。

你知道患病毒性心肌炎时心脏炎性因子的 临床意义和检查时间段吗

当疑似心肌炎常规检查血浆心脏炎性因子 [肌磷酸激酶（CK），肌钙蛋白 T
或 I] 时，因为 CK 或同工酶（CK — MB）阳性预测值低，并不作为非创伤性常

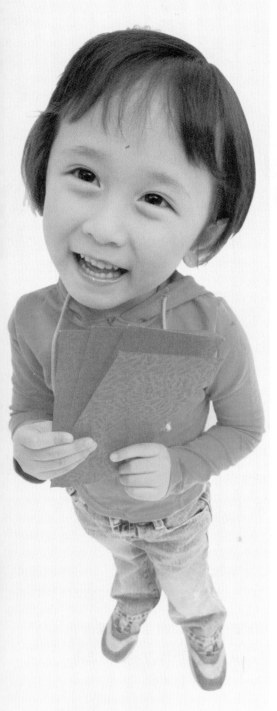

规筛选。Lauer 等报道 80 例疑似心肌炎患者中仅有 28 例（35%）肌钙蛋白升高。以血浆肌钙蛋白 T>0.1 纳克/毫升为标准，诊断心肌炎的敏感性为 53%，特异性为 94%，阳性预测值为 93%，阴性预测值为 56%。Smith 和同事在多中心心肌炎治疗指南中研究发现，尽管患者的肌钙蛋白 I 升高的敏感性较低（34%），但其特异性较高（89%）。不奇怪，在发病早期（<4W）经 EMB 证实的病例，肌钙蛋白具有很高的敏感性，更重要的是其阳性预测值达到 82%。目前国内医生在临床上考虑心肌炎时，常规进行肌钙蛋白 T 或 I 检查，而且比较了 CK-MB 与肌钙蛋白检查的不同时间窗（检查时间段）和临床意义。

心肌炎时检查 CK-MB 及 cTnI 重要吗

心肌炎的生化"标志物"肌酸激酶 (CK) 为肌酸磷酸盐 (CP) 催化三磷酸腺苷（ATP）产生能量。肌酸激酶在电泳上有三种同工酶 (MM，BB 及 MB)，存在于不同部位，MM 主要存在于骨骼肌，BB 主要存在于脑及肾，而 MB 及 MM 主要存在于心肌内，少量 MB

亦可见于舌、膈肌、小肠、前列腺及子宫等，CK-MB升高主要见于心肌梗死。约有15%的假阳性率。小儿先天性心脏病中如大动脉转位、肺动脉或主动脉狭窄及完全性肺静脉异位引流等亦可稍高。心脏手术后立即升高。心肌炎时增高，心肌的肌酸中仅15%～30%为CK-MB，骨骼肌中亦有少量存在，马拉松运动员长跑后CK-MB亦高，有5%慢性肾衰竭患者增高，所以CK-MB升高对心肌细胞的损害并不很特异，有必要寻找其他生化的标志物。心肌钙蛋白(cTn)调

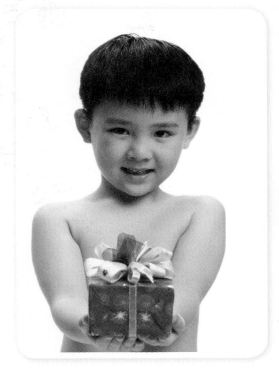

节心肌及骨骼肌中肌动蛋白及肌球（凝）蛋白的钙调控，由I、C及T三者一体组成的蛋白复合物，肌钙蛋白I(cTnI) 及T(cTnT) 存在于骨骼肌及心肌，可用单克隆抗体将心肌的cTn I 与骨骼肌的分出，而与骨骼肌的cTn I 无交叉反应，这样测定cTnI对心肌细胞的损害具有特异性，且持续时间较CK-MB为长。所以，检测cTn I 成为近年来判断心肌有无损害的可靠生化标志。外国学者Smith等对活检切片上证实的心肌炎测定cTnI及CK-MB，与原因不明的充血性心力衰竭作对照，发现cTnI心肌炎患者较对照组高，但测定CK-MB时发现两组无明显区别，至于切片上心肌炎严重程度与cTnI的关系，弥漫性心肌病变者cTnI平均为25.5纳克/毫升，灶性分布者8.9纳克/毫升，可能心肌炎者5.1纳克/毫升。

上述研究显示， cTnI在诊断心肌炎方面远较CK-MB为敏感，在原因不

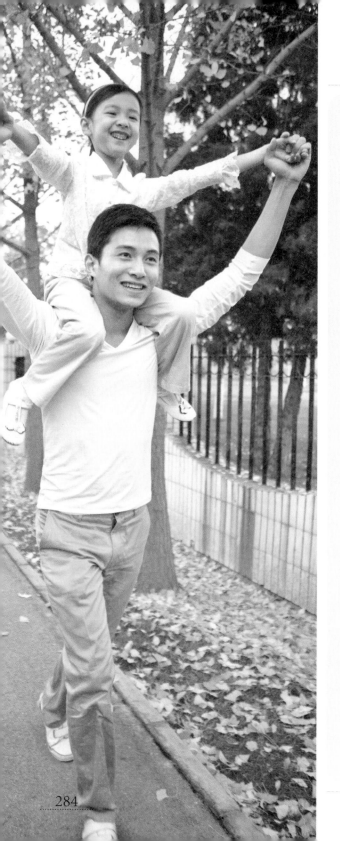

明的心衰中，cTnI 增高可提示有心肌细胞的破损，心肌炎仍在进行。当然，其他原因亦可致心肌细胞损害如缺血、毒素、浸润性疾病等亦可致 cTnI 增高，临床上应予以区别。早期心肌炎的增高较明显，因心肌细胞的受损和坏死都在早期。但有部分心肌炎患者的 cTnI 并不增高，其原因可能是心肌炎虽多为病毒所致，但病毒种类很多，其病理进展各异；在病程后期自体免疫为发病主要机制，病程不同，检测时间也有差异，取血标本已经误时。所以 cTnI 的测定结果需结合临床资料判断心肌受损状况。国外也有学者报告肌钙蛋白 T(cTnT) 对诊断心肌炎亦有标志作用。

患病毒性心肌炎时超声心动图检查的重要性有哪些

目前超声是对所有疑似心肌炎患者推荐的最初诊断评估方法。有几项研究专门评估了经胸超声对心肌炎的诊断价值。外国学者 Pinamonti 等回顾分析了经心肌活检确诊的 42 个患者的超声情况，发现左室舒张功能减退最常见（69%），但是与其他病因引起的急性扩张性心肌病相比，左室容积增大最少见或没有。这个队列研究发现，右室衰竭仅占23%；表现为胸痛或心脏梗死的患者而不是心衰的患者，通常具有心室大小或功能的自我保护；有64%的患者伴有部分室壁运动异常，包括低动力或缺乏动力或很严重的低动力区；左室肥厚的占15%，数月后恢复。

尽管超声根据解剖特点[心室内径、射血分数（EF）、室壁运动异常]，不能很完全地把心肌炎从多种形式的心肌病中区分出来，但是心肌组织的超声特点非常有实用价值。超声能量的传导和反射，依赖组织的密度、弹性和声阻抗。1个或1个以上因素改变，导致超声波的不同和影像学上结构的改变。可是超声组织特征不能精确地区分出特发性心肌病和急性心肌炎。随着技术改进，特别是多普勒显像和心肌组织运动速度检测，能够更好地发现急性心肌炎组织学上的改变，并检测出这些参数随时间改变的特点。

增强对比磁共振（MRI）对心肌炎的诊断意义有多大

增强对比 MRI 是诊断心肌炎症和心肌细胞损伤最有前途的技术检查手段。MRI 除了能够提供解剖和病理信息外，还能根据 T1 和 T2 弛豫及自旋密度提供精确的组织特征。因为急性心肌炎是一种典型的包括水肿和细胞肿胀的心肌细胞损伤，弛豫的评估对心肌炎的诊断提供了敏感的手段。

新的对比 MRI 技术应用于局部反转发现回声梯度序列与早期和晚期钆增强，对有病变和正常心肌的比较提供了重要的改进。Mahrholt 等对 32 名疑似心肌炎患者应用这项技术进行钆增强 MRI 指导的右室和左室活检，左室活检应用于表现为明显区域增强异常的患者，这些典型区域活检的结果对心肌炎的阳性预测值和阴性预测值分别为 71% 和 100%。MRI 不仅应用于经心肌活检确诊的患者，

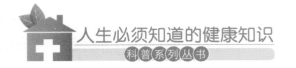
而且应用于异常区域的心肌随诊指导。这种指导性的局部病理学上的改变，提高了 EMB 敏感性，有利于对疾病的正确诊断和评估。在不久的将来，系列 MRI 研究可以表明疾病的自然历史轨迹，而且有利于损伤心肌对治疗反应的无创评估。

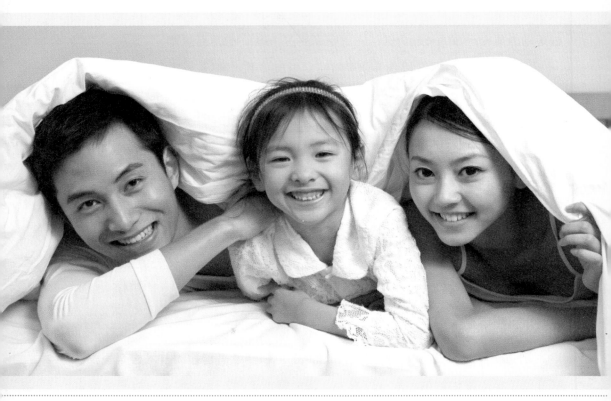

什么是小儿病毒性心肌炎诊断标准

1999 年 9 月在昆明召开的全国小儿心肌炎、心肌病学术会议上，国内专家制订了《小儿病毒性心肌炎诊断标准》。

1. 临床诊断依据

①心功能不全、心源性休克或心脑综合征；②心脏扩大 (X 线、超声心动图检查具有表现之一)；③心电图改变：以 R 波为主的 2 个或 2 个以上主要导

联（Ⅰ、Ⅱ、aVF、V5）的 ST-T 改变持续 4 天以上，伴动态变化，窦房传导阻滞、房室传导阻滞，完全性右或左束支阻滞，成联律、多形、多源、成对或并行性早搏，非房室结及房室折返引起的异位性心动过速，低电压（新生儿除外）及异常 Q 波；④CK-MB 升高或心肌 cTnI 或 cTnT 阳性。

2. 病原学诊断依据

自患儿心内膜、心肌、心包（活检、病理）或心包穿刺液检查，发现以下之一者可确诊心肌炎由病毒引起：①分离到病毒；②用病毒核酸探针查到病毒核酸；③特异性病毒抗体阳性。

3. 参考依据

有以下之一者结合临床表现可考虑心肌炎系病毒引起：①自患儿粪便、咽拭子或血液中分离到病毒，且恢复期血清同型抗体滴度较第 1 份血清升高或降低 4 倍以上；②病程早期患儿血中特异性 IgM 抗体阳性；③用病毒核酸探针自患儿血中查到病毒核酸。

4. 确诊依据

①具备临床诊断依据 2 项，可临床诊断为心肌炎。发病同时或发病前 1～3 周有病毒感染证据支持诊断者；②具备病原学确诊依据之一，可确诊病毒性心肌炎；具备病原学参考依据之一，可临床诊断为病毒性心肌炎；③凡不具备确诊依据，应予必要的治疗或随诊，根据病情变化，确诊或除外心肌炎。应除外风湿性心肌炎、中毒性心肌炎、先天性心脏病、结缔组织病以及代谢性疾病的心肌损害、甲状腺功能亢进症、原发性心肌病、原发性心内膜弹力纤维增生症、先天性房室传导阻滞、心脏自主神经功能异常、β 受体功能亢进及药物引起的心电图改变。

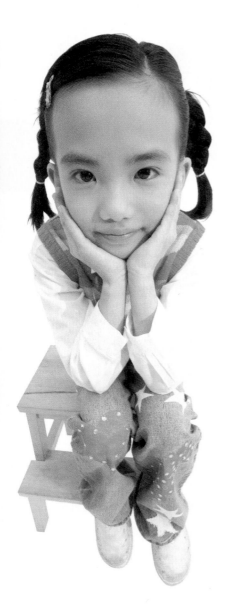

什么是病毒性心肌炎 Dallas 病理诊断标准

出版于 1987 年的 Dallas 病理标准表明①活动性心肌炎，炎症细胞浸润和邻近的心肌细胞损害，包括明确的细胞坏死，或含空泡、细胞外形不整和细胞崩解。②临界性心肌炎，炎症细胞稀疏，光镜下未见细胞损伤，是最初的心肌炎病理分类的标准指南，但是目前已不完全按照该标准进行诊断。

病毒性心肌炎临床分期吗

临床上将病毒性心肌炎分为四期。①急性期：新发病，症状及检查发现明显而多变，病程多在 6 个月内。②恢复期：症状及客观检查好转，但尚未治愈，病程一般在 6 个月以上。③迁延期：临床症状反复出现，客观检查指标迁延不愈，病程多在 1 年以上。④慢性期：病情反复，时有加重，进行性心脏扩大或反复心衰，病程在 1 年以上。

病毒性心肌炎临床分儿型

目前临床上对小儿病毒性心肌炎分型主要按病情的轻重分为 3 种。

1. 轻型

此型多见，可有全身感染表现，多数患儿有心脏自觉症状如心悸、胸闷、心前区不适等，体检可有心音低钝，尤以第一心音为主。多数心电图无明显改变或呈一过性异常，常有窦性心动过速与体温的升高不成比例，心脏大小正常，无心力衰竭和心源性休克。临床预后好，多在数周痊愈。

2. 中型

心电图有明显异常，或有奔马律，或有气促、心悸、乏力和其他充血性心力衰竭表现。经长时间（几个月）休息和治疗可恢复，少数转为慢性。

3. 重型

即暴发型。多数暴发型病毒性心肌炎有上感史，其中以神萎、明显乏力、面色极度苍白、多汗为主，极短时间发生阿斯综合征、心源性休克及心功能不全。有的以反复惊厥为首要表现，临床易误为癫痫。

小儿暴发性心肌炎的临床表现是什么

患儿大多先有前驱症状，表现为上呼吸道感染、低热、烦躁、苍白等，以后有心脏呼吸方面的表现，年长儿可诉腹痛。查体时患儿可能有骚动，或嗜睡失神，面色苍白或有轻度青紫，皮肤厥冷或有花斑，呼吸急促，甚至有呻吟；体征包括心率增快、心尖冲动微弱、可闻及奔马律；第一心音低钝、肝脏增大、血压下降。第一音的低钝或轻柔并不一定反映心肌炎的存在，因任何感染所导致的P-R间期延长，心室因有更多的时间充盈，收缩前房室瓣已漂浮紧闭，所以第一音可较轻。可闻及轻度收缩期杂音，肝脏多增大，但周围水肿很少。新生儿对柯萨奇病毒很易感，可有严重症状，患婴初有嗜睡、拒乳、呕吐、体重不增及无菌性脑膜炎等症状，危重儿可出现青紫、呼吸窘迫、心率快、心脏增大及心电图改变等，其他如风疹、单纯疱疹及弓形虫等所致的心肌炎亦可有严重症状。

病毒性心肌炎应与哪些病相鉴别

1. 风湿性心肌炎

如具备典型风湿热的表现，鉴别并不困难，但单纯风湿性心肌炎，则鉴别不易。

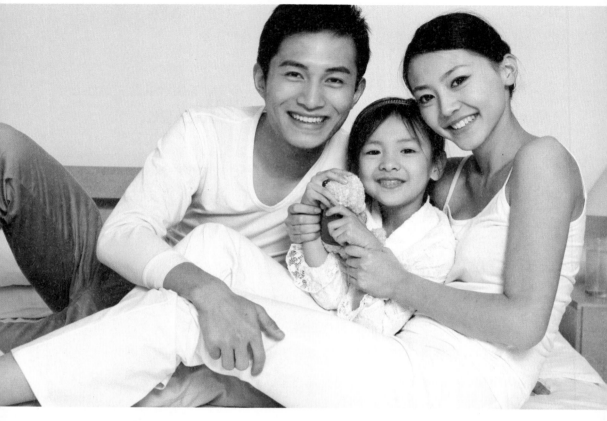

2. 非病毒性心肌炎

除病毒外，细菌、真菌、支原体等均能引起心肌炎，即感染中毒性心肌炎，其原发感染症状较为突出，心肌炎一般较轻，较重者才有心律失常和心力衰竭。

3. 心内膜弹力纤维增生症

重症多见于 6 个月以下小婴儿，以反复及难以纠正的心衰为主要表现，也可发生心源性休克，心脏明显扩大，心电图及超声心动图均显示左室肥厚。本病也可能是病毒性心肌炎发展结果，故两者鉴别尚需病程发展来考虑。

4. 原发性扩张型心肌病

慢性起病，无急性心肌炎病史，以心功能不全为主要表现，心脏扩大以左心室为主，心肌酶谱多正常。多数学者认为此病是病毒性心肌炎迁延演变而成。

5. 先天性心脏病

多有心脏病史，心脏杂音一般较明显，X线、心电图及超声心动图可有特异表现，必要时可做心导管检查。

6. 先天性传导系统异常

包括先天性房室传导阻滞、先天性病态窦房结综合征、先天性Q-T延长综合征及预激综合征等，与病毒性心肌炎有相似之处，要注意鉴别。

7. 甲状腺功能亢进

患儿由于基础代谢率高，常有多汗、心悸、乏力、心率快等，应注意鉴别。

8. 结缔组织疾病代谢性疾病的心肌损害

川崎病、类风湿、系统性红斑狼疮等可损害心肌，但常为多系统损害，不难鉴别。代谢性疾病，如心糖原累积症，有左、右心室明显增大，以左室大为著，可有家族史，生后2～6个月即可发病，多数在1岁内死亡，幸存者可见发育迟缓、身材矮小肥胖、全身肌肉和肝内糖原沉积、肝大、智能落后等，肌活检可以证实。

9. β 受体功能亢进症

该病多见于青春期女孩，临床无器质性心脏病的证据，有心悸、胸闷、乏力及心电图ST-T改变、早搏等，有时可误诊为病毒性心肌炎。但本病有明显的交感神经张力过高表现，如失眠、多汗、易激动、血压偏高、第一心音亢进等，常与感冒同时出现。但心脏不扩大，心肌酶谱和肌钙蛋白常正常，心得安试验阳性，借此可与病毒性心肌炎鉴别。

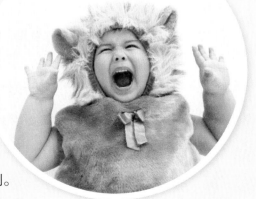

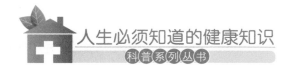
10. 迷走神经张力过高所致房室传导阻滞

迷走神经张力过高可引起 I 度或 II 度 I 型房室传导阻滞，易误诊为病毒性心肌炎。其特点是除房室传导阻滞外，无其他异常改变，可无症状，或有胸闷、喘大气、乏力等，传导阻滞白天活动时减轻或消失，夜间卧床时加重，用阿托品后房室传导阻滞消失，临床应注意鉴别。

11. 良性早搏

病毒性心肌炎常有早搏，应与良性早搏相鉴别。后者可由疲劳、精神紧张、自主神经功能不稳定而引起，也可因左室游离腱索牵拉刺激而导致。早搏偶然发现，多无自觉症状，活动如常，心功能正常，心脏不大，活动后早搏减少或消失，心电图早搏后无其他继发改变，还可行运动试验帮助鉴别。临床判断良性早搏时必须慎重，应结合临床，进行系统检查，综合分析而后确诊，必要时随诊观察。

12. 电解质紊乱引起的心电图改变

低钾血症可出现 T 波增宽、低平或倒置，出现 U 波、Q-T 间期延长、S-T 段下降和房性或室性早搏，有时还可出现心动过缓和房室传导阻滞等；高钾血症可出现 T 波高尖、P 波低平或增宽、P-R 间期延长、S-T 段下降或抬高，低钾和高钾血症均可发生室速、室扑或室颤等；低钙血症可出现 S-T 段延长、Q-T 间期延长等，上述许多心电图异常改变在病毒性心肌炎时可以见到，但根据引起电解质紊乱的病因和其临床表现，结合化验检查，易作出诊断。此外，心脏肿瘤药物特别是抗心律失常药，可引起心律失常，应与病毒性心肌炎鉴别。

早期诊断小儿暴发性心肌炎容易吗

临床早期诊断暴发性心肌炎并非易事，但对小儿不明原因的心力衰竭应将本病作为重要鉴别诊断疾病之一，如近期曾有病毒感染则应高度怀疑。发病年龄以学龄期儿童为主；大多有前驱症状，以呼吸道、消化道表现多见，半数以上伴发热；起病急，病情进展快，多在起病 24 ～ 48 小时内出现急性心功能不全、心源性休克、阿斯综合征或严重心律失常；辅助检查以心电图改变最敏感；病原学以柯萨奇病毒为主；病死率较高，达 24%，其中新生儿高达 100%；抢救成功者一般自然病程 1 个月左右。但由于国内心肌炎多以临床诊断标准为主，因此前驱症状的比例较国外报道有明显增加。小儿暴发性心肌炎常以心外表现为首发症状，易误诊、漏诊。

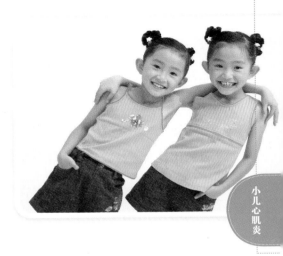

小儿心肌炎

为何要注意暴发性及隐匿性心肌炎

暴发性心肌炎起病常没有任何先兆症状和体征，来势凶猛，临床常表现为突然抽搐，医学上称之为阿 – 斯综合征。暴发性心肌炎还可以表现为突然心力衰竭或血压突然降低出现心源性休克等，甚至发生猝死。

隐匿性起病常常没有明显的呼吸道和肠道感染的病史，常在劳累和身体不适时去医院检查，才发现心脏扩大、心功能减退。

临床上最常见的起病方式为一般性，但暴发性和隐匿性最危险，需要家长和临床医生引起重视。尽管有些患儿起病时不易发觉，但若家长警惕性较强，留心观察，仍可发现一些蛛丝马迹，从不寻常的萎靡不振、胸部不适、疲乏、头晕、心慌等现象来探测病情转恶的趋势，及时送孩子到医院检查。

你会鉴别病毒性心肌炎与急性冠脉综合征吗

曾经有急性心肌炎误诊为急性冠脉综合征的报道。肌钙蛋白水平升高是一个比肌磷酸激酶更能预测心肌损伤的检测指标。心电图（ECG）可以是典型的急性心肌缺血表现，包括 ST 段抬高 ≥ 2 相关导联（54%）、T 波倒置（27%）、

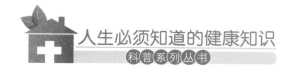

增宽的 ST 段压低（18％）、病理性 Q 波（18％～27％）。尽管冠状动脉造影正常，但经常发现局部或全心室室壁运动异常。学者 Sarda 等应用碘标记的抗心肌抗体和存活心肌铊显影成像发现，45 名表现为急性胸痛、ECG 缺血改变、心脏炎性因子升高的患者，确诊 35 名（78％）为心肌炎。当患者缺乏冠状动脉危险因素，ECG 改变超过单支病变范围，或超声表现为全部而不是局部左室心衰的年轻患者，临床医生应该想到急性心肌炎。

心肌炎的自然病程如何

心肌炎的自然病程在临床上表现不同。在既往健康的成年人可以完全表现为酷似心肌梗死，通常可以完全恢复。个别与心肌炎有关的诊断为扩张型心肌病的患者预后不详。血浆 Fas 和 Fas 配体明显增高的致命性心肌炎患者，细胞因子的激活可以提供重要的预后资料。临床有晕厥、双支阻止或超声检查射血分数 EF<40％的心肌炎患者，是病死率增加和需要心脏移植的重要预测因子。伴有严重的心力衰竭综合征（NYHA 分级 Ⅲ级或Ⅳ级）和左室充盈压增高，也是预后不良因素。心肌炎患者伴有肺动脉压升高，病死率升高。

动物模型显示嗜心性柯萨奇 B 病毒（CVB）或脑心肌炎病毒（EMCV）感染引起的心肌炎可发展为扩张型心肌病（DCM）。临床前瞻性随访观察提示，急性病毒性心肌炎可转化为 DCM，总的报道约 15％的心肌炎患者可演变为 DCM，约 10％ 的 DCM 患者的心内膜心肌活检（EMB）中呈现有炎症浸润的心肌炎证据。用分子生物学技术在患者的 EMB 中发现有肠道病毒或巨细胞病毒的 RNA，提示本病可能是感染的持续存在。

对儿童心肌炎的自然病程研究资料不多。一项研究表明，70 名急性心肌炎儿童，73％ 在半年内恢复，96％ 的患者 1 年才能恢复。另一项研究表明，41 名应用免疫抑制剂治疗的急性心肌炎儿童，5 年内绝大多数患儿痊愈，但是 15％

病人死亡或需要心脏移植。没有完全恢复的心肌炎患者，在确诊心肌炎后 12 年，发展成为 DCM 或需要心脏移植。儿童或成人巨细胞心肌炎（GCM），存活的中位数不到半年，通常需要心脏移植。大多数心脏移植恢复的 GCM 患者应用大剂量的免疫抑制剂有效，用或不用免疫抑制剂治疗的 GCM 儿童比成人预后差。

尸检资料表明，在青年猝死者中，病毒性心肌炎（VMC）的检出率为 8.6%～12.0%；在 40 岁以下猝死者中，约 20% 是由病毒性心肌炎引起的。

扩张型心肌病研究进展有哪些

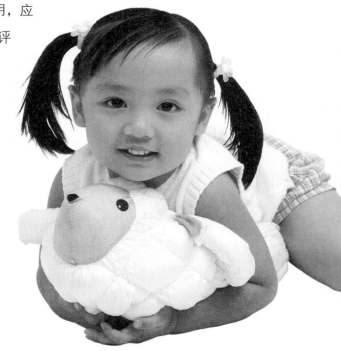

许多扩张型心肌病是由病毒性心肌炎发展而来。中山大学总结了 67 例心肌病患儿的临床特点，结果表明，扩张型心肌病最常见（51%），肥厚型心肌病占 19%，扩张型心肌病患儿确诊并治疗后 5 年生存率为 48%，静脉应用丙种球蛋白治疗的扩张型心肌病患儿可提高 5 年生存率。

重庆医科大学附属儿童医院研究表明，应用组织同步成像技术可发现并准确评价扩张型心肌病儿童普遍存在左室的非同步收缩。中国医科大学附属第一医院分析了 147 例病毒性心肌炎患儿的心电图改变，结果显示，以各种心律失常（尤其是早搏、传导阻滞）常见，少部分病例也可仅有 ST 段、T 波改变，出现异位性心动过速和（或）Ⅲ度房室传导阻滞或显著 ST 段、T 波改变，多提示病情严重、预后不佳。

小儿心肌炎的治疗

病毒性心肌炎的治疗措施有哪些

目前对病毒性心肌炎尚无特异而有效的治疗手段，主要靠综合性治疗措施。

1. 一般治疗

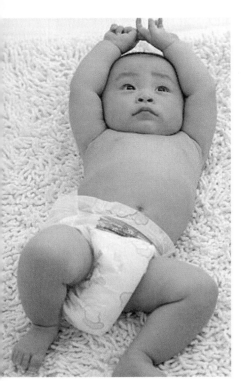

（1）休息：患病毒性心肌炎时休息一下，让受伤的心脏也休息一下吧。急性期应卧床休息，尽量保持安静，减轻心脏负荷。一般应休息至症状消除后3～4周。有心力衰竭、心脏扩大者，休息应不少于6个月，须待心力衰竭、心律失常得到控制，心脏恢复正常大小后，再逐渐增加活动量。在恢复期应限制活动至少3个月。在病毒性心肌炎急性期一定要注意休息，因为即使在休息时，心脏也必须规律性的跳动，但是休息时心脏跳动的次数少，心脏的做功量就减少了，如果孩子不停地活动，心跳次数增多，当然心脏做功也增加，这样就不利于心脏的休息。但是休息要适可而止，并不是说患了心肌炎从此不能再活动了，有的家长甚至在孩子休息3个月以上了，又没有心脏扩大或心功能减退的情况下，也不让孩子自己上楼，而是背着孩子上楼梯，这样反而矫枉过正，对孩子的心理发育也无益处。

（2）防治再感染：应严防各种感染，尤其是病毒或细菌感染，一旦发生，必须及时治疗。一般情况下，常规应用青霉素1～2周，以预防链球菌感染。如青霉素过敏，可用红霉素代替。再感染相当于"在受伤的心脏上再咬一口"，为了预防再次感染可以适当用一些增强免疫力的药物。

2. 保护心肌和清除氧自由基的药物治疗

（1）大剂量维生素C：维生素C是一种较强的抗氧化剂，有清除氧自由基的作用，从而保护心肌，改善心肌功能。开始时需大剂量维生素C 100～200毫克/千克，加入葡萄糖液静脉滴注，1次/天，疗程3～4周。病情好转后可改维生素C口服，并加用维生素E同服，50毫克/次，1～3次/天。近年来发现卡托普利有直接清除氧自由基的作用，小儿1～6毫克/（千克·天），分3次服用。同时可辅以生脉饮、丹参、刺五加、黄芪等中药治疗。近年来研究发现丹参能降低氧自由基的产生，因而具有抗氧化作用，可用丹参注射液2～4毫升/天，加入10%葡萄糖液50～100毫升中静脉滴注，1次/天，连用15天，休息3天为1疗程，病情未恢复者可继续应用2～3个疗程。

（2）辅酶Q10：辅酶Q10对受病毒感染心肌有保护和清除氧自由基的作用。开始5～10毫

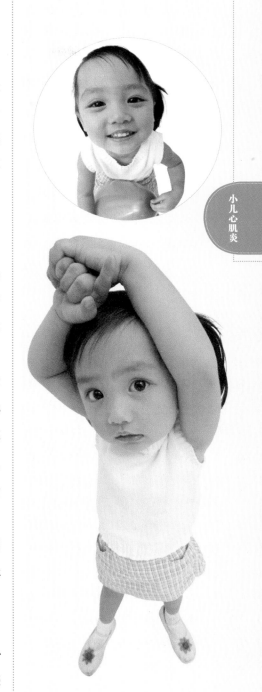

小儿心肌炎

克 / 天，肌注，每日 1 次，疗程 10 ～ 14 天，之后改口服 20 毫克 / 天，2 次 / 天，持续应用 2 ～ 3 月。

（3）ATP、辅酶 A、细胞色素 C：均可增进心肌营养，促进心肌修复，可联合静脉注射，1 ～ 2 次 / 天，持续 2 ～ 3 周。

（4）1, 6– 二磷酸果糖 (FDP)：改善和恢复细胞代谢，作用于细胞膜，刺激磷酸果糖激酶的活性，增加细胞内 ATP 浓度，促进钾离子内流，恢复细胞极化状态，从而有益于缺氧、损伤、休克状态下细胞能量代谢及葡萄糖利用，促进心肌细胞修复。病情较重者 150 ～ 250 毫克 /（千克·天），静脉滴注；病情轻者，可用口服果糖（瑞安吉），5 ～ 10 毫升 / 次，2 ～ 3 次 / 天。

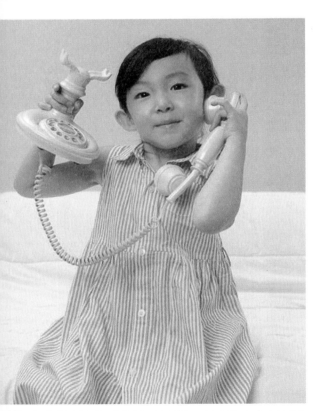

（5）美心力：2.0 ～ 3.0 毫克 /（千克·天），加入 10% 葡萄糖液 50 ～ 100 毫升中静脉滴注，1 次/天，疗程 10 ～ 14 天。

3. 免疫调节及抗病毒治疗

（1）利巴韦林：为常用的广谱抗病毒药物，并能纠正免疫失调。10 ～ 15 毫克 /（千克·天），肌肉注射或静脉滴注。

（2）α2 干扰素：具有广谱抗病毒能力，可抑制病毒的繁殖，1 支 / 天，肌肉注射，5 ～ 10 天为 1 疗程，视病情需要可再用 1 ～ 2 个疗程。

（3）精制胸腺素：有增强细胞免疫功能和抗病毒的作用，2 ～ 4 毫升 / 天肌肉注射或静脉滴注，7 ～ 10 天为 1 个疗程。细胞免疫功能低下者，2 毫升 / 次，隔日肌注 1 次，连续 2 ～ 3 个月，以增强细胞免疫功能。

（4）人血丙种球蛋白：可提供特异性的病毒抗体或抗毒素，迅速清除心肌病毒感染，并可调节免疫反应，阻断自身免疫过程，减轻心肌炎性病变。主要适用于急性重症病例，2 克 / 千克，单剂 24 小时静脉滴注，或 400 毫克 / 公斤·天，共 3 ～ 5 天静脉滴注。应用中需密切观察心衰或过敏反应。

（5）其他：如聚肌胞、转移因子可增强免疫功能，防止反复感染。

（6）肾上腺皮质激素应用：皮质激素具有抗炎、解毒、抗休克作用，故可改善心肌功能和机体的一般状况，但可抑制干扰素合成，尤其在疾病早期，反而有利于病毒繁殖，致病情加重，故目前对应用激素尚有争议，一般不宜常规用于早期心肌炎。多用于重症病例，特别对心源性休克和严重心律失常包括 Ⅲ 度房室传导阻滞、室性心动过速等有特殊疗效，对晚期重症心力衰竭若其他治疗无效时可考虑应用。急性危重期可先静脉滴注氢化可的松或地塞米松，或用甲泼尼龙冲击疗法，10 毫克 /（千克·天），2 小时静脉滴注，连用 3 天后逐渐减量，症状缓解后可改口服泼尼松维持，疗程为 2 ～ 4 周。

4. 控制心力衰竭

急性期多选择快速洋地黄制剂，如毛花苷丙，饱和后再用地高辛维持。慢性心衰多用地高辛维持。由于心肌炎时心肌对洋地黄较敏感，故应慎用且随时注

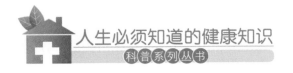
意洋地黄中毒，使用时用量应偏小，饱和时间应延长。还可配合应用利尿剂和扩张血管的药物。

5. 心律失常治疗

一般期前收缩次数不多、无自觉症状者，多不给抗心律失常药物。若期前收缩次数较多，有自觉症状或心电图上呈多源者，则予以治疗。室上性期前收缩及心动过速可采用普萘洛尔、洋地黄类药物或普罗帕酮治疗，室性期前收缩及部分室上性期前收缩可采用胺碘酮或普罗帕酮、利多卡因等，多数用 1 种，少数可两种联用。严重房室传导阻滞除用肾上腺皮质激素外，尚可用异丙肾上腺素 0.5～1.0 克溶于葡萄糖液 250 毫升中静脉滴注，以提高心室率，有阿斯综合征发作者可安装心脏起搏器。

6. 升压药

常用多巴胺和间羟胺各 20 毫克，加入维持液 200～300 毫升中静脉滴注，以 1～5 微克/（千克·分钟）速度滴注，根据血压调整速度，病情稳定后逐渐减量停药。

总之，病毒性心肌炎治疗因人而异，并不是药物越多疗效越好。医生根据临床需要，会选择最适合患儿的个体化治疗方案，但是休息是极其重要的措施。

争分夺秒抢救暴发性心肌炎患儿

暴发性心肌炎并发充血性心衰、肺水肿，尤其有呼吸窘迫、低氧血症者应及时给予机械通气治疗，严重肺水肿者要给予适当的呼气末正压通气；室上性的快速心律失常可用地高辛控制，室性者应用利多卡因，静脉滴注 1 毫克/千克，以后减量维持血浓度在 1～5 毫克／毫升。

近年来应用胺碘酮,建议剂量2.5～5毫克/千克,超过 30 分钟, 持续血压监测,必要时可重复,维持量 10～15 毫克／(千克·天)持续输注,直至转复后口服治疗。三度房室传导阻滞、病窦综合征等缓慢型心律失常应用药物治疗无效时,如三度房室传导阻滞合并室性心动过速(室速)、心室扑动(室扑)等快速心律失常交替出现时,应立即安装临时起搏器,维持心排出量,保障有效循环状态。有人报道心肌炎所致三度房室传导阻滞均应用临时起搏器治疗,患者全部恢复窦性心律。对室速或室扑患者应紧急处理以防心跳骤停,可采用利多卡因、心律平和胺碘酮静脉滴注,如有明显血流动力学紊乱时应首选电复律。在三度房室传导阻滞基础上出现室速,更应及时安装起搏器后加用抗心律失常药物维持疗法。

对于心衰的处理:急性期洋地黄应用要谨慎,剂量应偏小。0.03 毫克／千克可作为洋地黄的总量,半量即时口服,以后 2 剂每 8 小时 1 次,维持量为总量的 1/5～1/10。利尿剂在有充血性心力衰竭,心脏和肝脏增大时应用,能排出过多的细胞外液以增进各脏器的功能,但过多的利尿剂可引起脱水,甚至休克,而且过多的钾离子(K^+)丢失易致洋地黄中毒。呋塞米(速尿)①毫克／千克,每日不超过 2 毫克／千克;也可增用螺内酯(安体舒通)。

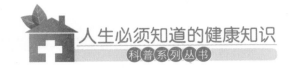

当肺水肿严重时，主张静脉应用硝酸甘油和硝普钠，后者可降低心室舒张末期压和减轻血管充盈压，减少肠道内毒素释放而减轻免疫反应；如合并心源性休克时可加用正性肌力药物。新生儿可表现为心排量减少的休克，要注意周围循环的灌注不足，如心率、尿量和微血管再充盈时间等。

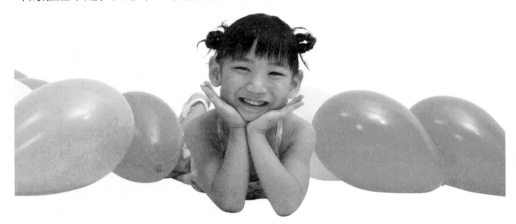

如有心排量不足现象，可用多巴胺每分钟 2～10 微克/千克以支持血压和扩张肾血管，如过量到每分钟 20 微克/千克以上，α 肾上腺素能的作用加强，使周围循环阻力增高，所以剂量不宜超过每分钟 15 微克/千克；也可与多巴酚丁胺合用，后者兴奋 β1、β2 及 α 受体，剂量每分钟各 10 微克/千克。血管扩张剂亦可用，卡托普利(开搏通)可减轻后负荷。最近国外对严重心肌受损者采用心室辅助装置，主动脉内球囊反搏及体外膜肺等治疗也取得相当疗效。

关于免疫抑制剂的应用，对重症暴发性心肌炎特别是合并心衰、心源性休克时，目前国内外均主张应用肾上腺皮质激素，认为可抑制炎症反应、改善传导等。国外推荐甲泼尼龙每天每平方米体表面积 500 毫克，静脉滴注 3 天后改为泼尼松口服。

丙种球蛋白为免疫调节剂，近年来有人在病毒性心肌炎早期应用静脉滴注丙种球蛋白显示有良好疗效，其作用机制可能为提供对病毒中和的抗体，阻断免疫反应。抗病毒药物的选择应根据病原学检查结果应用。大剂量维生素 C 静脉滴注抢救心肌炎所致心源性休克的疗效肯定。

心肌炎的预后如何

暴发性心肌炎的预后与一些因素相关。首先，是发病年龄。新生儿预后不佳。柯萨奇病毒所致者病死率达 75%，第 1 周病死率最高，婴幼儿病死率 10%～25%。心肌受损的严重程度也是影响预后的重要因素之一，心电图表现对预后有一定提示意义：呈广泛 ST-T 改变者预后差，室速、室颤者病死率较高。早期诊断，及时救治，特别对三度房室传导阻滞者，及时安装临时起搏器对预后甚为重要，能存活者可无后遗症。

小儿暴发性心肌炎是一类严重威胁儿童生命的疾病，早期诊断非常重要，在感染时或感染后短时间内出现胸闷、乏力、面色苍白、呕吐、腹痛、心功能不全或心律失常者应及时行相关检查，其中以心电图最为敏感。暴发性心肌炎的死因为严重心律失常和广泛、严重的心肌受损所致心功能不全，治疗关键在于以抗心律失常和保护心肌为主，并应用心脏临时起搏的综合疗法，这也是一种有效安全的治疗方法。

如何抢救心源性休克

（1）镇静：烦躁不安者应及时给予足够镇静剂，以利休息。

（2）吸氧：可用面罩吸氧或鼻导管吸氧。

（3）大剂量维生素 C：开始用维生素 C 直接静推，100～200 毫克/（千克·次），如注入后血压仍低，可在 0.5～1 小时内重复用 1 次。血压稳定后，以同样剂量每 6～8 小时注射 1 次，在 24 小时内用 4～6 次后 1 次/天，持续 1 个月。

（4）扩容：为恢复循环血量，维持血压，改善微循环应静脉补液，4 小时总液量 1000～1200 毫升/平方米体表面积，可先用 10 毫升/千克右旋糖酐 40 或 2∶1 等张含钠液 10 毫升/千克以扩容，有酸中毒者可用 5% 碳酸氢钠 5 毫升/千克，稀释成等渗液均匀滴入，余液量可用 1/2～1/3 张液体补充，见尿后补钾。

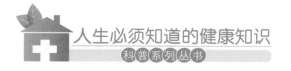
小儿心肌炎的中药治疗

对于小儿病毒性心肌炎，中医药治疗也有较好的疗效。病毒性心肌炎属于中医"心悸"、"胸痹"等范畴，治疗上应根据患儿的不同症状及不同病程辨证论治。黄芪是治疗病毒性心肌炎最为人所知的中药，但不提倡不加辨证对所有病人都加用黄芪，尤其是儿童。小儿病毒性心肌炎的早期，常常在心悸、胸闷之外，尚存发热恶寒、咳嗽咽痛等表证，中医常辨证为"邪热犯心"，治疗应以清热解毒、养心为主，常用方如银翘散、五味消毒饮等。中成药可用复方丹参滴丸等，也可用复方丹参针静脉滴注。对于"心阳虚弱"症，患儿多有西医称为"心衰"的症状，常用桂甘龙骨牡蛎汤、参附汤等治疗，可加用参附注射液，以及配合西医抢救。病毒性心肌炎的后期患儿常有虚证，如果辨证为心气不足，在心悸、胸闷之外常有气短懒言、乏力等，常用四君子汤合炙甘草汤；如果是心阴不足，则有口干舌燥、舌红无苔等阴虚症状，常用生脉散合炙甘草汤等。如患儿合并心律失常，中成药方面也可加用稳心颗粒、参松养心胶囊等针对性治疗心律失常的中成药。

稳心颗粒对心肌炎早搏的治疗效果如何

稳心颗粒由党参、黄精、三七、琥珀、甘松等组成，具有益气养阴、宁心复脉、活血化瘀、定悸安神的作用，临床观察对快速性室性心律失常有显著疗效。党参对三磷酸腺苷诱导的血小板聚集有明显的抑制和解聚作用，有助于防止血栓形成，改善冠脉血流量，增加心输出量，降低心肌耗氧量，降低血液黏稠度；黄精具有抗动脉粥样硬化、降压、降脂、增加动脉血流量的作用；三七具有活血化瘀，增加动脉血流量，减慢心率，降低心肌耗氧量，改善微循环，调节心肌缺血作用；甘松为理气开郁佳品，药理实验表明它含有缬草酮，与心肌细胞膜上离子通道中的特异蛋白结合，抑制钠离子内流，促进钾离子外流，可降低心肌自律性，并能延长心房肌、心室肌及传导系统的动作电位时间，可打断折返激动，消除心律失常。研究表明，稳心颗粒具有Ⅰ、Ⅱ、Ⅲ类抗心律失常药物的作用，但又没有一般的抗心律失常药物可以导致新的心律失常的副作用，不仅服用方便，而且毒性较低，抗心律失常作用稳定可靠。儿童心肌炎室性心律失常时也有应用报道，作用比较明显，但是大样本量病例至今未见报道，成人应用较多，而且效果明显。

病毒性心肌炎治疗进展如何

病毒性心肌炎（VMC）的治疗针对两方面：病毒感染和心肌炎症。对原发性病毒感染，近年来提出用干扰素或干扰素诱导剂预防和治疗VMC。患者应注意休息（重症者应绝对卧床休息），进食易消化和富含蛋白质的食物。少数暴发性心肌炎或急性心肌炎患者要求血流动力学支持以及进一步的药物干预，包括血管收缩剂和正性肌力药物，与其他严重的左心室功能不全的心力衰竭患者相似。国内有体外膜肺氧合支持下治疗暴发性心肌炎的报道。这

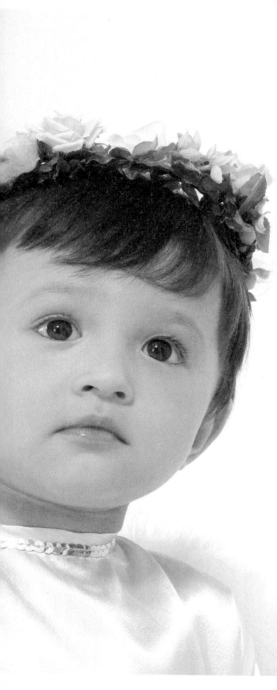

些机器有助于心室几何学改变，降低室壁压力，减轻炎性因子活化，改善心肌细胞收缩功能。对于严重左心室功能衰竭病人，有条件的随时决定给予预防性植入心脏复律器——去纤颤器，为心室功能恢复提供充足的时间。

应用肾上腺皮质激素，可使重症患者的心力衰竭好转，减轻或消除严重心律失常，其作用可能是通过抑制炎症和水肿、消除变态反应、减轻毒素对心肌的影响。激素治疗主要用于重症患者，以协助度过危险期。曾经有非对照研究应用大剂量静脉注射免疫球蛋白治疗急性心肌炎的报道。

应用 α-干扰素和 γ-干扰素治疗扩张型心肌病和心肌炎，有利于血流动力学和临床症状改善。单中心随机研究发现，与安慰组对比，α-干扰素治疗心肌炎有效。尽管病死率无差别，但是治疗组的左室射血分数（LVEF）与安慰组比较明显增高。对单中心参与研究的患者进行了心内膜心肌活检及肠道病毒和腺病毒基因的 PCR 检测，观察到 γ-干扰素在治疗心肌炎的第 2 阶段有效。评估 α-干扰素和 γ-干扰素治疗的确切有效性，但还需要大规模、多中心的临床试验。

治疗小儿心衰的药物如此多

急性心衰是由于突然发生心脏结构和功能异常，导致短期内心排血量明显下降、器官灌注不足及受累心室后向的静脉急性淤血。重症病例可发生急性肺水肿及心源性休克，多见于心脏手术后（低心排出量综合征）、暴发性心肌炎，偶见于川崎病所致的心肌梗死等疾病。给予利尿剂、血管扩张剂减低心脏负荷，正性肌力药物增强心肌收缩是治疗急性心力衰竭的原则。

1. 强心剂

急性心衰应快速洋地黄化，常用药物有地高辛、毛花苷丙（西地兰）和毒毛花苷 K，见表 4。

表 4　洋地黄制剂的剂量及用法

制剂	给药途径	负荷量（毫克／千克）	维持量
地高辛（0.25mg/ 片）	口服	早产儿 0.02	1/5 ～ 1/4 负荷量
		足月儿 0.02 ～ 0.03	分 2 次，每 12 小时 1 次
		婴儿及儿童 0.025 ～ 0.04	
（0.5 毫克 /2 毫升）	静脉滴注	75% 口服量	
毛花苷丙（西地兰）（0.4 毫克 /2 毫升）	静脉滴注	< 2 岁 0.03 ～ 0.04	
		> 2 岁 0.02 ～ 0.03	
毒毛花苷 K（0.25 毫克 /2 毫升）	静脉滴注	< 2 岁 0.006 ～ 0.012	
		> 2 岁 0.005 ～ 0.010	

小儿心肌炎

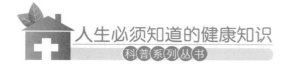

2. 利尿剂

各类利尿剂能抑制肾小管再吸收钠，增加钠、水排泄，缓解体、肺循环淤血。急性心力衰竭时常用静脉注射呋塞米（每次1～2毫克/千克）。通常从小剂量开始，逐渐增加到尿量增多。持续静脉给药可以避免血浓度低谷，利尿效果优于分次给药，即使对利尿剂抵抗患者也有利尿效果。持续静脉给药很少影响循环血流动力学，不良反应也少。通常在持续静脉给药开始前先静脉推注1剂以使肾小管处早期达到药物治疗浓度。利尿剂的常见不良反应是电解质紊乱，由此可影响利尿剂的作用，并可导致合并症，如低血钾症，可引起心律失常增加死亡率。因此，在应用利尿剂过程中要监测血液电解质，适当补充钾和氯，防止洋地黄中毒。

3. 血管扩张剂

常用静脉注射硝普钠，剂量0.5～8微克/（千克·分钟）静脉滴注，必须持续静脉滴注。应注意掌握剂量、检测血压、避免过量引起低血压。使用血管扩张剂的禁忌证为血容量不足、低血压、肾衰竭。

4. 正性肌力药

急性心力衰竭合并灌注减少和低血压时，常用环磷酸腺苷（cAMP）依赖性正性肌力药，通过增加细胞内cAMP水平达到增强心肌收缩力的作用，细胞质内cAMP水平升高可增加肌浆网钙离子的释放。β肾上腺素能受体（AR）激动剂（增加形成）及磷酸二酯酶Ⅲ抑制剂（减少降解）均可增加细胞内cAMP水平。

（1）β2受体激动剂：常用制剂有多巴胺和多巴酚丁胺，多巴胺的生物学效果与剂量有关，小剂量2～5微克/（千克·分钟），主要兴奋多巴胺受体，增加肾血流量，增加

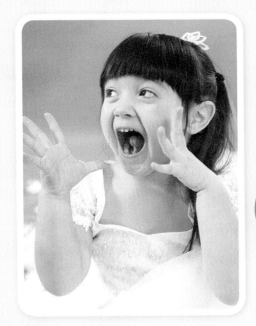

尿量,中等剂量5~15微克/(千克·分钟),主要兴奋β1,2受体(β1,2AR),增加心肌收缩力及肾血流量,大剂量>20微克/(千克·分钟),主要兴奋α1,2AR,可增加体、肺循环血管阻力,增加心肌耗氧量。通常应用中、小等剂量,由输液泵控制。婴幼儿用量可能较年长儿大才能发生作用。多巴酚丁胺兴奋β1受体,增加心肌收缩力,不明显影响体循环血管阻力,常用剂量为5~20微克/(千克·分钟),尽量采取最小有效剂量。必要时可以联合应用多巴胺及多巴酚丁胺,但要注意,当合并心律失常、左室流出道梗阻的病人,不宜应用β2受体激动剂。

（2）磷酸二酯酶(PDE)Ⅲ抑制剂： PDE Ⅲ抑制剂兼有增强心肌收缩及舒张血管作用。短期应用有良好的血流动力学效应,但长期应用疗效不肯定,而且有加重心肌损害的作用。PDE Ⅲ抑制剂增强心肌收缩力作用不受重度心力衰竭时β1受体密度减少的影响。常用制剂有氨力农和米力农。米力农的正性肌力作用较氨力农强10~40倍。米力农静脉注射首次剂量为25~50微克/千克,10分钟内匀速注完,以后持续静脉滴注,剂量为0.25~0.75微克/(千克·分钟)。不良反应有低血压、心律失常、血小板减少等。目前临床上应用不太多。

5. **肺水肿的处理**

急性左心衰竭常合并肺水肿。除及时应用利尿剂、血管扩张剂及正性肌力药外应使用地西泮、苯巴比妥镇静,严重者可用吗啡(0.1~0.2毫克/千克静脉或肌肉滴注)镇静,并能扩张静脉减轻心脏前负荷。机械呼吸、呼气末正压通气有助于缓解肺水肿。

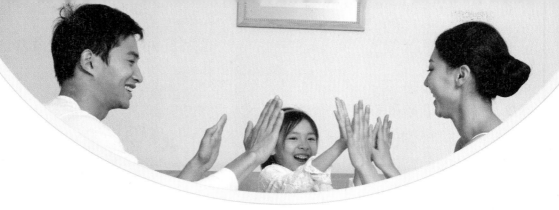

怎样治疗小儿慢性心力衰竭

　　慢性心力衰竭是逐渐发生的心脏结构和功能异常，或由急性心力衰竭演变所致。一般均有代偿性心脏扩大或肥厚，心肌重塑为其特征。缓解临床症状、阻止心力衰竭进展及逆转心肌重塑为慢性心力衰竭治疗的目标。常用的药物有强心甙、血管紧张素转换酶抑制剂、利尿剂及 β –AR 阻滞剂等。

　　1. 强心甙

　　强心甙即洋地黄类药物，抑制心肌细胞膜上的钠 – 钾 ATP 酶，使细胞内钙离子水平升高，而增强心肌收缩力，并有兴奋副交感神经、抑制交感神经、调节神经体液异常的作用，可以改善心力衰竭患者的临床症状。常用药物为地高辛，口服负荷量（洋地黄化量）有心肌病变（如心肌炎）者，耐受性小，中毒剂量与有效剂量接近，易引起洋地黄中毒，剂量宜适当减少。有两种方法可以到维持量，第一种是负荷量法：首次剂量为负荷量的 1/2，余量再分 2 次，每次间隔 6 ～ 8 小时。最后一次负荷量用后 12 小时，开始给予维持量。第二种是维持量法：开始就每日用维持量，地高辛维持量为负荷量的 1/5 ～ 1/4，分两次服用，每 12 小时一次。每日服用地高辛维持量，经过 4 ～ 5 个半衰期，即 6 ～ 8 天，可达到稳定的有效血药浓度。

　　实验及临床研究证明，使用维持量，随血浓度增高，强心甙药理作用也逐渐增强。经口服地高辛维持量 5 ～ 7 天后血浓度与使用负荷量后再用维持量的相似，心力衰竭症状改善，而且不易发生中毒，强心苷的毒性反应中，胃肠反应如恶心、呕吐、厌食、腹泻很少见。常见毒性反应为心律失常，如期前收缩、阵发性室上性心动过速、房扑、房颤、阵发性室性心动过速、房室传导阻滞等。

应用放免法测定地高辛血清水平，对地高辛治疗心力衰竭的剂量是否恰当及有无中毒均有参考意义。应用地高辛，口服6小时或静脉滴注4小时后，心肌与血清地高辛浓度较恒定，应在此时抽血测定。地高辛的有效血浓度，婴儿是2～3纳克/毫升，儿童0.5～2纳克/毫升。地高辛中毒时，儿童＞2纳克/毫升，婴儿＞3～4纳克/毫升，新生儿＞4纳克/毫升。但是，地高辛中毒与药物血药浓度并非绝对一致，中毒与有效治疗水平可有重叠，所以，还应该参考病史、心电图及临床表现来确定。

2. 利尿剂

心力衰竭患者伴有体液潴留水肿时应给予利尿剂治疗，常用药物有呋噻米（速尿），氢氯噻嗪（双氢克尿噻）。通常从小剂量开始。应用利尿剂时应注意电解质及酸碱平衡。由于应用利尿剂时使神经体液过度激活，特别是肾素－血管紧张素－醛固酮系统，需同时使用血管紧张素转换酶抑制剂。螺内酯（安体舒通）为保钾性利尿剂，并具有阻断醛固酮导致心肌重塑及其他的生物效应，剂量2～4毫克/（千克·天），分2次口服。

3. 血管紧张素转换酶抑制剂 (ACEI)

ACEI有抑制肾素－血管紧张素－醛固酮系统及缓激肽分解的作用，可减低心脏前后负荷及逆转心肌重塑，改善心肌功能。心功能不全患者伴或不伴临床症状，只要没有禁忌证，均应使用ACEI治疗，开始时剂量偏小，以后逐渐增加剂量达到一定剂量后维持治疗，效果很好，但要注意副作用如刺激性咳嗽、血压降低等。儿童常用于治疗心血管疾病。

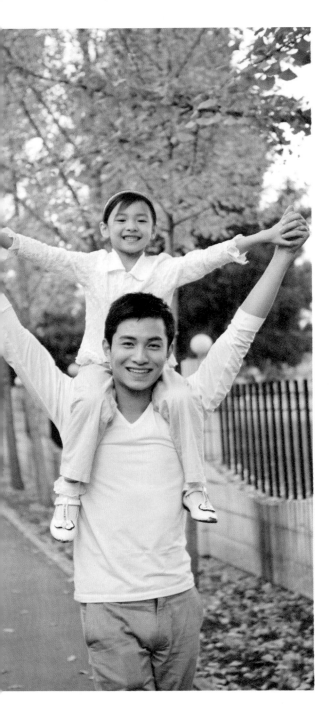

4. 血管紧张素Ⅱ受体拮抗剂(ARB)

ARB 可以阻断来自不同途径(包括 ACE 及糜酶途径)血管紧张素Ⅱ的作用，用于对 ACEI 不耐受或效果不佳者。常用药有洛沙坦、缬沙坦，效应与 ACEI 相似。可选择应用，亦可与 ACEI 同时使用。洛沙坦剂量为 1~2 毫克/(千克·天)。临床上 ACEI 出现不良反应时，如刺激性咳嗽等，一般用 ARB 代替。

5. β2 肾上腺素能受体(AR)阻滞剂

β2AR 阻滞剂可以阻断心衰时交感神经的过度激活，抑制心肌肥厚、细胞凋亡及氧化应激反应，改善心肌细胞生物学特性。常用药物：①美托洛尔，为选择性 β2 受体阻滞剂，初始剂量 0.2~0.5 毫克/(千克·天)，每周递增 1 次。每次增加 0.5 毫克/(千克·天)，最大耐受量 2 毫克/(千克·天)，分 2 次口服，持续时间至少 6 个月以上，至心脏缩小到接近正常为止；②卡维地洛，为非选择性 β2 受体阻滞剂，并有 α2 受体阻滞作用，故兼有扩血管作用，可降低肺楔压。

初始剂量 0.1 毫克/(千克·天)，分 2 次口服，每周递增 1 次。每次增加 0.1 毫克/(千克·天)，最大耐受量 0.3～0.8 毫克/(千克·天)。分 2 次口服，维持时间同上。

注意事项：①宜在心衰症状稳定时使用，与其他抗心衰药物合并应用；②小剂量开始，逐步增加至最大耐受量，长疗程；③心脏传导阻滞、心动过缓、基础血压过低、心功能Ⅳ级及支气管哮喘等禁忌使用。

慢性心力衰竭的药物治疗应视心力衰竭程度综合应用以上药物治疗。地高辛及利尿剂应用于有心力衰竭症状及体征的病例，剂量应按个体化原则进行调整。

血管紧张素转换酶抑制剂 (ACEI) 怎样应用

ACEI 常用药物介绍如下。①卡托普利：为短效制剂，初始剂量 0.5 毫克/(千克·天)，每周递增 1 次，每次增加 0.3 毫克/(千克·天)，最大耐受量 5 毫克/(千克·天)，分为每 8 小时 1 次口服。持续时间至少 6 个月以上，至心脏缩小到接近正常为止；②贝那普利：为长效制剂，初始剂量 0.1 毫克/(千克·天)，每日 1 次口服，每周递增 1 次，每次增加 0.1 毫克/(千克·天)，最大耐受量 0.3 毫克/(千克·天)，维持时间同上；③依那普利：为长效制剂，初始剂量 0.05 毫克/(千克·天)，每日 1 次口服，每周递增 1 次，每次增加 0.025 毫克/(千克·天)，最大耐受量 0.1 毫克/(千克·天)，维持时间同上。

用药均应从小剂量开始，逐步递增，增加 ACEI 剂量的同时要减少利尿剂剂量。首次剂量后观察血压。不良反应有低血压、中性粒细胞减低、蛋白尿、皮疹等。干咳的不良反应在儿童中不多见。依那普利的不良反应较卡托普利少。一般不宜同时补钾或合用保钾利尿剂。禁忌证有：低血压、肾功能不全、高血钾、血管神经性水肿等。

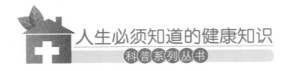

 # 预防心肌炎
从细节做起

如何照顾心肌炎患儿

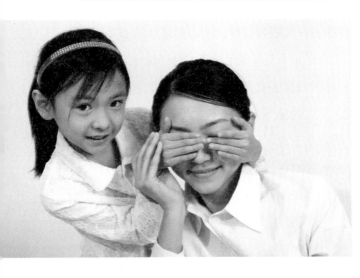

小儿患病毒性心肌炎后，首先，家长不应产生过大的精神压力，要使孩子树立战胜疾病的信心，因为绝大多数的病毒性心肌炎患儿可以完全治愈，仅有极少数的患儿发展成为慢性心肌炎或扩张型心肌病。其次，要让患儿尽量卧床休息，吃易消化并富含蛋白质、维生素的食物，多吃新鲜蔬菜和水果。再次，要积极配合医生进行治疗。一般病毒性心肌炎住院治疗时间为 2～3 周，然后可在家治疗。由于病毒对心脏毒害的特殊性，其恢复期要长于病毒对其他脏器的损害，一般为 3 个月到半年。部分患儿在此期间因不愿意耽误课程，坚持到校学习，但要注意不要过于劳累，适当限制体力活动，定期到医院复查。对病毒性心肌炎，患儿和家长应该做到：早期发现，认真对待，积极治疗，早日康复。

应该注意以下几点。

1. 感冒预防

小儿患心肌炎时，一定要预防感冒。再次感冒就相当于在原有的伤口上又给了一拳。平时避免与感冒、咳嗽的人接触，注意个人防护，并保持室内通风、环境清洁。

吃易消化的食物，多喝开水。应避免出入公共场合，必要时戴口罩。口罩必须保持清洁干燥，勤于更换。保持呼吸道通畅。

2. 发高烧时的处理

由于发烧时会增加氧气消耗量，加重心脏病儿童的缺氧状态，增加心脏负荷，因此发烧时对症处理很重要。

发高烧时可先给予物理降温，包括：①环境调节：一般调室温 22～26℃，相对湿度35%～60%，若孩子发抖时室温可稍高些。②衣类、寝具类的调节：发冷、发抖时，可用棉被、毛毯、电热毯、热水袋等，使全身保暖。体温上升后，衣物可慢慢移去。出汗后，更换内衣，保持内衣清洁、干燥。不要继续穿原来的衣服。把出汗后的湿衣服暖干，相当于再一次着凉。③如果体温高于正常范围如37～38℃时可以物理降温，先使用冰枕，

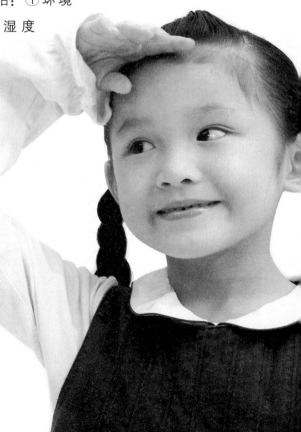

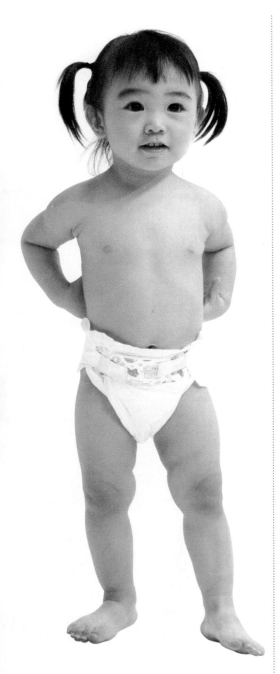

观察 1～2 小时，若体温不退或超过 38.5℃最好用退热药退热，或到医院就诊。

小儿心肌炎可以预防吗

大多数疾病都是"预防胜于治疗"。对于小儿病毒性心肌炎的预防，家长们可以从以下几方面来注意：第一，要根据气温变化给小儿增减衣物，预防感冒，加强身体锻炼，增强抗病能力，中医所谓"正气存内，邪不可干"。第二，许多心肌炎反复的患儿患有慢性咽炎、扁桃体炎、慢性鼻炎，积极治疗上述疾病，是防止心肌炎复发的重要措施。第三，对于上学的小朋友来说，平时要注意劳逸结合、生活规律，避免过度疲劳，避免淋雨。第四，合理平衡膳食，不暴饮暴食，多食新鲜蔬菜水果，避免使用可能对心脏有毒性的药物。

病毒性心肌炎的预后及转归如何

多数患儿预后良好，病死率不高，经数周或数月后痊愈。少数重症暴发性病例在数小时或数日内死于心力衰竭或心源性休克，个别可因严重心律失常引起猝死。部分病例迁延，表现为仅有心电图改变，如过期前收缩、Ⅰ度房室传导阻滞等，而无心肌炎和心功能改变临床表现，可能是心肌炎愈后遗留的纤维疤痕所致，并非心肌炎活动期表现。有的则转为慢性，出现顽固的心力衰竭、有充血性心肌病临床表现，有的发展成为扩张型心肌病。

经久不愈病例可能与下述因素有关。

（1）本病无特效药物治疗，一般为对症处理。

（2）发病初期未充分休息，或诊断、治疗不及时。

（3）病情好转后未坚持休息和辅助治疗。

（4）反复病毒感染。

（5）病程中有心脏明显扩大或出现心功能衰竭者。

（6）年龄愈小，预后愈差等。约 13% 的患儿最后发展为扩张型心肌病。

有学者认为，病毒性心肌炎可能是扩张型心肌病的重要病因，也就是扩张型心肌病的前驱疾病，扩张型心肌病可能是病毒性心肌炎的发展过程或终期表现。

影响心肌炎转归的因素有哪些

预后好坏主要取决于心肌病变的严重程度，并与以下因素有关。

（1）感染病毒的类型：柯萨奇病毒 B3 型所致的心肌炎较重，而柯萨奇病毒 A 组病变较轻。

（2）病人年龄：新生儿病死率最高。

（3）病情复发者：预后差。

（4）左室射血分数明显下降者：预后差。

（5）并发室性心动过速者：预后不良。

（本章撰稿 马伏英）